麻酔インテリジェンス

パワーアップ読本

SRHAD-KNIGHT 著

謹 告

本書に記載されている事項に関しては,発行時点における最新の情報に基づき,正確を期するよう,著者・出版社は最善の努力を払っております。しかし,医学・医療は日進月歩であり,記載された内容が正確かつ完全であると保証するものではありません。したがって,実際,診断・治療等を行うにあたっては,読者ご自身で細心の注意を払われるようお願いいたします。
本書に記載されている事項が,その後の医学・医療の進歩により本書発行後に変更された場合,その診断法・治療法・医薬品・検査法・疾患への適応等による不測の事故に対して,著者ならびに出版社は,その責を負いかねますのでご了承下さい。

はじめに

「麻酔科勤務医のお勉強日記」(https://knight1112jp.seesaa.net/) というブログを執筆しているSRHAD-KNIGHTと申します。日々、麻酔関連の英語論文の抄録を日本語訳してブログに投稿しています。この活動を始めてから早くも13年以上が経ちました。

長年にわたり、ウェブリブログというプラットフォームでブログを執筆していましたが、ウェブリブログのサービスが2023年1月で終了するとの報せを受け、ブログの継続が危ぶまれる状況となりました。その際、日本医事新報社様からお声掛けいただき、過去の記事や人気のある記事を中心に、実際の麻酔診療業務の過程に沿って分類・整理し、加筆・修正を行い、そして『麻酔パワーアップ読本 エッセンシャルズ』と『麻酔パワーアップ読本 アドバンスト』という2冊の本に仕上げることができました。

そして、今回、新たな本『麻酔パワーアップ読本 インテリジェンス』が完成しました。この本では、私がブログで紹介している論文を中心に、多岐にわたるトピックスについてエビデンスを提示しながら、Q&A形式で解説を行っています。特に脊椎麻酔については、古いけれども一読の価値のある文献から最新の知見までを豊富に盛り込んでおり、読者の皆様に深い理解と実践的な情報を提供できるよう努めました。

本書は、麻酔科の専門家や研修医の皆様に向けて、さらなる知識の習得とスキルの向上を支援することを目指しています。読者の皆様が日々の診療においてより自信を持ち、質の高い医療を提供できるようお手伝いできれば幸いです。

本書の刊行に際し、ブログへの共感と支援を示してくださり、出版の労を担って頂いた日本医事新報社の皆様に深く感謝申し上げます。また、病院での日々の麻酔診療を支えてくれている麻酔科の同僚と手術室看護スタッフにも心からの感謝を捧げます。

以上、新たな1冊『麻酔パワーアップ読本 インテリジェンス』の序文とさせて頂きます。読者の皆様にとって有益な情報を提供できることを心より願っております。

2025年2月
SRHAD-KNIGHT

目次

第1章 術前評価と管理　　1

1. **Q** 正しくASA-PSを割り当てることができますか?　　2
2. **Q** ASA-PSは予後予測に役立つのか?　　6
3. **Q** 術前のガム咀嚼は許容されるのか?　　13
4. **Q** 麻酔はどれくらい安全なのか?　　19
5. **Q** 術後肺合併症の危険因子、予測因子とは?(総論)　　27
6. **Q** 術後肺合併症の危険因子、予測因子とは?(各論)　　38

第2章 脊椎麻酔:針の種類と特性　　47

1. **Q** あなたが使用している脊椎麻酔用のペンシルポイント針はどれですか?　　48
2. **Q** 脊椎麻酔が失敗するのはどうしてか?　　52
3. **Q** Pencan®針はどこがいいのか?　　56
4. **Q** 脊椎麻酔に使用する針の種類とサイズによってPDPHの頻度はどう変わるのか?　　60
5. **Q** ペンシルポイント針のほうがカッティング針に比べて硬膜穿刺感がよくわかるのか?　　65
6. **Q** 麻酔針の偏位(deflection)とは?　　69

第3章 脊椎麻酔:薬液の比重　　75

1. **Q** バリシティ(baricity)とは?　　76
2. **Q** くも膜下腔で局所麻酔薬はどのように分布するのか?　　80

3.	**Q** 脊髄ブロックの発現は、高比重ブピバカインよりも等比重ブピバカインのほうが迅速である!?	85
4.	**Q** 高比重 vs 等比重ブピバカインの作用の発現と持続時間の違いは?	88
5.	**Q** 高比重液を使用した脊椎麻酔で針の側孔の向きは関係ない!?	93
6.	**Q** 脊椎麻酔時の薬液の注入速度は薬液の広がりにどう影響するのか?	95
7.	**Q** 脊硬麻時の「歯磨きチューブ効果」とは?	101

第4章 脊椎麻酔:患者要因 109

1.	**Q** 脊椎麻酔の知覚遮断レベルに及ぼす患者固有の要因は?	110
2.	**Q** 脊椎麻酔に及ぼす年齢の影響は?	116
3.	**Q** 脊椎麻酔の薬用量と身長の関係は?	122
4.	**Q** 脊椎麻酔の薬用量と体重の関係は?	129
5.	**Q** 「脊椎麻酔処方計画計算機 V2」とは?	134

第5章 脊椎麻酔:合併症と対策 147

1.	**Q** 坐位で脊椎麻酔を行うとPDPHの発症頻度が上がるのか?	148
2.	**Q** 分割脊椎麻酔(FSA)とは?	153
3.	**Q** 硬膜外HESパッチとは?	159
4.	**Q** 硬膜穿刺後の脳静脈(洞)血栓症とは?	163
5.	**Q** トラネキサム酸をくも膜下に誤投与するとどうなるのか?	168
6.	**Q** 腰椎穿刺はL_{2-3}を避けるべきなのか?	174

第6章 産科麻酔 — 181

1. Q 妊娠中に脊椎麻酔の知覚遮断レベルは上昇するのか？ — 182
2. Q 満期妊婦に対する脊椎麻酔に際しての局所麻酔薬用量が少なくて済むのはなぜか？ — 186
3. Q 硬膜外無痛分娩の不利な点は？ — 189
4. Q 第3の無痛分娩法DPEとは？ — 194
5. Q 無痛分娩CSE時のくも膜下ブピバカイン投与量は？ — 199

第7章 全身麻酔の導入時の体位 — 205

1. Q 最適なスニッフィング体位とは？ — 206
2. Q ランプ体位は挿管時の喉頭視野を改善するのか？ — 210
3. Q 上体挙上するだけで気管挿管がしやすくなるのか？ — 218
4. Q 上体挙上するだけで前酸素化が改善するのか？ — 223
5. Q 修正ランプ体位とは？ — 228
6. Q いろいろな麻酔処置時の最適なベッドの高さは？ — 233
7. Q 頭部を左回転するだけで喉頭視野が改善するのか？ — 242

第8章 気管挿管 — 249

1. Q 気管挿管直後に確認すべきことは？ — 250
2. Q 気管チューブのベーベルはなぜ左向きなのか？その応用法とは？ — 255
3. Q 気管挿管の補助具は何が良いのか？ — 266
4. Q スタイレットを装塡した気管チューブの形状はどうする？ — 277
5. Q スタイレットはどの方向に抜くのが良いか？ — 282

6. **Q** 気管チューブのテーパー型カフはどこがいいのか?	288
7. **Q** パーカー気管チューブはどこがいいのか?	296

第9章 ビデオ喉頭鏡 305

1. **Q** 数あるビデオ喉頭鏡で挿管困難時に有効性が高いのはどれか?	306
2. **Q** McGRATH™ MACビデオ喉頭鏡による気管挿管に適した頭頸部体位は?	310
3. **Q** Fremantleスコアとは?	318
4. **Q** VIDIACスコアとは?	321
5. **Q** ビデオ喉頭鏡を使用しても声門視野が不良な時どうするか?	325
6. **Q** ビデオ喉頭鏡使用時のスタイレットの形状はどうするか?	331

第10章 全身麻酔の維持管理、覚醒 343

1. **Q** 音楽は術中不安と鎮静度にどう影響するのか?	344
2. **Q** スガマデクスは術後肺合併症を減少させるのか?	352
3. **Q** セボフルラン麻酔からの覚醒を促す「小技」とは?	359
4. **Q** 腹腔鏡下手術後肩痛の原因と予防策は?	364
5. **Q** 吸入麻酔薬はオジギソウにも効果がある?	372
6. **Q** 手術アプガースコアとは?	377

第11章 その他 385

1. **Q** 声門上器具のほうが気管チューブよりも術後呼吸器合併症は少ないのか?	386
2. **Q** モンペリエICU挿管プロトコルとは?	394

3.	**Q** 手術室外での気管挿管はどれくらい危険か？	**402**
4.	**Q** DSI（遅延導入気管挿管）とは何か？	**408**
5.	**Q** 注射器の取り扱い法を知っていますか？	**412**
6.	**Q** 術後のガム咀嚼は何がいいのか？	**416**
7.	**Q** PONVの評価と対策はどうする？	**419**

Column		
	平成の麻酔薬に関連した事件簿：その1 腎移植殺人事件 平成元年（1989年）	37
	フリーソフト「DisplayPainter」を使った「症例申し送り」	45
	麻酔科術前診察の待合室での麻酔説明動画の再生	73
	筆者施設の早朝カンファレンスの手順	108
	無痛分娩処置に伴う髄膜炎のクラスター	146
	「1.5℃の約束」をきっかけに自分の麻酔診療、 生活習慣を見直そう！	179
	平成の麻酔薬に関連した事件簿：その2 愛犬家連続失踪殺人事件 平成6年（1994年）	188
	英英辞典の効用、英語の学び方	202
	平成の麻酔薬に関連した事件簿：その3 京北病院安楽死事件 平成8年（1996年）	246
	「1秒」という必然	247
	手術室の廊下でラジオ体操からテレビ体操へ！	275
	英語の辞書を引くことのデメリット	303
	英文を速く読むコツ：その1 スラッシュ・リーディング	340
	英文を速く読むコツ：その2 英単語の脳内配置を変える	341
	平成の麻酔薬に関連した事件簿：その4 川崎安楽死事件 平成10年（1998年）	371
	平成の麻酔薬に関連した事件簿：その5 パソコン操作ミス事件 平成12年（2000年）	383

	平成の麻酔薬に関連した事件簿:その6 聖マリアンナ医科大麻酔薬乱用事件 平成12年(2000年)	384
	平成の麻酔薬に関連した事件簿:その7 北陵クリニック筋弛緩薬事件 平成13年(2001年)	393
	EPUB(イーパブ)とは?	432
+Plus	仰臥位になった時の脊柱管の凹凸の覚え方	26
	硬膜穿刺後頭痛 (postdural puncture headache:PDPH) という用語について	54
	麻酔の診療で、emergence は何を意味するのか?	162
	左利き用喉頭鏡	198
	声門開口度 (POGO) スコア	217
	RAMP positioner	222
	HELP pillow	227
	「ガムエラスティック・ブジー」という不正確で混乱を招く用語	275
	「ドライタップ」とは?	281
	レミフェンタニル使用に関連した医療事故	295
	urgentとemergentはどっちがより急ぐのか?	302
	高校生が自作した筋弛緩薬で殺人事件!	317
	マーフィー孔 (Murphy's eye) は何のため?	324

資料:ポイント集	434
索引	439

本書では、「脊髄くも膜下麻酔」の意味で「脊椎麻酔」、「脊髄くも膜下硬膜外併用麻酔」の意味で「脊椎硬膜外併用麻酔(脊硬麻)」という簡潔な用語を使用しています。

各章の執筆担当者紹介 (SRHAD-KNIGHTの仮想執筆チームメンバー)

第1章 Knight

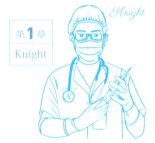

何でも器用にこなす63歳の男性。チームのリーダーであり、どんな問題にも対処できる。

第2章 Masayo

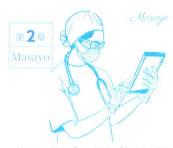

怖いもの知らずで、度胸がある34歳の女性。チームのムードメーカーであり、常に前向きな姿勢を示す。

第3章 Isamu

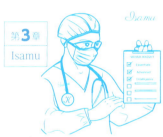

賢いが、いじられやすい38歳の男性。チームのブレーンであり、優れた知識と分析力を持つ。

第4章 Takao

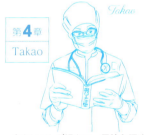

危ないことが好きで、冒険心旺盛な37歳の男性。チームのアクションスターであり、新しい挑戦に積極的に参加する。

第5章 Toshiro

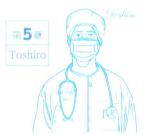

のんびりしていて絶対に急がない65歳の男性。チームのおじいさん的存在であり、落ち着いた態度と豊富な経験を持つ。

第6章 Masumi

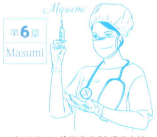

せっかちで、倹約家の53歳の女性。チームのリーダー的存在であり、効率的かつ節約的に物事を進める。

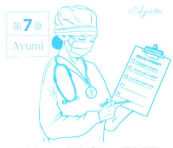

第7章 Ayumi

いろんなことに興味があり、好奇心旺盛な36歳の女性。チームの探求者であり、常に新しい知識やスキルを学ぶ。

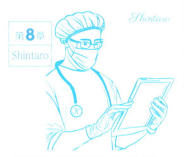

第8章 Shintaro

几帳面で、準備万端にしたい48歳の男性。チームの管理者であり、細かいことにも気を配る。

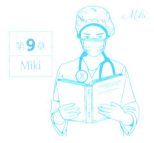

第9章 Miki

細かいことが気になる47歳の女性。チームの評論家であり、物事に対して厳しい目を持つ。

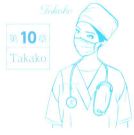

第10章 Takako

きれいになりたい33歳の女性。常に自分磨きに励む。その美貌で患者さんを含め周囲をうっとりさせる。

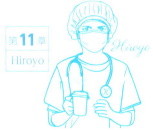

第11章 Hiroyo

よく気が付く52歳の女性。患者さんの痛みをわかってあげようとする優しい性格で、手術前後のケアにも熱心に取り組んでいる。

※あくまで仮想の執筆担当者であり、すべての本文はSRHAD-KNIGHT個人が執筆しています。

本書の特徴と構成

▶ 本書の特徴として、
- 通常の医学書とは違って、肩の凝らない読み物風の文章
- 無駄の効用でイラストをできるだけ入れる
- あまり細かいことには深入りせず、広く浅く

を心がけています。

▶ 今回は特に「脊椎麻酔」について多くのページを割きました。大学病院では大きな手術ばかりで、脊椎麻酔メインで可能な手術が少ないためか、日本の麻酔科では、脊椎麻酔に関する最近の知見があまり広まっていないように思います。その点、市中病院では、大学病院がカバーできない小〜中手術を多く手掛けており、脊椎麻酔で対応できる症例が多くあり、そういう意味で、より広く一般市中病院に勤務する麻酔科医に有益な情報を盛り込んだつもりです。

▶ 本書は、Q&Aの形式で、タイトル行の質問に対して、その答えを解説した記事を11章に分けて配置しています。

▶ 各章の扉ページにも目次を配置しました。

▶ 所々に「Column」という各章とは無関係なエピソードを配置しました。

▶ 余白には麻酔に関連した補助情報を「+Plus」として記しました。

▶ 各記事の中で参照すべき文献は、文章内に記しました。

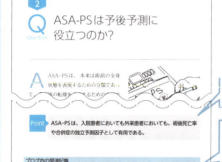

各記事の終わりに、「Point」という端的な総括文を記しています。

関連するブログ記事（麻酔科勤務医のお勉強日記）があれば、「関連記事」としてそのタイトルとリンクアドレス、必要に応じてサマリを記しています。

QRコードを使えば、スマートフォンからすぐに目的のウェブページにアクセスできます！

第1章

術前評価と管理

1. Q 正しく ASA-PS を割り当てることができますか?	2
2. Q ASA-PS は予後予測に役立つのか?	6
3. Q 術前のガム咀嚼は許容されるのか?	13
4. Q 麻酔はどれくらい安全なのか?	19
5. Q 術後肺合併症の危険因子、予測因子とは?(総論)	27
6. Q 術後肺合併症の危険因子、予測因子とは?(各論)	38

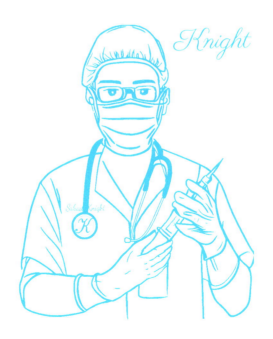

正しくASA-PSを割り当てることができますか？

以下に提示する架空の8症例は、Cassaiらによる麻酔科医の経験度がASA-PS〔米国麻酔科学会（American Society of Anesthesiologists®：ASA）による術前身体状態（physical status：PS）の分類〕(関連記事1) の割り当てにどう影響するかを調査するための研究で使用したアンケートで提示

（米国麻酔科学会のシンボルマーク）

された症例です。イタリアの麻酔科医とレジデントを対象にして、オンライン調査にて、ASA-PS分類表は提示せず、またアンケート回答前や回答中にASA-PSガイドラインを参照しないようにして、症例1、症例6、症例8を緊急例とみなして、ⅠEからⅥEまでのスコアを付けてもらったとしています(関連記事2)。

Cassai AD, et al. Assignment of ASA-physical status relates to anesthesiologists' experience: a survey-based national-study. Korean J Anesthesiol. 2019 Feb;72(1):53-9.

さて、あなたは何症例で正答できるでしょうか？

問題

以下の症例のASA-PSを指定しなさい。

症例1：18歳の患者が急性虫垂炎で受診した。健康で、非喫煙、アルコール摂取は少ない。

症例2：55歳の女性患者が胃全摘術を受けるために来院した。過去に高血圧とインスリン依存性の2型糖尿病の病歴があり、さらに80日前に心筋梗塞の既往がある。冠動脈造影では冠動脈病変は有意ではなく、10日前の心エコーでは駆出率（ejection fraction：EF）の有意な低下

(EF＝40％)のみ報告されている。手術前日の身体所見は良好な状態であった。

症例3：89歳の男性が胆囊摘出術を受けるために来院した。現在・過去に病歴はなく、薬の内服も否定している。2階にある住居で一人暮らしをしており、建物にエレベーターはない。手術当日の身体所見とバイタルサインは正常範囲内である。

症例4：40歳の患者がスリーブ状胃切除術を受けるために来院した。過去にコントロール良好な高血圧と肥満〔肥満指数（body mass index：BMI) 38kg/m^2〕の病歴がある。

症例5：70歳の患者が臍ヘルニアのため来院した。過去にコントロール良好な高血圧、慢性腎臓病ステージ1、高コレステロール血症のためスタチンを服用した病歴がある。健康状態は良好である。疲労や呼吸困難もなく、2フロア以上の階段の昇降が可能である。術前の血液所見はすべて正常である。

症例6：体重70kgの61歳男性が腹部動脈瘤破裂のため救急外来に来院した。コントロール不良の高血圧、インスリン依存性の2型糖尿病、高コレステロール血症の病歴がある。過去に虫垂切除術、胆囊摘出術、両側頸動脈内膜剝離術の手術を受けている。術前血圧は80/60mmHg、心拍数110回/分、パルスオキシメータの酸素飽和度は90％。

症例7：40歳の男性患者が右人工膝関節全置換術を希望して来院した。過去の病歴は肥満（BMI 41kg/m^2）のみである。他に健康上の問題はなく、薬の内服も否定している。検査所見は正常である。

症例8：25歳の女性患者が急性虫垂炎で来院した。彼女は妊娠30週で、妊婦健診で妊娠に関連する問題は明らかにされなかった。健康で非喫煙者であり、過去の病歴に特記すべきことはない。

解答

症例1：ASA-PS＝ⅠE

特に全身疾患のない元気な若者（Ⅰ）。緊急症例なので、「E」を付ける。問題とは関係ないが、日本では成年年齢の引き下げによって、18歳、19歳の方は成人になるが、お酒を飲んだり、煙草を吸ったりすることができる年齢等については20歳以上という年齢が維持されているので、「アルコール摂取は少ない」については、医師と

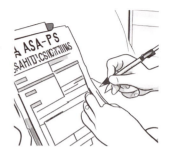

しては「お酒は飲んじゃ駄目よ」と患者に注意する必要がある。ちなみに、調査対象であるイタリアでの飲酒・喫煙可能年齢は18歳からである。

症例2：ASA-PS＝Ⅳ

「EFの有意な低下（EF＝40％）」だけなら「中程度のEF低下」に相当するので「Ⅲ」だが、「80日前に心筋梗塞の既往」があり、「最近（3か月未満）の心筋梗塞」に該当するため「Ⅳ」の評価となる。

症例3：ASA-PS＝Ⅰ

年齢89歳と高齢ではあるが、既往疾患はなく、日々2階までの階段の昇降ができているので「Ⅰ」の評価となる。

症例4：ASA-PS＝Ⅱ

コントロール良好な高血圧は「Ⅱ」に相当する。肥満（BMI 38kg/m^2）は高度な肥満で、35.0≦BMI＜40.0は、日本肥満学会の肥満分類では「肥満（3度）」であるが、WHO基準では「Obese classⅡ」であり、ASA-PSでは「肥満（30＜BMI＜40）」は「Ⅱ」、「高度肥満（BMI≧40）」を「Ⅲ」としているので、本症例は「Ⅱ」という判定になる。

症例5：ASA-PS＝Ⅱ

全身状態に問題はないが、「コントロール良好な高血圧」があるので「Ⅱ」という評価になる。

症例6：ASA-PS＝ⅤE

手術なしでは生存不可能な瀕死状態なので「Ⅴ」、しかも緊急手術が必要なので「ⅤE」となる。

症例7：ASA-PS＝Ⅲ

「肥満（BMI 41kg/m^2）」は「高度肥満（BMI≧40）」に該当するので、「Ⅲ」となる。

症例8：ASA-PS＝ⅡE

妊娠しているだけで「Ⅱ」となる。急性虫垂炎で緊急手術が必要なので「ⅡE」と判定する。

ブログ内の関連記事

1　Q：ASA-PS分類とは？

https://knight1112jp.seesaa.net/article/201908article_5.html
※この記事は、『麻酔パワーアップ読本　アドバンスト』（日本医事新報社、2023、p.2-5）にも収載されています。

2　ASA-PSの割り当てと麻酔科医の経験年数の関連性：全国調査ベースの研究

・対象論文：Korean J Anesthesiol. 2019 Feb；72(1)：53-9.
https://knight1112jp.seesaa.net/article/498061812.html

ASA-PSは予後予測に役立つのか?

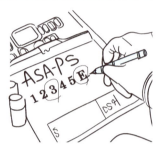

ASA-PSは、本来は術前の全身状態を表現するための分類であって、手術後の転帰を予測するための分類ではありませんが、ASA-PSが術後死亡率の独立予測因子であることを示した論文がいくつかあるので、以下に紹介します。

Liuらは、2015年に、2000年から2012年に6つの病院で大腿骨骨折手術を受けた327人の年齢90歳以上の患者における臨床的および機能的な転機を後ろ向きに調査し、術前ASA-PSと術後合併症および1年間の死亡率との関係を分析しており、

- ASA-PSと術後合併症および1年間の死亡率との間に有意な関連がみられた（いずれも $p<0.05$）。
- ASA-PS間のすべての対比比較では、術後合併症率に有意な差がみられた（いずれも $p<0.05$）。また、Ⅰ対ⅡおよびⅡ対Ⅲを除くすべての対比比較では、死亡率にも有意な差がみられた（いずれも $p<0.05$）。
- 手術前の日常生活動作 (activities of daily living：ADL) 能力と術後合併症および1年間の死亡率との間にも有意な関連がみられた（いずれも $p<0.05$）。
- ASA-PSは、大腿骨骨折手術を受けた90歳以上の患者の術後合併症および1年間の死亡率と有意に関連していた。手術前の機能状態も、これらの結果と有意に関連していた。

と報告しています (関連記事1)。

Liu Y, et al. Relationship between American Society of Anesthesiologists (ASA) grade and 1-year mortality in nonagenarians undergoing hip fracture surgery. Osteoporos Int. 2015 Mar;26(3):1029-33.

Hackett らは、2015年にASA-PSと術後の合併症や死亡率との関連を検討し、独立した予測因子であるかどうかを評価するために、2005年から2012年までに米国で行われた手術患者200万例以上を対象に、ASA-PSと合併症や死亡率の関係を多変量ロジスティック回帰モデルで分析しており、

- ASA-PSは、他の合併症や年齢などの要因を調整しても、術後の合併症や死亡率と有意に関連していた。
- ASA-PSが高いほど、合併症や死亡率が高くなることが示された(図1-1、図1-2)。

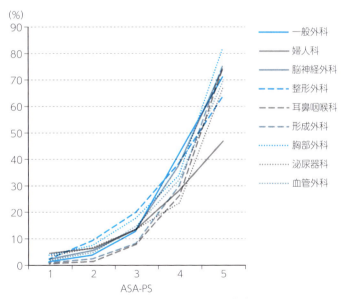

図1-1 診療科別のASA-PSによる内科的合併症の割合

(Hackett NJ, et al. ASA class is a reliable independent predictor of medical complications and mortality following surgery. Int J Surg. 2015 Jun;18:184-90. より引用改変)

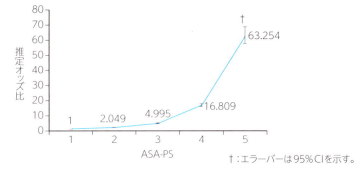

†：エラーバーは95% CIを示す。

図1-2　内科的合併症に対するASA-PSに対するオッズ比と95%信頼区間（CI）

(Hackett NJ, et al. ASA class is a reliable independent predictor of medical complications and mortality following surgery. Int J Surg. 2015 Jun;18:184-90. より引用改変)

- ASA-PSは、手術患者の術後転帰を予測するための信頼性の高い指標であることが示された。ASA-PSは、手術前に容易に評価できるため、臨床的に有用であると考えられる。

と報告しています (関連記事2)。

Hackett NJ, et al. ASA class is a reliable independent predictor of medical complications and mortality following surgery. Int J Surg. 2015 Jun;18:184-90.

Hopkinsらは、2016年に、現代のデータセット〔2009年から2014年までQuantum™ Clinical Navigation System（QCNS）データベースに保存された73万件以上の手術例〕と1970年にVacantiらによって発表された歴史的なコホート研究とを比較して、ASA-PSと術後48時間以内の死亡率との関連を検討しており、

- 現代のデータセットでも、待機手術と緊急手術の両方で、ASA-PSが高いほど死亡率が高くなる (図1-3)。
- また、現代のデータセットでは、緊急手術を受けた患者の死亡率は待機的手術を受けた患者よりも有意に高かった (図1-3)。
- 歴史的コホートとの比較では、待機的手術を受けた成人男性患者の死亡率は現代のデータセットでは有意に低かったものの、緊急手術を受けた成人男性患者の死亡率は有意に低くなっていないことがわかった (図1-4)。

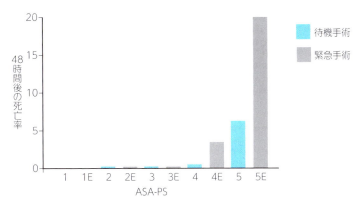

図1-3 QCNSの全コホートにおけるASA-PS別の死亡率 (N=72万8,902)

(Hopkins TJ, et al. Associations between ASA Physical Status and postoperative mortality at 48 h: a contemporary dataset analysis compared to a historical cohort. Perioper Med (Lond). 2016 Oct 20;5:29. より引用改変)

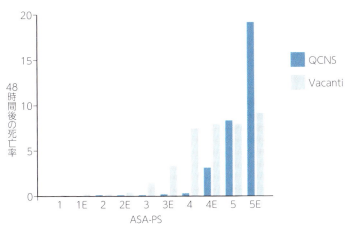

図1-4 QCNS比較コホートと公表されたVacantiコホートにおけるASA-PS別の死亡率

(Hopkins TJ, et al. Associations between ASA Physical Status and postoperative mortality at 48 h: a contemporary dataset analysis compared to a historical cohort. Perioper Med (Lond). 2016 Oct 20;5:29. より引用改変)

と報告しています (関連記事3)。

Hopkins TJ, et al. Associations between ASA Physical Status and postoperative mortality at 48 h: a contemporary dataset analysis compared to a historical cohort. Perioper Med (Lond). 2016 Oct 20;5:29.

Foleyらは、

2021年に、米国外科学会の全米外科手術の質向上プログラム（American College of Surgeons-National Surgical Quality Improvement Program：ACS-NSQIP）から得られた、2005年から2016年までに行われた200万件以上の外来手術例を対象に、ASA-PSが外来手術後の合併症や死亡率を予測する独立した因子であるかどうかを検証しており、

- 外来手術後、ASA-PSが高い患者は、ASA-PSが低い患者よりも高い頻度で、その後、内科的合併症を発症したり死亡に至ったりした。
- 多変量解析では、ASA-PSは外来手術後の合併症や死亡率、再入院に対して段階的な関連性を示し（C統計量はそれぞれ0.70、0.74、0.67）、外来手術においても有用なリスク分類ツールであることが示された (図1-5)。
- ASA-PS Ⅳの患者は、健康な患者と比較して死亡する確率が非常に高く、オッズ比（OR）[95%信頼区間（CI）]は89（55-143）であった（$p<0.001$）。
- ASA-PS Ⅳ以上の患者は外来手術においても3万件以上存在し、これらの高リスク患者に対する外来手術の適応性や安全性について検討する必要がある。

と報告しています (関連記事4)。

Foley C, et al. American Society of Anesthesiologists Physical Status Classification as a reliable predictor of postoperative medical complications and mortality following ambulatory surgery: an analysis of 2,089,830 ACS-NSQIP outpatient cases. BMC Surg. 2021 May 21;21(1):253.

手術後の患者の転帰

は、手術がうまくいったかどうかによって、大いに異なるという面があるにはありますが、現代的には、手術自体は、手術を実施する側である外科医にとっても、それ相応の勝算があるから計画されるのであって、「一か八か」で計画するものではありません。

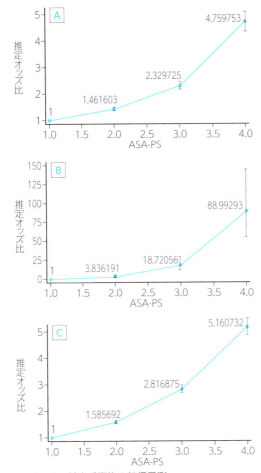

図1-5 ASA-PSによる外来手術後の転帰予測

外来手術では、ASA-PSが高いほど、内科的合併症（A）、死亡率（B）、再入院（C）の調整オッズ比が上昇した。

内科的合併症のC統計量＝0.70、死亡率のC統計量＝0.74、再入院のC統計量＝0.67。
エラーバーは95％CI。

(Foley C, et al. American Society of Anesthesiologists Physical Status Classification as a reliable predictor of postoperative medical complications and mortality following ambulatory surgery: an analysis of 2,089,830 ACS-NSQIP outpatient cases. BMC Surg. 2021 May 21;21(1):253. より引用改変)

そういう意味では、外科手術自体は、「旅行」に例えられるかもしれません。患者さんの旅行先がどこであれ（手術術式が何であれ）、移動手段が何であれ（麻酔法が何であれ）、旅行から帰ってきてからの健康状態は、旅行に行く前の健康状態に依存するということです。

> **Point** ASA-PSは、入院患者においても外来患者においても、術後死亡率や合併症の独立予測因子として有用である。

ブログ内の関連記事

1 股関節骨折手術を受ける90歳代患者のASA分類と1年生存率の関係
- 対象論文：Osteoporos Int. 2015 Mar;26(3):1029-33.
https://knight1112jp.seesaa.net/article/201410article_84.html

2 ASAクラスは手術後の内科的合併症と死亡率の信頼できる独立予測因子である
- 対象論文：Int J Surg. 2015 Jun;18:184-90.
https://knight1112jp.seesaa.net/article/498065162.html

3 ASA術前身体状態分類と48時間後の術後死亡率との関連：歴史的コホートと比較した現代的データセットによる解析
- 対象論文：Perioper Med (Lond). 2016 Oct 20;5:29.
https://knight1112jp.seesaa.net/article/498066143.html

4 米国麻酔科学会の身体状況（ASA-PS）分類は、外来手術後の内科的合併症と死亡率の信頼できる予測因子である：ACS-NSQIP外来患者2,089,830例の分析結果
- 対象論文：BMC Surg. 2021 May 21;21(1):253.
https://knight1112jp.seesaa.net/article/202105article_41.html

Q 術前のガム咀嚼は許容されるのか?

A 術前のガム咀嚼が、胃液量(gastric fluid volume:GFV)やpHに及ぼす影響や、術前不安や不快感、また、術後の嘔気や術後咽喉痛(postoperative sore throat:POST)、術後痛に及ぼす影響を調査した研究が多数報告されています。

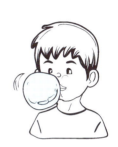

Schoenfelderらは、2006年に全身麻酔下に手術を受ける小児を対象に、ガムを一切与えない対照群、無糖バブルガムを与える群、加糖バブルガムを与える群の3群のいずれかに無作為に割り付け、気管挿管後にセイラム サンプ™経口胃管で胃内を吸引して、術前のガム咀嚼が残存GFVに及ぼす影響を検討しており、

- ガムを噛まなかった小児は、加糖ガムや無糖ガムを噛んだ小児と比較して、GFVが有意に少なかった[中央値[四分位範囲(interquartile range:IQR)] 0.35(0.2-0.5) mL/kg vs 0.88(0.6-1.4) mL/kg vs 0.69(0.4-1.6) mL/kg、$p=0.0001$]。
- ガムを噛まなかった小児は、加糖ガムや無糖ガムを噛んだ小児と比較して、胃液pHが有意に低かった(幾何平均、1.91 vs 2.25 vs 2.19、$p=0.007$)。
- ガムを噛んで手術を受ける小児は、GFVが有意に多く、pHが高いという結論に達した。

と報告しています(関連記事1)。

Schoenfelder RC, et al. Residual gastric fluid volume and chewing gum before surgery. Anesth Analg. 2006 Feb;102(2):415-7.

おそらくは、ガムを噛むと唾液が分泌されるので、その唾液を嚥下した分だけGFVが増加する一方で、胃液は嚥下した唾液によって希釈されるために、pHの上昇が認められるのでしょう。

Ouanesらは、2015年に術前のガム咀嚼が胃pHとGFVに影響を与えるかどうかについて、287人の患者を含む4件の研究を含めたメタ分析を使用して調べており、

- 術前にガムを噛むとGFVが少し増加するが、胃pHには変化をきたさない。
- ガム咀嚼によるGFVのわずかな増加は、臨床的意義はなさそうである。
- ガムを噛んだからといって、待機的手術を必ずしもキャンセルしたり遅らせたりする必要はない。

と述べています(関連記事2)。

Ouanes JPP, et al. The role of perioperative chewing gum on gastric fluid volume and gastric pH: a meta-analysis. J Clin Anesth. 2015 Mar;27(2):146-52.

聞き分けのできない小児では、術前の絶飲と絶食は、なかなか辛いものがあり、親御さんにとっても悩みの種となってもおかしくありません。そこで、私は個人的には以前から、小児には「食べるのはダメだけどガムならいいよ」と言っていました。このメタ分析の結果から、その正当性が保証されることになりました。ガムを噛むことで術前の絶飲食を強制されることに対する苦痛を緩和できることの他に、ガム咀嚼が術前不安を和らげる効果があるとの報告があります。

Bangらは、2022年に婦人科手術を受ける女性患者を対象に、ガム咀嚼が術前不安や患者の不快感に与える影響を前向きに評価するために、94人の患者を対象に、手術前日の午後3時から絶食する絶食群(対照群)と絶食しながらガムを噛む群(ガム群)のいずれかに無作為に割り付け、術前不安の程度を、the Amsterdam preoperative anxiety and information scale(APAIS)を用いて評価しており、

- APAISを用いた術前不安は、対照群と比較してガム群で有意に低かった(対照群 vs ガム群：20.9 vs 17.8, $p = 0.009$)。
- 胃液分析では両群間に有意差はなかった。

- 待機的婦人科手術の女性患者において、術前空腹時にガムを噛むことは、誤嚥のリスクをさらに高めることなく、術前の不安を和らげるのに有効であった。

と報告しています (関連記事3)。

Bang YJ, et al. Anxiolytic effects of chewing gum during preoperative fasting and patient-centered outcome in female patients undergoing elective gynecologic surgery: randomized controlled study. Sci Rep. 2022 Mar 9;12(1):4165.

また、Wangらは、2020年に声門上器具を用いた全身麻酔下の手術を予定された患者を対象に、全身麻酔導入5～10分前にガムを2分間噛むガム群と嚥下動作だけをする対照群とで、術前のガム咀嚼がPOSTに及ぼす効果を数値評価スケール (numerical rating scale:NRS) スコアで評価する無作為化比較試験 (RCT) を実施しており、

- 手術後24時間以内の中程度／重度のPOST (NRS>3) の発生率は、対照群 (40.6％、28/69) よりもガム群 (10.1％、7/69) のほうが有意に低かった (OR 0.386、$p=0.044$)。
- ガム咀嚼群の麻酔後2、6、24時間でのスコアの中央値は、対照群のスコアよりも有意に低かった。
- 術前のガム咀嚼は、特に咽頭粘膜損傷患者において、声門上器具によるPOSTを効果的に減少させる。

と報告しています (関連記事4)。

Wang T, et al. Effects of Preoperative Gum Chewing on Sore Throat After General Anesthesia With a Supraglottic Airway Device: A Randomized Controlled Trial. Anesth Analg. 2020 Dec;131(6):1864-71.

ガム咀嚼が唾液分泌を促進し、その唾液によって口腔咽頭粘膜が潤滑化されて、声門上器具のスムーズな留置を可能とする結果、POSTが減少するものと考えられます。

Bangらは、2023年に婦人科手術を受ける140人の患者で、炭水化物飲料 (carbohydrate drink:CHD) 群またはガム付きCHD群に無作為に割り付け、ガム咀嚼を加えることが、APAISを用いて評価した術前不安と胃の容積に与える影響を調査するRCTを実施しており、

- 術前のAPAISは、ガム付きCHD群のほうがCHD群よりも有意に低かった。
- 患者が評価した術後の回復の質は、ガム付きCHD群で高く、術前のAPAISスコアと有意な負の相関を示した（相関係数：－0.950、$p=0.001$）。
- 胃容積には両群間で差がなかった。
- 待機的婦人科手術を受ける女性患者において、術前空腹時のCHD負荷にガム咀嚼を加えることは、CHD単独よりも術前の不安解消に効果的であることが示された。

と報告しています(関連記事5)。

Bang YJ, et al. The effect of adding chewing gum to oral carbohydrates on preoperative anxiety scores in women undergoing gynecological surgery: A randomized controlled study. PLoS One. 2023 Apr 25;18(4):e0283780.

Chenらは、

2023年に待機手術を受ける成人患者において、術前ガム咀嚼と術前ガム咀嚼なしの安全性と有効性を比較した1,433人の患者を含む14件のRCTのメタ分析を実施し、

- 術前ガム咀嚼群では、非ガム咀嚼群と比較して、胃pH（$p=0.13$）、GFV（$p=0.25$）に有意差がないことが示された。
- 非ガム咀嚼群と比較して、ガム咀嚼群は、術前の口渇スコアの低下（$p=0.02$）、術後嘔気の発生率の低下（$p=0.0004$）、POSTの発生率の低下、術後嗄声の発生率の低下、術後疼痛スコアの低下、術後初回放屁時間の短縮（$p<0.00001$）、術後初回排便時間の短縮（$p<0.0001$）、入院期間の短縮（$p=0.02$）と関連があった。
- 術前にガムを噛むことは、胃pHやGFVを増加させることなく、不快感や合併症の発生率を低下させることに関連した。

と報告しています(関連記事6)。

Chen X, et al. Efficacy and safety of preoperative chewing gum for undergoing elective surgery: A meta-analysis of randomised controlled trials. J Clin Nurs. 2023 Aug;32(15-16):4295-310.

術前ガム咀嚼の利点

- 術前不安を和らげる効果がある。
- 術前の口渇を低減する。
- 術後嘔気の発生率が低下する。
- 術後咽喉痛が減少する。
- 術後嗄声の発生率が低下する。
- 術後疼痛スコアが低下する。
- 術後初回放屁、排便時間が短縮する。
- 入院期間が短縮する。

 術前のガム咀嚼は、禁止するどころか推奨されてしかるべき利点がたくさんある。

ブログ内の関連記事

1 術前の胃液残量とガム咀嚼について
- 対象論文：Anesth Analg. 2006 Feb;102(2):415-7.
https://knight1112jp.seesaa.net/article/499160511.html

2 術前のガム噛みが胃液量とそのpHに及ぼす役割：メタ分析
- 対象論文：J Clin Anesth. 2015 Mar;27(2):146-52.
https://knight1112jp.seesaa.net/article/201412article_29.html

3 待機的婦人科手術を受ける女性患者における術前空腹時のガム咀嚼の抗不安作用と患者中心の転帰：無作為化比較試験
- 対象論文：Sci Rep. 2022 Mar 9;12(1):4165.
https://knight1112jp.seesaa.net/article/499162657.html

4 声門上気道器具による全身麻酔後の咽頭痛に対する術前ガム咀嚼の効果：無作為化対照試験

- 対象論文：Anesth Analg. 2020 Dec；131(6)：1864-71.
- https://knight1112jp.seesaa.net/article/202001article_56.html

5 婦人科手術を受ける女性の術前不安スコアに対する経口炭水化物にチューインガムを加えることの効果：無作為化比較試験

- 対象論文：PLoS One. 2023 Apr 25；18(4)：e0283780.
- https://knight1112jp.seesaa.net/article/499159121.html

6 待機手術を受ける際の術前ガム咀嚼の有効性と安全性：無作為化比較試験のメタ分析

- 対象論文：J Clin Nurs. 2023 Aug；32(15-16)：4295-310.
- https://knight1112jp.seesaa.net/article/499159118.html

麻酔はどれくらい安全なのか？

A 2002年にMoritaらは、日本麻酔科学会認定病院520施設における2000年の周術期死亡率と合併症率を調査しており、利用可能な91万757例の麻酔症例で、気道の不適切な管理や麻酔薬の過量投与など、麻酔管理が原因で死亡または植物状態になった症例が11件あった、と報告しています。

Morita K, et al. Perioperative mortality and morbidity in the year 2000 in 520 certified training hospitals of Japanese Society of Anesthesiologists: with a special reference to age--report of Japanese Society of Anesthesiologists Committee on Operating Room Safety. Masui. 2002 Nov;51(11):1285-96.

日本では、麻酔科医が管理した麻酔症例では、20年以上前の2000年において、死亡例は約10万例に1例であったということです。

1999年から2003年までの5年間に実施された、日本麻酔科学会による麻酔関連偶発症例調査に含まれた麻酔科管理の522万3,174例の結果によると、

- 手術中に起きた偶発症による死亡率は1万例当たり6.78例で、そのうち麻酔管理が原因で死亡する率は0.10例（10万例に1例）であった。
- 危機的偶発症の発生率（対1万例）は、心停止が6.22、高度低血圧が11.06、高度低酸素症が3.88、その他が3.64であり、心停止の死亡率（対1万例）は3.33、心停止以外の死亡率は3.45であった。
- 死亡原因は、術前合併症によるものが64.6％と最多を占め、次いで手術（23.9％）、術中発症の病態（9.4％）、麻酔管理（1.5％）の順であった。
- 出血性ショック（32.9％）、大出血・循環血液量低下（17.2％）、多臓器不全・敗血症（8.4％）、手術手技（5.5％）、術前合併症としての心筋梗塞・冠虚血（4.9％）、術中発症の心筋梗塞・冠攣縮・冠虚血（3.5％）、その他の循環器系術前合併症（3.4％）、その他の中枢神経系術前合併症（3.2％）、術中発症の肺塞栓（2.1％）、呼吸器系術前合併症（1.9％）がトップ10を占めた。

と報告されています。手術中・手術後に死亡するとしても、麻酔管理が直接原因となって死亡する確率は1.5％ときわめて低く、98.5％は麻酔以外に死亡原因があったとしています。

日本麻酔科学会 安全委員会・偶発症例調査専門部会. 麻酔関連偶発症例調査(3).
[https://www.mhlw.go.jp/shingi/2005/04/dl/s0406-6c1.pdf]

上記した日本の調査期間とほぼ同じ時期を対象として、Liらが

2009年に発表している、米国における1999年から2005年の麻酔関連死亡の疫学調査でも、麻酔に関連した術中死亡率は過去数十年の間に継続的に減少し、入院患者の麻酔合併症による推定死亡リスクは、病院の手術退院100万人当たり8.2人（男性11.7人、女性6.5人）、つまり、12万例に1例であった、と報告されています。

Li G, et al. Epidemiology of anesthesia-related mortality in the United States, 1999-2005. Anesthesiology. 2009 Apr;110(4):759-65.

2014年のSchiffらによる、1999年から2010年における137万件の麻酔症例を対象とした、ドイツからの麻酔の安全性についての調査でも、待機的手術を受ける健康な患者（ASA-PS Ⅰ/Ⅱ）の場合、麻酔による死亡またはその他の重篤な合併症のリスクは、10万例に1例であった、と報告されています(**関連記事1**)。

Schiff JH, et al. Major incidents and complications in otherwise healthy patients undergoing elective procedures: results based on 1.37 million anaesthetic procedures. Br J Anaesth. 2014 Jul;113(1):109-21.

以上のように、日本や欧米の先進国の2000年代では、麻酔が直接原因となる死亡率は、いずれも10万例に1例と報告されています。では、それ以前はどうであったのかについても興味があるところです。

2012年にBainbridgeらは、過去50年間に周術期お

よび麻酔関連死亡のリスクが減少したかどうか、またその減少率が先進国と発展途上国で同等であったかどうかを評価する目的で、2011年2月までに発表され、サンプルサイズが3,000以上で、全身麻酔を受けた手術患者の周術期死亡率を報告したすべての研究（87件）を対象とした系統的レビューとメタ分析を実施しており、

- 麻酔のみに起因する死亡率は時代と共に減少し、1970年代以前は100万人当たり357人(95%CI 324-394)であったが、1970～80年代には100万人当たり52人(95%CI 42-64)、1990～2000年代には100万人当たり34人(95%CI 29-39)であった($p < 0.00001$)(図1-6)。
- 周術期総死亡率は、1970年代以前は100万人当たり1万603人であったが、1970～80年代には100万人当たり4,533人、1990～2000年代には100万人当たり1,176人と、時代と共に減少した($p < 0.0001$)(図1-7)。
- メタ回帰では、周術期および麻酔関連死亡のリスクと人間開発指数(Human Development Index：HDI)*との間に有意な関係が示された(すべて$p < 0.00001$)。

*：HDIとは、健康・教育・所得といった面から国の発展レベルを測る指標のこと。

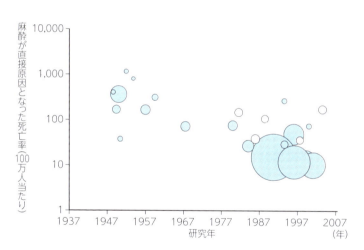

図1-6 麻酔単独死亡の年別発生率

円の大きさはその研究の母集団の大きさを表している。年号は、その研究が年号の範囲を報告している場合は中央値を示す。低所得国および中所得国は灰色〔人間開発指数(HDI)<0.8〕、高所得国は青色(HDI≧0.8)で示す。

(Bainbridge D, et al. Perioperative and anaesthetic-related mortality in developed and developing countries: a systematic review and meta-analysis. Lancet. 2012 Sep 22;380(9847):1075-81. より引用改変)

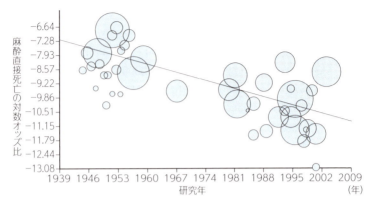

図1-7　麻酔単独死亡リスクのメタ回帰（年別）

円の大きさは、解析におけるその研究の比重を表している。死亡率と研究年との関係は有意であり、数十年にわたって有意に減少していた（傾き −0.053、95%CI −0.058-0.049、p=0.000001）。

(Bainbridge D, et al. Perioperative and anaesthetic-related mortality in developed and developing countries: a systematic review and meta-analysis. Lancet. 2012 Sep 22;380(9847):1075-81. より引用改変)

- ASA-PSスコアで示された手術患者のベースラインのリスク状態は、数十年の間に増加した（p<0.0001）。
- 患者のベースラインリスクが増加しているにもかかわらず、周術期死亡率は過去50年間で著しく低下しており、先進国で最も低下している。

と報告しています (関連記事2)。

Bainbridge D, et al. Perioperative and anaesthetic-related mortality in developed and developing countries: a systematic review and meta-analysis. Lancet. 2012 Sep 22;380(9847):1075-81.

2000年以前の50年間で、麻酔関連死亡率は指数関数的に減少（約30年ごとに1/10に）してきたことが示されており、また、先進国と発展途上国とでは差があることも示されています。

2018年にPollardらは、
2011年から2016年の米国南東部にある2つの州の大規模麻酔診療品質保証データベースから取得した78万5,467件の麻酔症例を調査しており、

- 合計592例の周麻酔期死亡が検出され、全体の死亡率は10万例中75.37例であった。
- 麻酔が直接原因と判断された死亡数は4例で、死亡率は10万例当たり0.509例であった。
- 麻酔が関与すると判断された死亡数は18例で、10万例当たりの死亡率は2.29例であった。
- 残る570件の症例が麻酔には関連していないと判断され、10万例当たりの発生率は72.6例であった。

と報告しています(関連記事3)。

Pollard RJ, et al. Perianesthetic and Anesthesia-Related Mortality in a Southeastern United States Population: A Longitudinal Review of a Prospectively Collected Quality Assurance Data Base. Anesth Analg. 2018 Sep;127(3):730-5.

2018年に日本麻酔科学会が実施した200万例を調査した
結果では、麻酔に直接起因する死亡例は、麻酔関連心停止例の7例と麻酔関連高度低酸素血症例の3例の合計10例で、20万例に1例程度と報告されています。

日本麻酔科学会. 2018年 麻酔関連偶発症例調査結果報告.
[https://nsas.anesth.or.jp/App/Datura/already_files/pdf/coincident_result_2018.pdf](日本麻酔科学会の会員のみアクセス可能)

2020年にSatoらは、
日本の大学病院で2008年から2017年の10年間の麻酔症例4万6,378例のうち、麻酔に直接起因する死亡例はなかったと報告しています(関連記事4)。

Sato M, et al. Perianesthetic death: a 10-year retrospective observational study in a Japanese university hospital. JA Clin Rep. 2020 Feb 5;6(1):8.

このように、日本や米国からの2010年以降の麻酔症例を対象とした報告では、いずれも麻酔関連死亡率は20万例に1例(0.0005%)程度と報告されています。

飛行機は「最も安全な乗り物」とされており、米国国家

運輸安全委員会(National Transportation Safety Board：NTSB)の行った調査では、米国内で航空機に乗って死亡事故に遭遇する確率は0.0009%であり、米国内で自動車に乗って死亡事故に遭遇する確率(0.03%)の1/33以下の確率とのことです。

東京海上日動リスクコンサルティング．リスクマネジメント最前線―航空機・列車における重大事故リスクへの対応(2014年1月14日発行).
[https://www.tokio-dr.jp/publication/report/riskmanagement/pdf/pdf-riskmanagement-101.pdf]

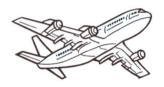

つまり、麻酔が直接原因となって死亡する確率は、航空機事故で死亡する確率よりも低いのです。

2022(令和4)年の日本国内の交通事故による死者数は

2,610人で、総人口は1億2,494万7,000人なので、1年以内に交通事故で死亡する確率は、0.002%(4万7,872人に1人)です。したがって、麻酔が直接原因となって死亡する確率は、1年以内に交通事故で死亡する確率の1/4ということになります。

また、2022(令和4)年の日本の自殺者数は2万1,881人ですので、1年以内に自殺して死亡する確率は0.018%(5,710人に1人)です。したがって、麻酔が直接原因となって死亡する確率は、1年以内に自殺して死亡する確率の1/36ということになります。

麻酔が原因の死亡率

- 航空機に乗って事故にあって死亡する確率のほうが高い。
- 1年以内に交通事故で死亡する確率のほうが4倍高い。
- 1年以内に自殺して死亡する確率のほうが36倍高い。

麻酔中というのは、普通に暮らしている時よりも圧倒的に安全です。なぜなら、麻酔中は生体監視モニターを装着して、心臓が動いていることを心電図で常時監視しており、また指先に酸素飽和度モニター（パルスオキシメータ）を付けて、低酸素血症に陥っていないことを確認しているからです。

しかも、全身麻酔であれば、比較的高濃度の酸素投与が行われており、確実な気道確保も行われています。また、通常は静脈ラインが確保されていて、最速で必要な薬剤が投与できる準備が整っています。

もしも、何らかの理由で低酸素血症に陥ったり、心臓の拍動に問題が生じたりして、死にそうになったとしても、監視役の医師（通常は麻酔科医）が全力で生かそうとします。これ以上に安全な状況というのは他にないのではないでしょうか？　もしも、麻酔中でなく家で熟睡している時に同じことが起こったら、ほぼ確実に死亡してしまうでしょう。

「何の心配もいらない」こと

を「大船に乗ったつもりで」などと表現しますが、麻酔科専門医が担当する麻酔によって死亡する確率は、航空機を利用した際に事故に

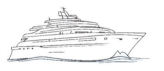

遭遇して死亡する確率よりも低いので、患者さんには「**超大船に乗ったつもりで麻酔を受けてください**」と言っても言い過ぎではないでしょう。

> Point　麻酔の安全性はどんどん高まっている。麻酔が原因で死亡する確率は、航空機事故に遭遇して死亡する確率よりも低い。

ブログ内の関連記事

1 待機的手術を受けるほかは元気な患者の主要な出来事と合併症：137万件の麻酔症例に基づく結果
- 対象論文：Br J Anaesth. 2014 Jul;113(1):109-21.
https://knight1112jp.seesaa.net/article/201406article_71.html

2 先進国と発展途上国における周術期および麻酔関連死亡率：系統的レビューとメタ分析
- 対象論文：Lancet. 2012 Sep 22;380(9847):1075-81.
https://knight1112jp.seesaa.net/article/499944818.html

3 米国南東部集団における周術期麻酔および麻酔関連死亡率：前向きに収集された品質保証データベースの縦断的レビュー
- 対象論文：Anesth Analg. 2018 Sep;127(3):730-5.
https://knight1112jp.seesaa.net/article/499941973.html

4 周麻酔期死亡：日本の大学病院における10年間の後ろ向き観察研究
- 対象論文：JA Clin Rep. 2020 Feb 5;6(1):8.
https://knight1112jp.seesaa.net/article/499954232.html

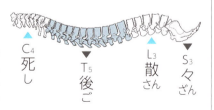

+Plus 仰臥位になった時の脊柱管の凹凸の覚え方

死後散々
（しごさんざん：4-5-3-3）
頸椎で最も高い部分＝C_4
胸椎で最も低い部分＝T_5
腰椎で最も高い部分＝L_3
仙椎で最も低い部分＝S_3

Q 術後肺合併症の危険因子、予測因子とは？（総論）

A　Canetらは、59施設の病院において、全身麻酔・脊髄幹麻酔・区域麻酔下に幅広い外科手術を受ける、無作為に選ばれた患者集団2,464人を対象に、術後肺合併症（postoperative pulmonary complication：PPC）を発症した患者を調査する前向き多施設研究を実施し、PPCを発症する独立危険因子を同定してロジスティック回帰モデルを構築し、PPCを予測するためのスコアリング・システムによるPPC予測指標を作成しており、

- 123人（5％）で252件のPPC事象が観察された。
- 30日死亡率は、PPC併発患者群（19.5％）のほうが、非併発患者群（0.5％）よりも高かった。
- 回帰モデルは以下7つの独立危険因子を同定した：①**年齢**、②**術前の末梢動脈血酸素飽和度（SpO₂）低値**、③**過去1か月間の急性呼吸器感染症**、④**術前貧血**、⑤**上腹部か胸腔内手術**、⑥**手術所要時間2時間以上**、⑦**緊急手術**。
- ROC曲線下面積は、開発群で0.90と検証群で0.88であった。

と報告しています（関連記事1～3、表1-1）。

このPPCリスク予測スコアリングシステムは、現在では、ARISCAT（Assess Respiratory Risk in Surgical Patients in Catalonia）PPCスコアとして広く知られています。

<small>Canet J, et al. Prediction of postoperative pulmonary complications in a population-based surgical cohort. Anesthesiology. 2010 Dec；113(6)：1338-50.</small>

表1-1 術後肺合併症リスクの独立予測因子

独立予測因子		リスクスコア
年齢（歳）	51〜80	3
	>80	16
術前SpO$_2$	91〜95	8
	≦90	24
過去1か月間の急性呼吸器感染症		17
術前の貧血（≦10g/dL）		11
上腹部か胸腔内手術	上腹部	15
	胸腔内	24
手術所要時間	2〜3時間	16
	>3時間	23
緊急手術		8
合計（0〜123）		

リスクの評価法

リスク分類	スコア	PPC発生率
低リスク	25点以下	1.6%
中リスク	26〜44点	13.3%
高リスク	45点以上	42.1%

その後、Brueckmannらは、2013年に多変量ロジスティック回帰分析を使って、手術室での抜管後3日以内に予期せぬ人工呼吸に至る独立予測因子を決定して、院内での再挿管を予測するスコアを作成しており、

- 全患者集団（N＝3万3,769手術症例、患者2万9,924人）において、再挿管は137症例（0.41%）で発生した。
- それらのうち16%はその後死亡した（n＝22）が、再挿管されなかった患者の死亡率は0.26%（p＜0.0001）であった。

- 再挿管の独立予測因子は、以下の通りであった。

再挿管の独立予測因子

- ASA-PS ≧ Ⅲ
- 緊急手術
- リスクの高い術式
- うっ血性心不全の既往
- 慢性肺疾患

- これらの予測因子に対して、予測モデルの [β] 係数に基づいて、それぞれ、3、3、2、2、1点が割り当てられた。
- スコアの計算された曲線下面積は0.81となった。一方、1点増加するごとに、トレーニング・データセットで再挿管のための確率が1.7倍の増加と関係していた。確認データセット（n ＝ 1万6,884）を使用した場合、スコアの曲線下面積は0.80であり、再挿管推定確率は同様であった。
- このスコアは、麻酔科医が重度の術後呼吸器合併症を予測するために術前に使用できる、単純な11点スコアである。

と報告しています (関連記事4)。

Brueckmann B, et al. Development and validation of a score for prediction of postoperative respiratory complications. Anesthesiology. 2013 Jun ; 118(6) : 1276-85.

この術後呼吸器合併症予測スコア (score for prediction of postoperative respiratory complications : SPORC) は、さまざまなPPCの複合ではなく、より重症で気管挿管を行って人工呼吸管理を必要とするような重度の呼吸器合併症を発症する確率を予測するためのスコアであり、非常に簡便、かつ精度の高いスコアリング・システムです。再挿管の確率は、スコアが1ポイント増加するごとに再挿管のオッズは1.72倍増加した（OR 1.72 [95%CI 1.55～1.91]、P ＜ 0.0001）ことから、スコアが0点の時に0.1%として、(0.1×1.72^{スコア点数}) % と推定できるようです (図1-8)。

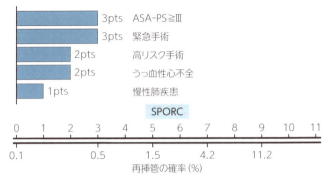

図1-8 術後呼吸器合併症予測スコア（SPORC）と再挿管率
予測因子のポイント値（pts）（ASA-PS≧Ⅲ、緊急手術、高リスク手術、うっ血性心不全の病歴、慢性肺疾患の病歴）が合計され、再挿管率が計算される。

前述のCanetらは、

2015年にも欧州の病院63施設で、全身または局所麻酔下の任意の外科手術を受ける5,384人の患者群（PERISCOPEコホート：Prospective Evaluation of a RIsk Score for postoperative pulmonary COmPlications in Europe）を対象として、術後呼吸不全（postoperative respiratory failure：PRF）の発症を予測するスコアの開発と検証を行う多施設コホートの前向き観察研究を実施しており、

- 主要評価項目は、手術後5日以内にPRFを発症する頻度。PRFは、空気吸入下に、動脈血酸素分圧（PaO_2）＜8kPaか、パルスオキシメータで測定した新規発症のSpO_2＜90％で、通常の酸素療法、非侵襲的あるいは侵襲的人工呼吸を必要とした場合と定義した。
- PRFは224人（研究患者5,384人の4.2％）に発症した。院内死亡率は、PRFを発症した患者のほうが高かった［10.3％（95%CI 6.3-14.3）vs 0.4％（95%CI 0.2-0.6）］。
- 回帰モデルから、以下7つの独立した危険因子を含む予測PRFスコアを特定した：①術前の低SpO_2、②術前の1つ以上の呼吸器症状、③うっ血性心不全の既往、④慢性肝疾患の既往、⑤緊急手術、⑥開胸胸腔内または上腹部手術、⑦2時間以上の手術。

- ROC曲線下面積（C統計量）は0.82（95%CI 0.85-0.79）、Hosmer-Lemeshow*適合度統計量は7.08（$p=0.253$）であった。

  *：ホスマー・レメショウ検定（Hosmer-Lemeshow test）とは、ロジスティック回帰モデルへの適合度を調べる統計学的検定で、しばしばリスク予測モデルの分野で使用される。この検定は、実測値と予測値を比較する検定で、有意確率が5%以上であれば適合度は良好と判断される。

- 7つの客観的な、簡単に評価できる因子に基づくリスクスコアによって、どの患者がPRFを発症するか予測することができた。

と報告しています（関連記事5、表1-2）。

Canet J, et al. Development and validation of a score to predict postoperative respiratory failure in a multicentre European cohort: A prospective, observational study. Eur J Anaesthesiol. 2015 Jul;32(7):458-70.

表1-2 術後呼吸不全の危険因子と術後呼吸不全スコア

危険因子		スコア
患者関連因子	術前SpO₂（%） 91〜95	7
	術前SpO₂（%） ≦90	10
	呼吸器症状（1つ以上）	10
	うっ血性心不全の既往 NYHA I	3
	うっ血性心不全の既往 NYHA≧II	8
	慢性肝疾患の既往	7
手術関連因子	緊急手術	12
	手術部位 腹腔鏡下胸部/腹部	3
	手術部位 開腹（上腹部）	7
	手術部位 開胸	12
	手術時間 2〜3時間	5
	手術時間 ＞3時間	10
合計（0〜69点の範囲）		

低リスク：＜12、中リスク：12〜22、高リスク：≧23

Russottoらは、

上述のPERISCOPEコホートを対象に、呼吸不全、肺炎、胸水、無気肺、気管支痙攣、気胸、誤嚥性肺炎などの一連の術後呼吸器合併症の中でも、特に術後肺炎のみの発生に関連する独立変数を同定する研究を行っており、

- 呼吸器感染症で抗菌薬による治療が必要であり、かつ以下の基準のうち少なくとも1つを有する場合とした：新規または変化した喀痰、臨床的に指摘された胸部X線写真上の新規または変化した肺混濁、38.3℃以上の体温、白血球数≧1万2,000μL。
- 術後肺炎は5,094例中120例（2.4%）に発生した。肺炎を発症した120人のうちICU入室を必要としたのは82人（68.3%）であったのに対し、肺炎を発症しなかった4,974人では399人（8.0%）であった（$p<0.001$）。
- 術後肺炎と独立して関連する以下5つの変数を同定した：①**機能状態**（OR 2.28）、②**室内空気呼吸時の術前SpO$_2$値**（OR 0.83）、③**術中コロイド投与**（OR 2.97）、④**術中輸血**（OR 2.19）、⑤**手術部位**（開腹上腹部手術）（OR 3.98）であった。
- モデルは良好な識別能（C統計量 0.89）および適合性（Hosmer-Lemeshow検定の有意確率＝0.572）を示した。
- このモデルは良好に機能し、外部検証後には、術後肺炎のリスクがある患者のリスク層別化と管理に使用できる可能性がある。

と報告しています（関連記事6）。

Russotto V, et al. Development of a prediction model for postoperative pneumonia: A multicentre prospective observational study. Eur J Anaesthesiol. 2019 Feb;36(2):93-104.

Xu らは、

2016年に、全身麻酔下での気管挿管後の下気道感染症（lower respiratory tract infection：LRTI）の危険因子を同定するために、15件の症例対照研究（対象患者数2万7,304人）を含めたメタ分析を実施した結果、以下の変数を独立危険因子として特定しています（関連記事7）。

Xu X, et al. Risk factors of lower respiratory tract infection in patients after tracheal intubation under general anesthesia in the Chinese health care system: A meta-analysis. Am J Infect Control. 2016 Nov 1;44(11):e215-20.

下気道感染症の危険因子

- 全身麻酔時間＞3時間（OR 2.45）
- 年齢＞60歳（OR 2.35）
- 経鼻気管チューブ（OR 1.63）
- 深い挿入長（OR 2.66）
- 未熟な挿管（OR 2.61）
- 術後抜管時間≧2時間（OR 3.76）
- 喫煙歴（OR 3.02）
- 慢性呼吸器疾患歴（OR 2.30）
- 不完全な抜管適応（OR 3.54）
- 胸部または脳外科手術（OR 1.90）
- 緊急手術（OR 2.54）

　これまで紹介した他の研究と同様の因子として、患者の年齢や手術部位、手術や麻酔の所要時間、緊急手術、喫煙歴、慢性肺疾患の既往などといった患者関連因子や手術関連因子に加えて、経鼻挿管、深過ぎる気管チューブ、未熟な挿管、不完全な抜管適応、といった麻酔に直接関連した気道処置や気管チューブの取り扱いなどの麻酔関連処置もLRTIの危険因子として列挙されており、麻酔科医の気管挿管時の慎重な気管チューブの取り扱いや、麻酔覚醒時の抜管適応基準を順守した麻酔管理など、麻酔科医が注意することで、術後のLRTIの危険性を低減できることが示されています。

Chenらは、全身麻酔で手術を受けた高齢者418人を対象とした後ろ向き調査で、ロジスティック回帰分析を用いてLRTIの危険因子を検討しており、

- LRTIの発生率は9.33％であった。原因は、グラム陽性菌が10例、グラム陰性菌が26例、真菌が2例であった。
- 年齢、喫煙、糖尿病、経口・経鼻気管挿管、手術所要時間で有意差が認められた。

- ロジスティック回帰分析の結果、**年齢≧70歳**(OR 2.03)、**喫煙**(OR 2.31)、**糖尿病**(OR 2.18)、**経鼻気管挿管**(OR 3.53)、**手術所要時間≧180分**(OR 1.33)がLRTIの独立危険因子であった。

と報告しています(関連記事8)。

Chen T, et al. Factors influencing lower respiratory tract infection in older patients after general anesthesia. J Int Med Res. 2021 Sep;49(9):3000605211043245.

患者関連の危険因子として、喫煙と糖尿病が挙げられています。やはり、術前にはある程度の期間の禁煙によって気道分泌物の減少と気道浄化機能の改善が見込めるので、**術前準備として禁煙が推奨されます**。また、糖尿病のコントロール不良は免疫能の低下から易感染性をきたす危険性が高まるため、糖尿病患者においては、**術前準備としての糖尿病のコントロールも重要である**ことが示唆されます。

術前の患者状態を改善すること以外に、術後早期の呼吸不全を予防できるような麻酔管理上の修正因子を特定するために、Stockingらは、2012年から3年間に学術医療センター5施設で手術を受けた成人($n=638$)を対象としたマッチド症例対照研究を実施しており、

- 術後早期の呼吸不全と関連する因子としては、①**性別が男性**(OR 1.72)、②**ASA-PS Ⅲ以上**(OR 2.85)、③**併存症数が多いこと**(OR 1.14)、④**手術所要時間が長いこと**(OR 1.14)、 ⑤**術中の呼気終末陽圧(positive end-expiratory pressure:PEEP)**(OR 1.23)と**1回換気量の増加**(OR 1.13)、⑥**24時間後の純体液バランスの増加**(OR 1.17)などがあった。
- ①術中人工呼吸器の1回換気量、②術中PEEP、および③24時間体液バランスの増加の程度という潜在的に修正可能な3つの危険因子が、早期PRFを発症する確率の増加と関連している。

と報告しています(関連記事9)。

Stocking JC, et al. Risk Factors Associated With Early Postoperative Respiratory Failure: A Matched Case-Control Study. J Surg Res. 2021 May;261:310-9.

PRFの発症因子として麻酔管理上で修正可能な要因は、人工呼吸の設定と輸液量が挙げられるとしています。

術後肺合併症・術後呼吸不全の危険因子・予測因子

- 患者関連因子：年齢、貧血、肺疾患の既往、呼吸器症状、術前SpO_2、うっ血性心不全の既往、喫煙、糖尿病
- 手術関連因子：手術部位、手術時間、緊急手術
- 麻酔関連因子：稚拙な気道管理手技、経鼻挿管、人工呼吸器の設定、輸液管理

> **Point** 術後肺合併症・呼吸不全の予測因子・危険因子には、患者関連因子、手術関連因子、麻酔関連因子がある。

ブログ内の関連記事

1 地域住民をベースにした外科患者集団での術後肺合併症の予測
- 対象論文：Anesthesiology. 2010 Dec；113(6)：1338-50.
  https://knight1112jp.seesaa.net/article/201106article_104.html

2 術後肺合併症予測計算機～術後肺合併症予測のためのスコアリング・システム (ARISCAT PPC SCORE) ～
  https://knight1112jp.seesaa.net/article/201106article_110.html
  ※この記事は、『麻酔パワーアップ読本 エッセンシャルズ』(日本医事新報社、2022、p.30-32)にも収載されています。

3 術後肺合併症予測計算機のJavaScript版
  https://knight1112jp.seesaa.net/article/201301article_43.html

4 術後肺合併症を予測するためのスコアの開発と妥当性確認
- 対象論文：Anesthesiology. 2013 Jun；118(6)：1276-85.
  https://knight1112jp.seesaa.net/article/201304article_67.html

5 ヨーロッパ多施設コホートでの術後呼吸不全を予測するスコアの開発と検証：前向き観察研究

- 対象論文：Eur J Anaesthesiol. 2015 Jul;32(7):458-70.
  https://knight1112jp.seesaa.net/article/201506article_21.html

6 術後肺炎の予測モデルの開発：多施設前向き観察研究

- 対象論文：Eur J Anaesthesiol. 2019 Feb;36(2):93-104.
  https://knight1112jp.seesaa.net/article/499996227.html

7 中国の医療制度における全身麻酔下での気管挿管後の患者における下気道感染の危険因子：メタ分析

- 対象論文：Am J Infect Control. 2016 Nov 1;44(11):e215-20.
  https://knight1112jp.seesaa.net/article/499624317.html

8 全身麻酔後の高齢者の下気道感染に影響を与える要因について

- 対象論文：J Int Med Res. 2021 Sep;49(9):3000605211043245.
  https://knight1112jp.seesaa.net/article/202109article_28.html

9 術後早期の呼吸不全に関連する危険因子：マッチド症例対照研究

- 対象論文：J Surg Res. 2021 May;261:310-9.
  https://knight1112jp.seesaa.net/article/202101article_39.html

| Column | 平成の麻酔薬に関連した事件簿：その1 |

腎移植殺人事件 平成元年（1989年）

平成元年（1989年）に発生した腎移植殺人事件では、医師である広瀬　淳（33歳）が詐欺容疑で逮捕された後、患者に架空の腎移植の話を持ちかけ現金を騙し取り、さらに筋弛緩薬であるパンクロニウム（パンクロニウム臭化物、現在販売中止）を使用して患者を殺害したとして再逮捕された。広瀬は静岡県警浜松中央署によって逮捕され、事件は医

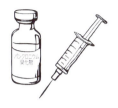

師による異例の殺人事件として注目された。広瀬は浜松医科大学出身で、医師国家試験に合格し、家族と共に理想的な医師と思われていた。彼は遠州総合病院で研修医として働き、中川正雄さん（61歳）と知り合った。広瀬はその後も中川さんを診察し続けるために週に数回出張して遠州総合病院を訪れていた。

広瀬と中川さんは株をきっかけに親しい関係を築き、中川さんは広瀬の資産運用の指南役となった。広瀬は次第に中川さんに対して架空の腎移植の話をするようになり、2,500万円を騙し取った。広瀬は詐欺の事実が発覚するのを恐れ、殺人計画を立てた。彼はパンクロニウムを手に入れ、中川さんに注射して殺害した。事件後、中川さんの長男が不審な点に気付き、父親の死と2,500万円の現金の消失に関連性を感じ、警察に通報した。捜査の過程で、広瀬が架空の口座を作成して資金を預け、株を購入していたことが明らかになった。広瀬は自白し、小説から影響を受けたことも述べた。広瀬は裁判で懲役17年の判決を受け、医師免許も取り消された。

この事件は医療行為を利用した日本初の殺人事件であり、社会的な注目を集めた。事件の背後には当時の社会的背景や拝金主義の影響があり、広瀬の自白や控訴しない態度が事件の特異な側面とされた。

術後肺合併症の危険因子、予測因子とは？（各論）

A　ここでは、特定の各種病態を有する手術患者における術後肺合併症（postoperative pulmonary complication：PPC）の危険因子について検討した研究をいくつか紹介します。

1 高齢胃癌患者における術後の感染合併症

Liu らは、70歳以上の高齢胃癌患者における術後の感染合併症の危険因子について調査しており、

- 研究対象は331人の高齢胃癌患者で、手術合併症率は37.5％、死亡率は1.2％であった。
- 感染合併症の発生率は19.6％で、肺感染症が最もよくみられた。
- 術前の体重減少が5％以上の場合（OR 2.21）、チャールソン併存疾患指数スコアが3以上の場合（OR 2.83）、術前の高感度C反応性タンパク（high sensitive C-reactive protein：hsCRP）値が10mg/L以上の場合（OR 2.48）は、感染合併症と独立して関連していた。
- 研究結果から、**高齢胃癌患者における術後の感染合併症を予測するために、術前の体重減少、炎症マーカーの上昇、合併疾患の負担といった危険因子が使用できる**ことが示された。
- これらの危険因子を持つ患者には、治療の際に特別な注意が必要であることが示唆された。

と報告しています（関連記事1）。

Liu X, et al. Risk Factors for Postoperative Infectious Complications in Elderly Patients with Gastric Cancer. Cancer Manag Res. 2020 Jun 9；12：4391-8.

術前からの栄養状態不良、炎症の存在、併存疾患は、いずれも感染抵抗力（免疫能）を低下させるのでしょう。うなずける結果です。このような因子のある患

者では感染症、特に肺感染症の合併に注意しなくてはなりません。

2 食道切除手術を受ける食道癌患者の術後肺合併症

Kaufmannらは、1996年から2014年に大学病院で食道切除手術を受けた335人の食道癌患者のPPCと、その関連する90日死亡率に影響を与える修正可能な危険因子を特定することを目的とした研究を実施しており、

- PPCの発生率は52％（175／335）、PPC患者の90日死亡率は8％（26／335）であった。
- 単変量および多変量解析の結果、PPCとその関連する死亡率に影響を与える以下の独立した危険因子が明らかとなった。
- ASA-PS≧Ⅲは、PPCの発生率と90日死亡率に関連する唯一の患者固有の危険因子で、PPCのORは1.7、90日死亡率のORは2.6であった。
- 手術に関連する独立した危険因子は2つあり、**赤血球濃厚液（packed red cell：PRC）の輸血**はPPCのORが1.9、90日死亡率のORが5.0で、**胸部硬膜外麻酔（thoracic epidural anesthesia：TEA）の欠如**はPPCのORが2.0、90日死亡率のORが3.9であった。
- 結論として、**食道切除手術を受ける食道癌患者において、硬膜外鎮痛と術中の輸血の回避が、PPCに関連する90日死亡率の低下と関連していること**が示された。**食道切除手術でPPCを予防するためには、TEAの実施と輸血の回避が重要である**ことが強調されている。

と報告しています（関連記事2）。

Kaufmann KB, et al. Epidural analgesia and avoidance of blood transfusion are associated with reduced mortality in patients with postoperative pulmonary complications following thoracotomic esophagectomy: a retrospective cohort study of 335 patients. BMC Anesthesiol. 2019 Aug 22;19(1):162.

赤血球製剤の輸血が90日死亡率を5倍に、胸部硬膜外鎮痛の欠如が3.9倍にするとは驚くべきデータです。食道切除手術に際しては輸血の回避と、硬膜外鎮痛が必須条件と言えるでしょう。

3 外傷性脊椎骨折手術後の術後肺合併症

Weinbergらは、302人の脊椎骨折患者を対象に外傷性脊椎骨折手術後のPPCの危険因子について調査しており、

- 42人の患者(14%)で47件のPPCが記録され、その内訳は肺炎(35件)、急性呼吸促迫症候群(acute respiratory distress syndrome：ARDS)(10件)、肺塞栓症(2件)であった。
- ロジスティック回帰分析により、**肺合併症の最も高い予測因子は脊髄損傷(spinal cord injury：SCI) (OR 4.4)で、次に重症胸部外傷(OR 2.7)、男性(OR 2.7)、高ASA-PS (OR 2.3)が挙げられた。**
- 肺合併症は、入院期間(23.9日 vs 7.7日)、集中治療室(ICU)在室期間(19.9日 vs 3.4日)、人工呼吸器使用期間(13.8日 vs 1.9日)の延長と有意に関連していた。
- 術後合併症と上位胸椎骨折後の合併損傷に対して特に注意が必要であり、今後の研究でこれらの高リスク患者の合併症を軽減するための適切な介入が焦点とされるべきである。

と報告しています(関連記事3)。

Weinberg DS, et al. Risk factors for pulmonary complication following fixation of spine fractures. Spine J. 2017 Oct；17(10)：1449-56.

外傷性脊椎骨折患者では、SCIと胸部合併損傷の有無が、PPCの重要な危険因子になるので、これらの合併がある場合には、特に入念に肺合併症の発症を予防する必要があります。

4 開腹腹部大動脈手術後の術後肺合併症

Pasinらは、開腹腹部大動脈手術後のPPCに関する系統的レビューとメタ分析を実施しており、

- PPCは非心臓手術後の一般的な合併症であり、特に男性、喫煙者、高齢で慢性閉塞性肺疾患(chronic obstructive pulmonary disease：COPD)や心不全を持つ患者に発生する可能性が高い。
- 血管手術を受ける患者の多くはこれらのリスク要因に該当し、特に大動脈手術を受ける患者はPPCのリスクが高い。
- 213件の研究から26万9,637人のデータを分析し、開腹腹部大動脈手術後のPPCの発生率は中央値で10.3%(四分位範囲 5.55-19.1%)であった。
- PPCの発生には肺炎、呼吸不全、人工呼吸の遷延、予定外の人工呼吸の必要性、無気肺、ARDS、肺水腫、胸水が含まれる。また、PPCの発生は術

後死亡と関連性があり、緊急手術の場合には有意に高かった。

と報告しています(関連記事4)。

Pasin L, et al. Pulmonary Complications After Open Abdominal Aortic Surgery: A Systematic Review and Meta-Analysis. J Cardiothorac Vasc Anesth. 2017 Apr;31(2):562-8.

この研究は、開腹腹部大動脈手術後のPPCの発生率が約10%と高く、その発生が術後の罹患率と死亡率の増加と関連していることを示しています。

5 大きな腹部手術後の術後肺合併症

Yangらは、主要な腹部手術後のPPCの危険因子を同定するために、ACS-NSQIPデータベースから得た症例群を分析しており、

- 2005年から2012年のデータベースより、食道切除術、胃切除術、膵臓切除術、腸切除術、肝切除術、結腸切除術、直腸切除術を受けた患者のデータを分析した。
- 16万5,196人の患者の中で、9,595人(5.8%)がPPCをきたした。PPCは肺炎(3.2%)、48時間以上の呼吸補助(3.0%)、予定外の挿管(2.8%)などを含む。
- 多変量解析により、PPCの予測因子として、**食道切除術、高いASA-PS、依存性の機能状態、長時間の手術、年齢≧80歳、重度のCOPD、術前ショック、腹水、喫煙が同定された**。性別が女性の場合はPPCのリスクが低くなることも示された。
- **食道手術とASA-PSがPPCの最も強力な予測因子である**ことが示され、これらの結果は、主要な腹部手術後のPPCのリスクを識別するための枠組みを提供する。

と報告しています(関連記事5)。

Yang CK, et al. Pulmonary complications after major abdominal surgery: National Surgical Quality Improvement Program analysis. J Surg Res. 2015 Oct;198(2):441-9.

6 肩関節形成術後の呼吸器合併症

Xuらは、持続斜角筋間腕神経叢ブロック(continuous interscalene brachial plexus block:CISB)下で待機的肩関節形成術を受ける成人患者における呼吸器合併症の発生率と関連する危険因子について後ろ向きコホート研究を実施しており、

- 成人の肩関節形成術のデータ1,025例から、呼吸器合併症が351例（34％）で発生した。これは、軽度279例（27％）、中等度61例（6％）、重度11例（1％）に分類された。
- 多変量解析により、患者関連因子と呼吸器合併症の関連が明らかになった。具体的には、**ASA-PS Ⅲ (OR 1.69)、喘息 (OR 1.59)、うっ血性心不全 (OR 1.99)、BMI (OR 1.06)、年齢 (OR 1.02)、術前のSpO₂が呼吸器合併症のリスク上昇と関連**していることが示された。
- 特に術前のSpO$_2$は、1％低下するごとに呼吸器合併症の発生リスクが32％上昇することが明らかとなった。
- この研究からは、術前に評価可能な患者関連因子がCISBを用いた肩関節形成術後の呼吸器合併症のリスク上昇と関連していることが示唆される。

と報告しています（関連記事6）。

Xu L, et al. Rate of occurrence of respiratory complications in patients who undergo shoulder arthroplasty with a continuous interscalene brachial plexus block and associated risk factors. Reg Anesth Pain Med. 2023 Nov;48(11):540-6.

本研究で行われているCISBでは、軽度を含めると1/3の患者に呼吸器合併症が認められていますが、単回投与ではそれほど多くはないのかもしれません。

7 術前の口腔ケア

Inaiらは、全身麻酔下での手術後合併症に関連する危険因子を、呼吸機能検査の結果と口腔状態に基づいて調査しており、

- 大学病院において全身麻酔下で手術を受けた471人の患者の術前検査データを収集し、呼吸機能検査、口腔検査、周術期口腔管理が行われた。
- 11人の患者が術後肺炎を、10人が術後呼吸器症状を、また10人が術後発熱を発症した。
- 肺炎の主要な危険因子は無歯顎であり、年齢、ブリンクマン指数（喫煙指数）、頭頸部手術も重要な危険因子として浮かび上がった。
- 術後呼吸器症状の主要な危険因子はO'Learyプラークコントロールレコード（最初の訪問時の口腔状態）であった。
- 術後発熱に関してはHugh-Jones分類＞1が最も重要な危険因子であった。

と報告しています（関連記事7）。

Inai Y, et al. Risk factors for postoperative pneumonia according to examination findings before surgery under general anesthesia. Clin Oral Investig. 2020 Oct;24(10):3577-85.

この研究からは、呼吸機能検査だけでなく、口腔検査が術後合併症の予測に重要である可能性が示されています。また、口腔衛生の改善が術後の呼吸器合併症の予防に有効である可能性も示唆されています。術前の口腔ケアに対しても診療報酬が加算されるようになっているのは、こうした理由があるからなのでしょう。

> **Point** 特定の手術には、特有の術後肺合併症の危険因子が存在するので、症例ごとにその危険因子を把握して予防に努めよう！

ブログ内の関連記事

1 高齢者の胃癌患者における術後感染合併症の危険因子
- 対象論文：Cancer Manag Res. 2020 Jun 9;12:4391-8.
  https://knight1112jp.seesaa.net/article/202006article_25.html

2 硬膜外鎮痛と輸血の回避は、胸部食道切除術後の術後肺合併症患者の死亡率低下と関連している：335人の患者の後ろ向きコホート研究
- 対象論文：BMC Anesthesiol. 2019 Aug 22;19(1):162.
  https://knight1112jp.seesaa.net/article/201908article_80.html

3 脊椎骨折の固定術後の肺合併症の危険因子
- 対象論文：Spine J. 2017 Oct;17(10):1449-56.
  https://knight1112jp.seesaa.net/article/201705article_81.html

4 開腹腹部大動脈外科手術後の肺合併症：系統的レビューとメタ分析
- 対象論文：J Cardiothorac Vasc Anesth. 2017 Apr;31(2):562-8.
  https://knight1112jp.seesaa.net/article/201612article_65.html

5 大きな腹部手術後の肺合併症：全国手術の質改善プログラムの分析

- 対象論文：J Surg Res. 2015 Oct；198(2)：441-9.

https://knight1112jp.seesaa.net/article/201504article_13.html

6 肩関節形成術を受ける患者の呼吸器合併症の発生率と関連する危険因子

- 対象論文：Reg Anesth Pain Med. 2023 Nov；48(11)：540-6.

https://knight1112jp.seesaa.net/article/499353911.html

7 全身麻酔下での術前検査所見による術後肺炎の危険因子

- 対象論文：Clin Oral Investig. 2020 Oct；24(10)：3577-85.

https://knight1112jp.seesaa.net/article/202002article_13.html

| Column | フリーソフト「DisplayPainter」を使った「症例申し送り」

　DisplayPainterのプログラムのアイコンは、一見しただけでは何やらわからないのだが、よく見ると、昔懐かしのWindows XPのデフォルトの壁紙に似た背景にDisplayPainterという文字が入っている(図1)。筆者の施設では麻酔科控室の電子カルテ端末PCのスタートアップにDisplayPainterのショートカットを入れて、自動起動するようにしている。

　DisplayPainterを起動すると、タスクトレイにDisplayPainterのアイコンが表示される(図2)。このアイコンを左クリックするか、「Print Screen」キーを押すことによって「落書きモード」に入る。「落書きモード」は、ディスプレイに表示されている画像をキャプチャして、その画像をディスプレイに表示させて、いろいろと落書きができるようにしたモードだ。ディスプレイに表示されていた本来の文書には何ら変更は加わらない。

　落書きモードでは、右クリックでDisplayPainterの操作パネルが開き、マウスの左クリックで、ペンの色を選んだり消しゴムを選択したりできる(図3)。操作パネル左端のアイコンをマウスの左ボタンを押しながらマウスを上下するとペンの太さを調節することができる。また、右クリックで、通常ペンか、マーカーペンかをトグルで切り替えることができる。

図1　DisplayPainterのプログラムのアイコン

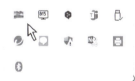

図2　タスクトレイに表示されたDisplayPainterのアイコン

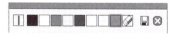

図3　DisplayPainterの操作パネル

朝のカンファレンスではマーカーペンしか使用しないので、一度マーカーを選んでおけば、次回使用時からは最初からマーカーペンになってくれる。操作パネルの✕ボタンをクリックするか「Esc」キーで落書きモードを終了することができる。

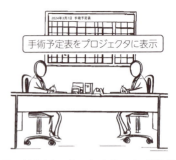

朝のカンファレンス時には、プロジェクタに手術予定表を全画面で表示させる。例えば手術予定表のファイル形式がPDF形式で、PDFビューワーがAdobe Acrobat Readerであれば、PDFファイルを画面に表示させておいて、「Ctrl」+「L」キーでウィンドウ枠なしの最大画面で表示することができる。カンファレンスルームにPCに接続された大型ディスプレイがある施設であれば、それでもよいかもしれない。筆者の施設では、短い距離で大画面を実現できる短焦点プロジェクタを使用して、白い壁に、150×110cm程度の大きさで手術予定表を表示させている。

麻酔科の各スタッフには、当日の麻酔症例のうち、各人が術前診察を担当して患者情報を集約した、麻酔科申し送り用のシートを含む「麻酔症例ファイル」が配ってあるので、そのファイルを見ながら、スタッフが順番に、各症例の問題点と予定した麻酔法について、実際の麻酔担当者に申し送りをしていく。

PC操作者が申し送り対象の症例の名前をマーカーでなぞっていくことによって、カンファレンス中に、今どの患者の情報共有を行っているのかがわかる。筆者の施設では、朝のカンファレンス中のPC操作は医師事務作業補助者（medical assistant：MA）にやってもらっている。

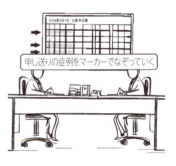

このソフトの優れている点は、画面に表示させるアプリケーションは何でも良い点である。PowerPointの画面であれ、Wordのプレビュー画面であれ、画面表示そのままを仮想画面に転送して、色付けや書き込み、アンダーラインを引いたりできるので、PC上にいろいろなものを表示しながら、アクセントを付けることが可能で、なおかつ、基の情報には一切変更が加わらない。小粒だが、汎用性の高い、大変便利なプログラムだと感じている。

第2章

脊椎麻酔：針の種類と特性

1.**Q** あなたが使用している脊椎麻酔用の ペンシルポイント針はどれですか?	48
2.**Q** 脊椎麻酔が失敗するのはどうしてか?	52
3.**Q** Pencan®針はどこがいいのか?	56
4.**Q** 脊椎麻酔に使用する針の種類とサイズによって PDPHの頻度はどう変わるのか?	60
5.**Q** ペンシルポイント針のほうがカッティング針に比べて 硬膜穿刺感がよくわかるのか?	65
6.**Q** 麻酔針の偏位 (deflection) とは?	69

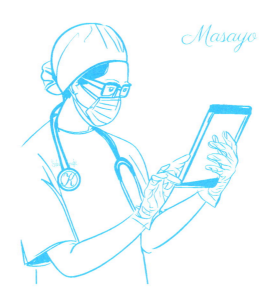

第2章 1

Question あなたが使用している脊椎麻酔用のペンシルポイント針はどれですか?

A 実臨床で使用されているペンシルポイント型の脊椎麻酔針には、いくつかの種類があります。図2-1 A～Cに示す脊椎麻酔針は、いずれもペンシルポイント型ですが、Aは他の針に比べて針の先端が鈍で、砲弾のような形状をしています。また、先端から側孔までの距離がCよりも短く、Bと同じ1.05mmとなっています。そして側孔の長径が0.65mmと最も短く、その形状は楕円形をしています。さらに、全体像を見ると、先端から側孔前端までの距離と側孔の長径を加えた距離、すなわち、くも膜下腔に刺入されなくてはならない針の部分が三者の中では最も短くなっています。

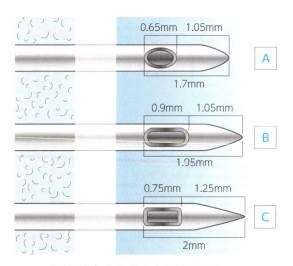

図2-1 3種類のペンシルポイント型脊椎麻酔針

Bは針の先端がCよりは鈍ですが、Aよりは鋭くなっています。針先端から側孔前端までの距離は、Aと同じ1.05mmとなっています。側孔はバスタブや運動場のトラックのような形状をしています。そして、その長径は0.9mmと、最も長くなっています。くも膜下腔に刺入されなくてはならない針の長さは、Cよりは若干短いですが、Aよりは0.25mm長くなっています。

Cは針の先端が最も鋭です。針の先端から側孔前端までの距離は1.25mmと最も長くなっています。側孔の形状は四角に近く、そのお陰で側孔の長径は0.75mmとBよりもやや短くなっています。くも膜下腔に刺入されなくてはならない針の長さは、最長の2mmとなっています。

問題

図2-1 A〜Cの針の名称は、以下のいずれでしょうか？
(BD社BD®Whitacre、PAJUNK®社SPROTTE®、B.Braun社Pencan®)

【A】= [　　　]針
【B】= [　　　]針
【C】= [　　　]針

そして、あなたの施設で採用しているのは、どのペンシルポイント型の脊椎麻酔針でしょうか？　知らなければ調べてみましょう。これら以外にも、実際に日本国内で利用できるペンシルポイント針にはTOP社製や、UNISIS社製などがあります。自分の使っている脊椎麻酔針を見直すきっかけにしてください。

えっ!!　まだ、カッティング針を使ってるって？　それは、**ほとんど犯罪ですね!**　すぐに、ペンシルポイント型の脊椎麻酔針に変更しましょう。カッティング針は、針のサイズが細いほど、硬膜穿刺後頭痛（postdural puncture headache：PDPH）が少ないですが、ペンシルポイント型は針のサイズにかかわらず、カッティング針に比べて圧倒的にPDPHの頻度が少ないことが報告されています。

解答

以上、3種類の針の名称は、それぞれ

　　【A】＝ B.Braun社製Pencan®針（最初の製品は1989年）

　　【B】＝ PAJUNK®社製SPROTTE®針（最初の製品は1987年）

　　【C】＝ BD社製BD®Whitacre針（最初の製品は1951年）

でした。

> **Point** 同じ太さのペンシルポイント針であっても、先端の形状や、先端から側孔までの距離、側孔の形状、側孔の長径・短径、内径の太さにそれぞれ特徴がある。

ブログ内の関連記事

1 カッティング針は、径が細い方が硬膜穿刺後頭痛の発生率が低い相関があるが、ペンシルポイント針ではない

Zorrilla-Vaca A, et al. Finer gauge of cutting but not pencil-point needles correlate with lower incidence of post-dural puncture headache: a meta-regression analysis. J Anesth. 2016 Oct;30(5):855-63.

https://knight1112jp.seesaa.net/article/201609article_62.html

2 硬膜穿刺後頭痛に関して脊椎麻酔でのペンシルポイント針とカッティング針との比較：メタ分析

Xu H, et al. Comparison of cutting and pencil-point spinal needle in spinal anesthesia regarding postdural puncture headache: A meta-analysis. Medicine (Baltimore). 2017 Apr;96(14):e6527.

https://knight1112jp.seesaa.net/article/201706article_37.html

3 帝王切開脊椎麻酔穿刺失敗に及ぼす針径の影響：前向き無作為化実験研究

Fama' F, et al. Influence of needle diameter on spinal anaesthesia puncture failures for caesarean section: A prospective, randomised, experimental study. Anaesth Crit Care Pain Med. 2015 Oct;34(5):277-80.

https://knight1112jp.seesaa.net/article/201706article_39.html

4 脊椎麻酔針の選択が硬膜穿刺後頭痛に及ぼす影響：無作為化研究のメタ分析とメタ回帰

Zorrilla-Vaca A, et al. The Impact of Spinal Needle Selection on Postdural Puncture Headache: A Meta-Analysis and Metaregression of Randomized Studies. Reg Anesth Pain Med. 2018 Jul;43(5):502-8.

https://knight1112jp.seesaa.net/article/201806article_79.html

5 脊椎麻酔で帝王切開手術を受けた女性における脊椎麻酔針の種類が硬膜穿刺後頭痛に与える影響：メタ分析

Lee SI, et al. Impact of spinal needle type on postdural puncture headache among women undergoing Cesarean section surgery under spinal anesthesia: A meta-analysis. J Evid Based Med. 2018 Aug;11(3):136-44.

https://knight1112jp.seesaa.net/article/498107215.html

6 腰椎穿刺針の変更：前向き研究の結果

Engedal TS, et al. Changing the needle for lumbar punctures: results from a prospective study. Clin Neurol Neurosurg. 2015 Mar;130:74-9.

https://knight1112jp.seesaa.net/article/201804article_32.html

7 Q：脊椎麻酔に使用する針は、どんなタイプ、太さが適しているのか？

https://knight1112jp.seesaa.net/article/201804article_33.html

※この記事は、『麻酔パワーアップ読本 アドバンスト』（日本医事新報社、2023、p.65-69）にも収載されています。

Q 脊椎麻酔が失敗するのはどうしてか？

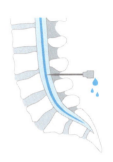

A 脊椎麻酔針からは脳脊髄液（cerebrospinal fluid：CSF）の逆流があり、針の先端はくも膜下腔にあると推定できる時に、局所麻酔薬を注入したにもかかわらず、麻酔が不十分になることがあります。これは、ペンシルポイント針の側孔の長径は通常、硬膜の厚さよりも長いため、側孔の前端はくも膜下腔に、後端は硬膜外腔に存在することがあるために起こります。

その場合、CSFが針先から流出したり吸引できたりするので、見かけ上は針の先端がくも膜下腔に留置されているように思われます。しかし、薬液を注入した場合には、薬液の一部または全部が硬膜外腔や硬膜下腔に注入されてしまい、くも膜下腔には十分量の薬液が注入されないために適切な麻酔域が得られないということになり得ます。

腰部の硬膜の厚さは昔の文献[*1]では、0.5〜2.0mmと報告されていますが、より最近の報告[*2]では約0.3mmと薄いことがわかっています。

*1：Dittmann M, et al. Anatomical re-evaluation of lumbar dura mater with regard to postspinal headache. Effect of dural puncture. Anaesthesia. 1988 Aug；43(8)：635-7.
*2：Hong JY, et al. Analysis of dural sac thickness in human spine-cadaver study with confocal infrared laser microscope. Spine J. 2011 Dec；11(12)：1121-7.

ペンシルポイント針であるSprotte針は、カッティング針であるQuincke針よりも、PDPHの発生率が低いという利点がありました。そして、当初は同じくペンシルポイント針であるWhitacre針よりも側孔の長径を長くすることに

よって、CSFの逆流と薬液の注入が容易になるという付随的な利点が主張されていました。

初期のPAJUNK®社製 24ゲージ（G）SPROTTE®針の側孔

の長径は1.7mmと、硬膜の厚さに比較するとずいぶんと長かったのです。そのため、針の側孔が硬膜をまたぐことによって、注入された局所麻酔薬の一部が硬膜外腔に注入されてしまい、脊椎麻酔が失敗する可能性が指摘されました。

Crone LA, et al. Failed spinal anesthesia with the Sprotte needle. Anesthesiology. 1991 Oct;75(4):717-8.

Sayeed YG, et al. An in vitro investigation of the relationship between spinal needle design and failed spinal anesthetics. Reg Anesth. 1993;18:85.

Cesariniらは、

研究の初期に発生した脊椎麻酔で鎮痛が不十分であった原因は、脊椎麻酔針の側孔が硬膜をまたいでいたせいであろうと、その後の症例ではCSFの逆流が得られてから針を数mm進めることで、これを回避できたと報告しています。

Cesarini M, et al. Sprotte needle for intrathecal anaesthesia for caesarean section: incidence of postdural puncture headache. Anaesthesia. 1990 Aug;45(8):656-8.

しかし、CSFの逆流が得られた後に、さらに針を進めることによって馬尾を刺激して知覚異常を誘発する危険性が高まります。また、側孔の長径を長くすることによって、CSFの逆流と薬液の注入が容易になるとの説には理論的根拠がありませんでした。

そこで、Aglanらは、

Sprotte針の弱点である脊椎麻酔の失敗率の高さを克服し、針を進めることによって合併症が増す危険性を回避するために、側孔の大きさを小さくすることを提案しました。理論的計算と実際の測定によって、側孔の大きさを針の断面積まで小さくしてもCSFの流出速度は不変であり、また、側孔を小さくすることによって針自体の強度を高めることができると報告しています。

Aglan MY, et al. Modification to the Sprotte spinal needle. Anaesthesia. 1992 Jun;47(6):506-7.

細長いチューブに流体を吸引したり注入したりしても、主な抵抗は細長いチューブ自体によって引き起こされるため、一端に「大きな穴」を開けるだけでは抵抗は軽くならないという、ありそうな事実を数学的に確認したということです。この例では、細長い管は24GのSprotte針のシャフトであり、「大きな」穴は針の側孔です。いくら出入り口を広くしても、通路が狭ければ風通しは良くならないのと同じで、針の側孔の大きさを針の断面積まで小さくしてもCSFの流出速度は変わらないというのはうなずける話です。

Fettesらは、ペンシルポイント針から薬液を注入した際に脊椎麻酔が失敗する理由として、図2-2のようなメカニズムで説明しています。

Fettes PDW, et al. Failed spinal anaesthesia: mechanisms, management, and prevention. Br J Anaesth. 2009 Jun;102(6):739-48.

> **Point** ペンシルポイント針の側孔の長径は硬膜の厚さよりも長いので、側孔が硬膜をまたぐと局所麻酔薬が一部しかくも膜下に注入されない。

+Plus　硬膜穿刺後頭痛（postdural puncture headache：PDPH）という用語について

　脳と脊髄を包む膜である髄膜（脳脊髄膜、meninges）は3層から成り、外側のものから硬膜・くも膜・軟膜と呼ぶ。くも膜と軟膜との間には脳脊髄液が満たされている。脳脊髄液はくも膜によってくも膜下腔にとどまっており、硬膜外腔とくも膜下腔とのバリアは、組織学・薬理学的に、硬膜ではなく、くも膜であることが1990年代に確認されている。硬膜とくも膜の両方が破綻して初めて髄液漏出が生じることから、学術的見地より用語としてPDPHではなく髄膜穿刺後頭痛（meningeal puncture headache：MPH）が使用されるべきと提言されているが、古くからの用語が今も多用されている。

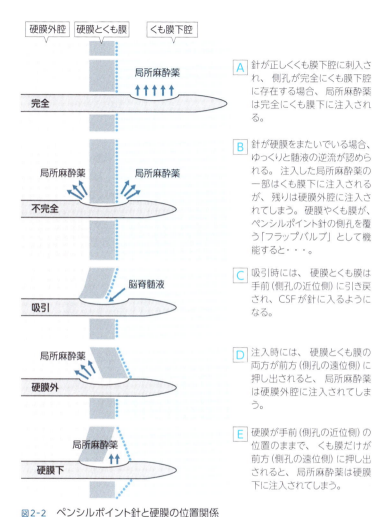

図2-2 ペンシルポイント針と硬膜の位置関係

水色は脳脊髄液の存在を意味したもの。硬膜の厚さは0.3mmと、ペンシルポイント針の側孔の長径よりも短い点がポイントである。

(Fettes PDW, et al. Failed spinal anaesthesia: mechanisms, management, and prevention. Br J Anaesth. 2009 Jun;102(6):739-48. より引用改変)

第2章 3

Q Pencan®針はどこがいいのか？

A 同じくペンシルポイント針であっても、その針の先端の形状（鈍か、鋭か）、先端から側孔までの距離（長いか、短いか）、側孔の大きさ（広いか、狭いか）、内径（太いか、細いか）の違いによって、硬膜を穿刺した時に手指に伝わってくる触感、CSF逆流の迅速性、馬尾など、くも膜下に存在する脊髄組織への侵襲性、CSFの逆流速度が異なってきます。

Pencan®針は、B. Braun社製の

ペンシルポイント針です。Sprotte針の改良型で、独自の工夫を凝らしており、以下のような特徴を有しています（図2-3）。

各種寸法は、第2章「脊椎麻酔：針の種類と特性」1「Q：あなたが使用している脊椎麻酔用のペンシルポイント針はどれですか？」の図2-1A (p.48) を参照してください。

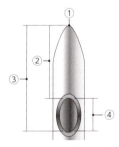

図2-3 Pencan®針の特徴

1. 針の先端がSprotte針と同様に砲弾型で、さらに先端が少し鈍になっており、針を進めていった際に、硬膜を「穿通」した時の触感「クリック感」が強く得られる（図2-3①）。
2. 針の先端から側孔前端までの距離（1.05mm）が短くデザインされていて、髄液の逆流が迅速に確認できる（図2-3②）。
3. 侵襲性を低減するために、くも膜下腔に刺入される針の長さが最小となるように、針の先端から側孔後端までの距離（1.7mm）が短い（図2-3③）。
4. 側孔が「硬膜をまたぐ」ことによりすべての薬液が正確にくも膜下に注入されなくなる危険性を低減するために、側孔の長径（0.65mm）が短くデザイン

されている(図2-3④)。

5. 内径が0.32mmと太く、他のペンシルポイント針(BD社のBD®Whitacre針、PAJUNK®社のSPROTTE®針)に比較してCSF流出速度が高いことが特徴である(図2-4)。

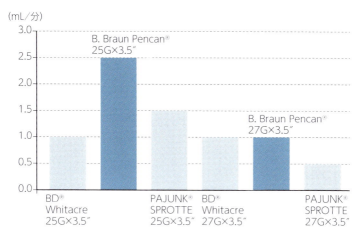

図2-4 各種ペンシルポイント針のCSF流出速度の比較

(B. Braun社の製品カタログを基に作成)

Krommendijkらによる25G Pencan®針に関する1,193人の
被験者を対象とした検証では、

- 患者の95.9%で、CSFは2秒以内に現れた。
- 患者の78.4%で、知覚可能な「クリック感」が認められた。
- PDPHの発生率は1.3%、穿刺失敗率は1.9%と、他のペンシルポイント針と同等であった。

と報告されています。

Krommendijk EJ, et al. The PENCAN 25-gauge needle: a new pencil-point needle for spinal anesthesia tested in 1,193 patients. Reg Anesth Pain Med. 1999 Jan-Feb;24(1):43-50.

Dr.Japan社からは、B. Braun社製のPencan®針がSprotte針に勝る点をさらに進化させたペンシルポイント針が提供されています(図2-5)。

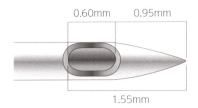

図2-5　Dr.Japan社製ペンシルポイント針

<針の規格>
- 針先端から側孔前端までの距離：0.95mm
- 針先端より側孔後端までの距離：1.55mm
- 側孔の長径：0.60mm
- 側孔の短径：0.33mm
- 針の内径：0.33mm
- 針の外径：0.52mm

<予想される特徴>
1. くも膜下に挿入される部分が1.55mmとPencan®針(1.7mm)よりも短く侵襲性が低い。
2. 側孔の大きさをPencan®針(0.65mm)よりもさらに小さくしており、側孔が「硬膜をまたぐ」危険性を低減している。
3. 針先端から側孔前端までの距離がPencan®針(1.05mm)よりも短く、より迅速なCSFの逆流が得られる。
4. 内径がPencan®針(0.32mm)よりもわずかに太く、CSF流出速度が高い可能性がある。

ただ、2025年1月時点では、日本国内では認可は得られているものの、海外のみで販売しており、国内ではまだ販売されていません。日本でも利用できるようになるといいのですが・・・。

> **Point** 同じくペンシルポイント針であっても、製品によって、先端の形状、側孔までの距離、側孔の長径、内径の太さ（ひいては脳脊髄液の逆流速度）などに違いがあり、さまざまな工夫が凝らされている。

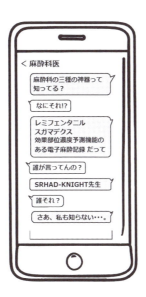

脊椎麻酔に使用する針の種類とサイズによってPDPH*の頻度はどう変わるのか？

*PDPH：postdural puncture headache、硬膜穿刺後頭痛

2003年に発表されているChoiらによるPDPHの頻度に関するデータを含む研究39件を対象としたメタ分析の結果では、

- すべての硬膜外針における偶発的硬膜穿刺のプールリスクは1.5%［95%信頼区間（CI）1.5-1.5］であった。
- 硬膜外針によって偶発的硬膜穿刺が発生すると、PDPHのリスクは52.1%（95% CI 51.4-52.8）であった。
- PDPHのリスクは脊椎麻酔針によって異なり、1.5～11.2%の範囲であった。また、PDPHのリスクは、直径が小さい非外傷性針を使用すると減少するが、依然としてかなりのリスクがある（Whitacre 27G針 1.7%）。

と報告されています。

Choi PT, et al. PDPH is a common complication of neuraxial blockade in parturients: a meta-analysis of obstetrical studies. Can J Anaesth. 2003 May;50(5):460-9.

カッティング針であるQuincke針の場合、径が細くなるに従って、PDPHの発症頻度は低下しています（図2-6）。

一方、ペンシルポイント針の場合には、最も太い22G（1.5%）であっても、27Gのカッティング針（2.9%）よりもPDPHの発症頻度は低く、また、径が細くなってもPDPHの発症頻度はほとんど変わりません（図2-7）。なお、Pencan 25G針のPDPHの発症頻度は、以下の論文を基にしています。

Krommendijk EJ, et al. The PENCAN 25-gauge needle: a new pencil-point needle for spinal anesthesia tested in 1,193 patients. Reg Anesth Pain Med. 1999 Jan-Feb;24(1):43-50.

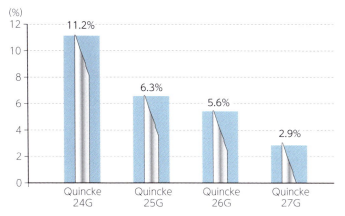

図2-6 カッティング針のPDPH発症率

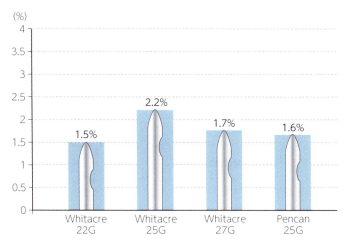

図2-7 ペンシルポイント針のPDPH発症率

カッティング針のPDPHの頻度
- Quincke 24G 11.2%
- Quincke 25G 6.3%
- Quincke 26G 5.6%
- Quincke 27G 2.9%

ペンシルポイント針のPDPHの頻度
- Whitacre 22G 1.5%
- Whitacre 25G 2.2%
- Whitacre 27G 1.7%
- Pencan 25G 1.6%
- Sprotte 24G 3.5%

2016年に Zorrilla-Vacaらが、針のデザイン（カッティング型とペンシルポイント型）は同じで、径の異なる個々の針を1対1で分析して、PDPHの発生率を比較した無作為化比較試験（RCT）22件の研究を含めてメタ回帰分析を実施した結果、カッティング針では、針ゲージとPDPH発生頻度との間に有意な関係が認められたが、ペンシルポイント針では認めなかった、と報告しています（関連記事1）。

Zorrilla-Vaca A, et al. Finer gauge of cutting but not pencil-point needles correlate with lower incidence of post-dural puncture headache: a meta-regression analysis. J Anesth. 2016 Oct;30(5):855-63.

2017年に Xuらによって実施された、カッティング針か、ペンシルポイント針を使用して待機的脊椎麻酔または診断的腰椎穿刺を受けた患者群で臨床転帰を評価した25件のRCTを含めたメタ分析で、PDPHの発生頻度、PDPHの重症度、硬膜外自己血パッチ（epidural blood patch：EBP）の使用の点で、ペンシルポイント針は、カッティング針に比較して有意に優れていた、と報告されています（関連記事2）。

Xu H, et al. Comparison of cutting and pencil-point spinal needle in spinal anesthesia regarding postdural puncture headache: A meta-analysis. Medicine (Baltimore). 2017 Apr;96(14):e6527.

さらに、2018年に Zorrilla-Vacaらが、針のデザインとゲージ数がPDPHの発生率に及ぼす影響を調査するため、57件のRCT（$n=1$万6,416）を含めたメタ分析とメタ回帰を実施しています。32件はペンシルポイント針をカッティング針と比較し、25件は同じデザインの針の個々のゲージを比較したもので、

- 両デザインを評価した研究の中で、ペンシルポイント針のほうが、カッティング針と比較してPDPHの発生率が統計的かつ有意に低かった（リスク比 0.41、$p<0.001$）。
- 57件の試験すべてを含めたメタ回帰分析では、カッティング針では針のゲージ数と、PDPHの割合との間に有意な相関が認められたが、ペンシルポイント針では認められなかった。

と報告しています (関連記事3)。

Zorrilla-Vaca A, et al. The Impact of Spinal Needle Selection on Postdural Puncture Headache: A Meta-Analysis and Metaregression of Randomized Studies. Reg Anesth Pain Med. 2018 Jul;43(5):502-8.

> **Point** カッティング針では径が細いほどPDPHの頻度が低くなるが、ペンシルポイント針ではほとんど変わらないので、穿刺しやすい太さのペンシルポイント針を選択するのが賢明だ。

ブログ内の関連記事

1 カッティング針は、径が細い方が硬膜穿刺後頭痛の発生率が低い相関があるが、ペンシルポイント針ではない
- 対象論文：J Anesth. 2016 Oct;30(5):855-63.
  https://knight1112jp.seesaa.net/article/201609article_62.html

2 硬膜穿刺後頭痛に関して脊椎麻酔でのペンシルポイント針とカッティング針との比較：メタ分析
- 対象論文：Medicine (Baltimore). 2017 Apr;96(14):e6527.
  https://knight1112jp.seesaa.net/article/201706article_37.html

3 脊椎麻酔針の選択が硬膜穿刺後頭痛に及ぼす影響：無作為化研究のメタ分析とメタ回帰
- 対象論文：Reg Anesth Pain Med. 2018 Jul;43(5):502-8.
  https://knight1112jp.seesaa.net/article/201806article_79.html

Further Reading

帝王切開脊椎麻酔穿刺失敗に及ぼす針径の影響：前向き無作為化実験研究

- 対象論文：Anaesth Crit Care Pain Med. 2015 Oct；34(5)：277-80.

[要旨] 帝王切開のための腰椎麻酔で、25G、26G、27Gのペンシルポイント針の穿刺失敗率と針の柔軟性を比較した。330人の妊婦を3つのグループに割り当て、腰椎穿刺を行った。針の柔軟性は力計で測定した。頭痛も評価した。27Gグループで穿刺失敗率が高く、針の柔軟性が低かった。頭痛の発生率に差はなかった。26Gのペンシルポイント針が最適な針径であると示唆された。

https://knight1112jp.seesaa.net/article/201706article_39.html

脊椎麻酔で帝王切開手術を受けた女性における脊椎麻酔針の種類が硬膜穿刺後頭痛に与える影響：メタ分析

- 対象論文：J Evid Based Med. 2018 Aug；11(3)：136-44.

[要旨] 帝王切開のための腰椎麻酔で、ペンシルポイント針とカッティング針の影響を比較した。RCTについてシステマティックレビューとメタ分析を行った。ペンシルポイント針はカッティング針よりも硬膜穿刺後頭痛と血液パッチの必要性を減らした。麻酔失敗やその他の副作用には差がなかった。ペンシルポイント針は硬膜穿刺後頭痛を予防するのに有効であると考えられる。

https://knight1112jp.seesaa.net/article/498107215.html

腰椎穿刺針の変更：前向き研究の結果

- 対象論文：Clin Neurol Neurosurg. 2015 Mar；130：74-9.

[要旨] 腰椎穿刺は神経学的な検査だが、PDPHという副作用がある。22Gのカッティング針から25Gのノンカッティング針に変更した前後比較の試験を行った。ノンカッティング針はPDPHの発生率や重症度、治療やコストを減らし、操作性も良かった。

https://knight1112jp.seesaa.net/article/201804article_32.html

ペンシルポイント針のほうがカッティング針に比べて硬膜穿刺感がよくわかるのか?

カッティング針は、ペンシルポイント針に比べて「キレ」が良いため、硬膜を穿刺した時の「クリック感」（だんだんと抵抗が強くなっていって、その後、急に抜けたような感じが得られる硬膜穿刺感）が弱いが、ペンシルポイント針は、切って進むというよりは組織を押しのけながら進んでいくため、針が硬膜を穿通した際に明確な「クリック感」が得られるとされています。

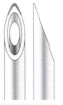

カッティング針　　ペンシルポイント針

複数種類の異なるメーカー、 異なる太さ（G数）、異なる針先形状（カッティング針か、ペンシルポイント針か、先端開放針か）の脊椎麻酔針を使用して、ポリアミドフィルムまたは豚硬膜を各針で穿刺した際に生じる穿刺抵抗力を測定したUtsumiらの研究では、施術者の主観から得られた11段階の数値評価スケール（「クリック感がない」を0点、「最も強いクリック感を感じる」を10点とする）と、バイオメカニカル試験装置による穿刺抵抗力の客観的測定値とを比較しており、

- 主観的な評価尺度値は、客観的に測定された穿刺抵抗力の変化とよく相関した（ポリアミドフィルムと豚硬膜でそれぞれ$R^2 = 0.862$、$R^2 = 0.881$）。
- 穿刺抵抗力の最大低下値が0.30Nまたは0.21N増加すると、ポリアミドフィルムと豚硬膜でそれぞれ評価尺度値が1増加する。
- 異なる細径の脊椎麻酔針を用いた硬膜穿刺時のクリック感を客観的に証明することができた。

- クリック感の認識は、脊髄穿刺の成功の追加的な指標として使用できるであろう。

と結論付けています（関連記事1）。

Utsumi I, et al. Recognition and differentiation of dural puncture click sensation: A subjective and objective prospective study of dural puncture forces using fine-gauge spinal needles. PLoS One. 2021 Jul 30;16(7):e0247346.

図2-8は、B. Braun社製の、同じ太さ（25G）のカッティング針とペンシルポイント針（Pencan®）の穿刺抵抗力の時間的推移を示したものです。青線はポリアミドフィルムの場合、黒線は豚硬膜を穿刺した場合のものです。曲線のピーク値（抵抗力が最高）と直後の最低値との差が大きいほど、明確なクリック感が得られることに相当します。ペンシルポイント針のほうがカッティング針に比べて、曲線の上下幅が大きく、明確なクリック感が得られます。また、ポリアミドフィルムのほうが豚硬膜の場合よりも、曲線の上下幅が大きく、より強いクリック感が得られることがわかります。

図2-9と図2-10は、UNISIS社製の25Gと27Gそれぞれのカッティング針とペンシルポイント針の穿刺抵抗力の時間的推移を示したものです。結果は、B.

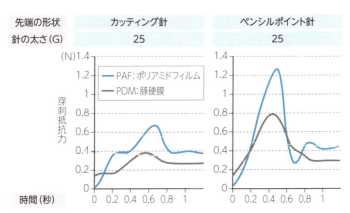

図2-8 B. Braun社製のカッティング針 vs ペンシルポイント針の穿刺抵抗力の時間的推移

(Utsumi I, et al. Recognition and differentiation of dural puncture click sensation: A subjective and objective prospective study of dural puncture forces using fine-gauge spinal needles. PLoS One. 2021 Jul 30;16(7):e0247346. より引用改変)

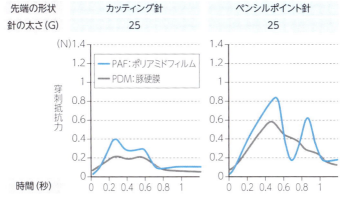

図2-9 UNISIS社製の25Gカッティング針 vs ペンシルポイント針の穿刺抵抗力の時間的推移

(Utsumi I, et al. Recognition and differentiation of dural puncture click sensation: A subjective and objective prospective study of dural puncture forces using fine-gauge spinal needles. PLoS One. 2021 Jul 30;16(7):e0247346. より引用改変)

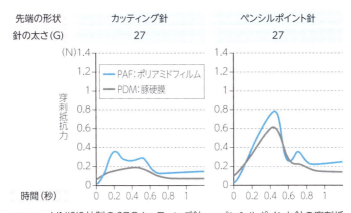

図2-10 UNISIS社製の27Gカッティング針 vs ペンシルポイント針の穿刺抵抗力の時間的推移

(Utsumi I, et al. Recognition and differentiation of dural puncture click sensation: A subjective and objective prospective study of dural puncture forces using fine-gauge spinal needles. PLoS One. 2021 Jul 30;16(7):e0247346. より引用改変)

Braun社製の場合と同様で、やはり、ペンシルポイント針のほうがカッティング針に比べて、明確なクリック感が得られ、ポリアミドフィルムのほうが豚硬膜の場合よりも、より強いクリック感が得られます。

したがって、客観的にもペンシルポイント針のほうがカッティング針に比べて、硬膜穿刺感がよくわかることが証明されています。

図2-8と図2-9の比較から、カッティング針でもペンシルポイント針でも、UNISIS社製の針よりもB. Braun社製の針のほうが、「クリック感」が明確に感じられることがわかります。また、図2-9と図2-10の比較から、針の太さ（G数）が変わっても、「クリック感」には、あまり変化がない可能性が示唆されます。

> **Point** ペンシルポイント針は穿刺抵抗力が強いため、カッティング針よりも硬膜穿刺時のクリック感が明瞭である。

ブログ内の関連記事

1 硬膜穿刺のクリック感の認識と鑑別：細いゲージの脊麻針を用いた硬膜穿刺力に関する主観的・客観的な前向き研究

- 対象論文：PLoS One. 2021 Jul 30;16(7):e0247346.
  https://knight1112jp.seesaa.net/article/498464256.html

Further Reading

Q：脊椎麻酔に使用する針は、どんなタイプ、太さが適しているのか？

https://knight1112jp.seesaa.net/article/201804article_33.html

※この記事は、『麻酔パワーアップ読本　アドバンスト』（日本医事新報社、2023、p.65-69）にも収載されています。

Q 麻酔針の偏位 (deflection) とは?

麻酔針を真っ直ぐに進めているつもりでも、その針の先端の形状によっては、組織に針を深く進めていくに従って針全体が反り返り、針の先端がターゲットに到達する前に、ターゲットの方向から離れて別の方向に次第にずれていってしまうことがあります。これを針のdeflectionとか、deviationと言います。この現象については40年以上も前から知られています。

Drummondらは、22G

と25Gのベーベルのある脊椎麻酔針を固い肉に穿刺して、ベーベルの向きが針の経路に与える影響を評価しており、

- ほぼ毎回、一貫したパターンの先端陰影が確認された (図2-11)。
- 針は、針が組織を1cm通過するごとに約1mmだけ、ベーベル面から離れて曲がっていく。
- イントロデューサーを使用すると、麻酔針単体で移動する距離が減少するため、偏位が減少した。
- ペンシルポイント針では偏位が少なかった。

と報告しています。

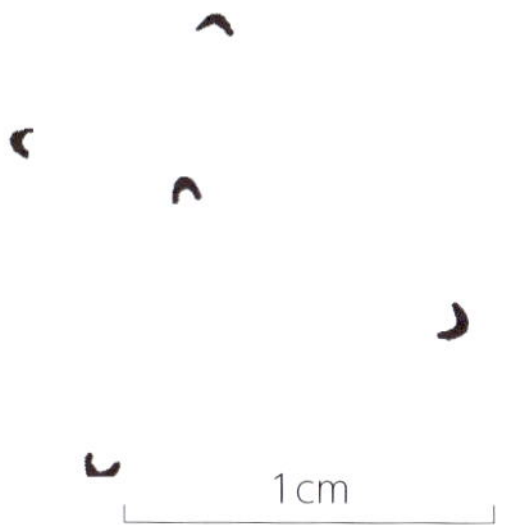

図2-11 5.4cmの組織を通過する22Gのベーベル針で作られた穿刺痕の典型的パターン

(Drummond GB, et al. Deflection of spinal needles by the bevel. Anaesthesia. 1980 Sep;35(9):854-7. より引用改変)

Drummond GB, et al. Deflection of spinal needles by the bevel. Anaesthesia. 1980 Sep;35(9):854-7.

Kopaczらは、

実験室モデルを使用して、さまざまな種類の脊椎麻酔針と硬膜外麻酔針をブタの組織に穿刺した時に生じる針の偏位量を調査し、

- 針先の設計と、程度は低いものの針ゲージの両方が、針の偏位の量と方向に影響を与えることがわかった。
- 偏位はペンシルポイント針（Whitacre、Sprotte、Safetap、範囲0.60〜1.00mm/50mm組織）で最小であることがわかった。
- 硬膜外麻酔に使用される針（Tuohy、Hustead、Crawford）は、偏位が増加した（範囲 1.73〜3.54mm/50mm組織）。
- ベベルのある脊椎麻酔針（Quincke、Atraucan）（範囲4.42〜5.90mm/50mm組織）で偏位が最大であった。
- すべてのペンシルポイント針では、針の偏位方向は予測不可能であったのに対して、すべてのベベルのある脊椎麻酔と硬膜外麻酔針では、針が偏位する方向には再現性があり、Quincke針とCrawford針はベベル面とは逆の方向に、Tuohy針、Hustead針、Atraucan針は開口部の方向に向かって偏位する（図2-12）。

と報告しています。

Kopacz DJ, et al. Comparison of needle deviation during regional anesthetic techniques in a laboratory model. Anesth Analg. 1995 Sep;81(3):630-3.

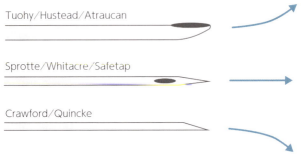

図2-12　麻酔針の種類と偏位の方向

(Kopacz DJ, et al. Comparison of needle deviation during regional anesthetic techniques in a laboratory model. Anesth Analg. 1995 Sep;81(3):630-3. より引用改変)

Randらは、

臨床で脊髄幹麻酔によく使用されている6種類の針(Quincke、short bevel、Chiba、Tuohy、Hustead、Whitacre)をドリルプレスに取り付けて、40mmと80mmの弾道ゲルを2段階の深さで穿刺して、それぞれの針について偏位量を記録しており(図2-13)、

- 深さ80mmでの、全種類における22G針の平均偏位量を比較すると、ベベルのある針[short bevel(9.96±0.77mm)、Quincke(8.89±0.17mm)、Chiba(7.71±1.16mm)]で最も大きく、硬膜外針では中等度[Tuohy(7.64±0.16mm)]、ペンシルポイント針で最も少なかった[Whitacre(0.73±0.34mm)]。針の太さを25Gに上げると、ベベルのある針では、偏位量が有意に増加した。

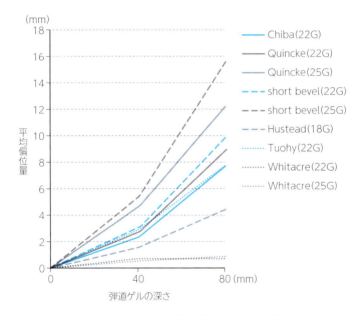

図2-13　深さ40mmと80mmの弾道ゲルを通る各針の偏位量

(Rand E, et al. Comparison of Spinal Needle Deflection in a Ballistic Gel Model. Anesth Pain Med. 2016 May 30;6(5):e36607. より引用改変)

- 偏位の方向は、Quincke、Chiba、short bevel針ではベーベルとは反対方向に、TuohyとHustead針ではベーベルと同じ方向であった。
- Whitacreペンシルポイント針では偏位はほとんどなかった。

と報告しています(関連記事1)。

Rand E, et al. Comparison of Spinal Needle Deflection in a Ballistic Gel Model. Anesth Pain Med. 2016 May 30;6(5):e36607.

麻酔針の偏位について

- ペンシルポイント針ではほとんど偏位がない。
- カッティング針ではベーベルと逆方向に偏位する。
- 硬膜外針ではベーベルと同じ方向に偏位する。
- 針が細くなるほど偏位量が大きくなる。

> **Point** ペンシルポイント針以外は、針を進めると針の先端の形状に従って一定の方向に偏位していく。

ブログ内の関連記事

1 弾道ゲルモデルにおける脊椎麻酔針の偏位の比較
- 対象論文:Anesth Pain Med. 2016 May 30;6(5):e36607.
https://knight1112jp.seesaa.net/article/201804article_18.html

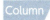

麻酔科術前診察の待合室での麻酔説明動画の再生

すでにご存じの方も多いかもしれないが、丸石製薬さんが、麻酔科の術前診察時に患者さんに見てもらうとよい、患者さん向けの麻酔解説動画「麻酔を受けられる方へ」を、下記サイトで公開してくださっている。

- https://www.maruishi-pharm.co.jp/public/anesthesia/
- 動画への直リンクURL
  https://www.maruishi-pharm.co.jp/assets/files/public/anesthesia/masuiwoukerarerukatahe_movie_20211207.mp4

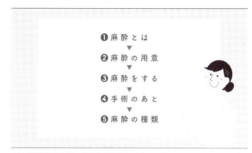

(丸石製薬株式会社．麻酔を受けられる方へ．[https://www.maruishi-pharm.co.jp/public/anesthesia/]より引用)

監修は、関西医科大学麻酔科学講座 主任教授（2024年12月時点）の上林卓彦先生が担当されている。上記サイトには、「※医療関係者の皆さまへ　院内や外来でご説明される際には、ご自由にお使いください。ダウンロードしてのご利用も可能です。」と記載されている。この動画（2020年8月作成）を発見して以来、「麻酔科術前診察をする麻酔科外来の待合室で、リピートで流しておけばいいなあ」と考えていた。

筆者の勤務している病院では、やっと2023年6月から、麻酔科外来の待合室に設置してある55インチの液晶テレビ（2022年製）で、麻酔科術前診察を行っている午前中は、ずっとこの動画をリピート再生している。

麻酔科術前診察のために、患者さんに待合室で待ってもらっている間に、日本麻酔科学会が有料で提供してくれている『麻酔のしおり』（1部55円）もお渡しして読んでもらうようにしているが、やはり、動画のほうが理解しやすいのではないかと思う。何より「読んで理解する努力」が不要である。動画に使用されている説明文は、非常にやさしく丁寧にわかりやすい言葉で表現されており、ま

た画像は、実写ではなくて癖のないシンプルなアニメーションで描かれていて、とてもよくできていると思う。全身麻酔だけではなくて、脊椎麻酔(脊髄くも膜下麻酔)、硬膜外麻酔、神経ブロックについても解説されている。動画をダウンロードするには、Windows PCなら、上記サイトで[動画を右クリック] ▶ [名前を付けて動画(ビデオ)を保存]で保存することができる。

昨今の液晶テレビは、USB端子の差込口が準備されており、USBフラッシュメモリに動画を保存して、差し込むだけで、後は、TVのコントローラを操作して、USBフラッシュメモリに保存されている動画をリピート再生することができる。

私は、家で使わなくなったDVDプレーヤーを持ってきて接続して再生しようと考えていたのだが、部下に動画再生の話をしたら、あっという間にフラッシュメモリにダウンロードして、テレビのUSB端子に接続して再生できるようにしてくれた。「あっ、今風のテレビではそういう手があったか!」とちょっと感動した。

ついでに、術前の麻酔説明動画視聴に関連した文献を1件紹介しておく。

Lin SY, et al. The effect of an anaesthetic patient information video on perioperative anxiety: A randomised study. Eur J Anaesthesiol. 2016 Feb;33(2):134-9.

この研究は、台湾の屏東キリスト教病院で行われた無作為化比較試験で、手術前の患者に対する麻酔患者情報ビデオの効果を調査している。実験群はビデオを視聴し、対照群は通常の口頭説明を受けた。

結果として、ビデオ視聴後の実験群は、手術前および手術後3日目の不安レベルが低かったことが明らかになった。また、実験群の全体的な患者満足度も高かったと報告されている。これにより、教育的なビデオ視聴が周術期不安の軽減と患者満足度の向上に役立つ可能性が示唆されている。言葉や書面だけの説明よりは、イラストの入った説明書のほうがわかりやすいだろうし、さらには動画のほうがより良く理解できるのだろう。十分な理解が安心を生むわけだ。何も知りたくないという人もいるだろうけど・・・。

第3章

脊椎麻酔：薬液の比重

1. Q バリシティ (baricity) とは？	76
2. Q くも膜下腔で局所麻酔薬はどのように分布するのか？	80
3. Q 脊髄ブロックの発現は、高比重ブピバカインよりも等比重ブピバカインのほうが迅速である!?	85
4. Q 高比重 vs 等比重ブピバカインの作用の発現と持続時間の違いは？	88
5. Q 高比重液を使用した脊椎麻酔で針の側孔の向きは関係ない!?	93
6. Q 脊椎麻酔時の薬液の注入速度は薬液の広がりにどう影響するのか？	95
7. Q 脊硬麻時の「歯磨きチューブ効果」とは？	101

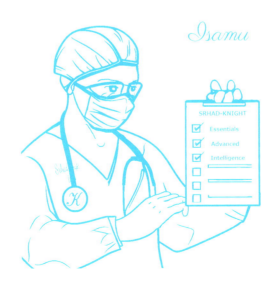

Q バリシティ (baricity) とは？

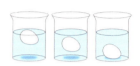

A 「麻酔科学用語集」第5版には、「バリシティ」も"baricity"も記載されていません。一方、「比重」という言葉を検索してみると用語集の「英和INDEX」には、

 hyperbaric solution　高比重液　こうひじゅうえき
 hypobaric solution　低比重液　ていひじゅうえき
 isobaric solution　等比重液　とうひじゅうえき

の3項目が収載されています。一方、「和英INDEX」には、

 高比重液　こうひじゅうえき　hyperbaric solution
 低比重液　ていひじゅうえき　hypobaric solution
 等比重液　とうひじゅうえき　isobaric solution

の3項目が収載されています。

「広辞苑」(第六版) で「比重」を検索してみると、

「(specific gravity) ある物質の密度と標準物 (普通はセ氏4度の蒸留水) の密度との比」

と記されています。ここでの「密度」とは、同じ温度で測定された体積 (mL) 当たりの質量 (g)、つまり質量/体積 (g/mL) と定義されます (表3-1)。

表3-1　用語の定義

用語	定義
比重 (specific gravity)	ある物質の密度と標準物 (普通はセ氏4℃の蒸留水) の密度との比
密度 (density)	質量/体積 (g/mL)
バリシティ (baricity)	37℃での薬液密度/髄液密度

日本語で「高比重液」を解釈すると、「水よりも密度の高い液体」ということになります。また同様に、「等比重液」は「水と密度の等しい液体」、「低比重液」は「水よりも密度の低い液体」ということになります。したがって、「油は低比重液である」、「蜂蜜は高比重液である」という表現はまったく正しいです。

しかし、麻酔学で
いうところの、特に脊椎麻酔で使用する薬液について使用される「比重」という言葉は、辞書に記載されている標準物（普通はセ氏4℃の蒸留水）ではなく、当然のことながら「ヒト脳脊髄液（cerebrospinal fluid：CSF）」を標準物とした場合の相対的な密度のことを指しています。しかも、実臨床現場で問題になるのは、その薬液が実際に使用されるヒトの体温である37℃での、ヒトCSFに対する相対的密度です。バリシティ（baricity）の意味は、まさに、この「37℃での薬液密度／髄液密度」のことなのです (表3-1)。

　しかし、この点を「麻酔科学用語集」では何ら明らかにしていません。「baricity」の定義を明らかにせずにおいて、「hyperbaric」だの「isobaric」だのと言ってみても意味がありません。

したがって、
麻酔学的には、「高比重液」という言葉の意味はアバウトには「CSFよりも密度の高い液体」、「等比重液」は「CSFと密度の等しい液体」、「低比重液」は「CSFよりも密度の低い液体」ということになります。しかし、通常は、どの液体も蒸留水を標準物質とした時にはいずれも高比重液なのです。

　英語の「baricity」に対する適切な日本語訳がなかったために、このような混乱を招いているわけですが、あえて訳すとすれば「対髄液比重」とか「対髄液密度比」とするのがよいのではないかと考えています。そして、

　　hyperbaric solution：高（対髄液−）比重液　　こう（たいずいえき）ひじゅうえき
　　hypobaric solution：低（対髄液−）比重液　　てい（たいずいえき）ひじゅうえき
　　isobaric solution：等（対髄液−）比重液　　とう（たいずいえき）ひじゅうえき

とすれば、少しは混乱を避けられるのではないでしょうか。

日本麻酔科学会として、"neuraxial"という英単語に対して、医学全体から見ると新語（？）と思われるような「脊髄幹〜」という訳語を当てるくらいなら、baricityに対する適切な訳語も考えて提案してほしいものです。

　isobaricの定義は「平均±3×SD（標準偏差）」とされており、したがってhypobaricの上限値はヒトのCSF密度測定値の平均から3×SDを引いたものと定義されます。以前のCSF密度研究で、Davisら[*1]およびLevinら[*2]によって報告されたヒトのCSF密度測定値から、このhypobaricの上限は0.99980g/mL[*1]または0.99940g/mL[*2]であるとされていました。

　　[*1]：DAVIS H, et al. Densities of cerebrospinal fluid of human beings. Anesthesiology. 1954 Nov;15(6):666-72.
　　[*2]：Levin E, et al. Density of normal human cerebrospinal fluid and tetracaine solutions. Anesth Analg. 1981 Nov;60(11):814-7.

　しかし、Richardsonらによる、より新しい精密な測定法（振動密度計）を用いた髄液の密度は約1.0005±0.0001（平均±標準偏差）であり、新しく精度の高い測定法であるがゆえにSDが小さくなり、そのためhypobaricの上限値はもっと大きく1.00016〜1.00037g/mLであると報告しています。

　　Richardson MG, et al. Density of lumbar cerebrospinal fluid in pregnant and nonpregnant humans. Anesthesiology. 1996 Aug;85(2):326-30.

この報告からすると、

蒸留水希釈の0.5％ブピバカインの密度は0.9993（g/mL）であり、明らかにhypobaricとなります。また、Blomqvistらは、この点について、グルコースを含まない0.5％ブピバカイン（日本では一般に「等比重ブピバカイン」と称される）は、側臥位でも膜下に注入した場合、知覚と運動遮断に若干の左右差が生じ、臨床条件下ではhypobaric（日本語では「低比重」）になると報告しています。

　　Blomqvist H, et al. Is glucose-free bupivacaine isobaric or hypobaric? Reg Anesth. 1989 Jul-Aug;14(4):195-8.

　マーカイン®注脊麻用0.5％高比重（高比重マーカイン®）は、7.27％ブドウ糖を溶媒とし、CSFよりも明らかにhyperbaricに調整してあります。これに対して、マーカイン®注脊麻用0.5％等比重（等比重マーカイン®）は、0.8％塩化

ナトリウムを溶媒としていますが、蒸留水溶媒の0.5%ブピバカイン（baricity：0.9990）とほぼ等しい比重であり、厳密にはhypobaricです。

したがって、
「下肢手術で患側を下側にした側臥位の場合には、高比重マーカイン®を使用し、患側を上側にした側臥位の場合には、等比重マーカイン®を使用する」というのは、どちらの場合でも重力に従って薬液は患側に移動することになるので、理に適っているということになります。

Point
- バリシティ（baricity）の意味を理解しよう。
- 等比重マーカイン®は、厳密にはhypobaric（髄液よりも軽い）である。

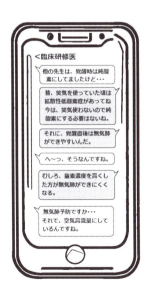

第3章 2

 くも膜下腔で局所麻酔薬はどのように分布するのか？

何と60年以上前にAnesthesiologyにKITAHARAらが放射性ヨードを局所麻酔薬に少量添加して、高比重と等比重の局所麻酔薬のくも膜下腔での広がりを報告しています。

KITAHARA T, et al. The spread of drugs used for spinal anesthesia. Anesthesiology. 1956 Jan;17(1):205-8.

KITAHARAらは、I^{131}を添加した局所麻酔薬を側臥位でくも膜下に注入し、その後、ただちに仰臥位に戻した後、5、10、15、20、30分後に、I^{131}のカウント数（麻酔薬濃度の代理変数）と麻酔レベルの時間的推移を観察しています。

1 等比重の局所麻酔薬の場合（図3-1）

等比重の局所麻酔薬は、側臥位で穿刺後すぐに仰臥位になった場合、薬液は弯曲の上部にあたる穿刺部位（L_3）付近の尾側5cmと頭側15cmの間の濃度が高くなります。そして、時間が経過してもこの分布にはほとんど変化がなく、麻酔レベルは穿刺部位付近にとどまっています。

麻酔効果の早期の発現は下部仙髄領域ではなく、下部腰椎領域にみられることが多く、ある程度の時間をかけて最高痛覚遮断レベルに達しますが、ゆっくりと麻酔域が広がるため、広がりが少ないことと相まって血圧は低下しにくいということになります。また、薬液の広がりが少ないため、比較的高濃度の薬液が穿刺部付近に長くとどまるために作用時間は長くなります。

等比重ヌペルカインのくも膜下腔での広がり

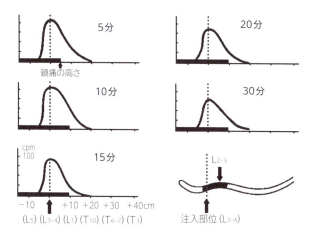

図3-1　等比重の局所麻酔薬を使用した場合の麻酔薬の広がり
cpm：count per minute（1分当たりの放射線計測回数で放射線量を表す）

(KITAHARA T, et al. The spread of drugs used for spinal anesthesia. Anesthesiology. 1956 Jan;17(1):205-8. より引用改変)

等比重製剤

麻酔範囲の広がりが緩徐で、高比重製剤に比べて作用発現時間が遅く、作用持続時間が長い。

2 高比重の局所麻酔薬の場合 (図3-2)

　高比重の局所麻酔薬は、髄液内での分布は重力の影響を強く受けます。したがって、側臥位で穿刺後すぐに仰臥位になった場合、薬液は急速に2つの部分に分かれて分布します。一部は頭側の脊柱弯曲の最低位である第5〜6胸椎（T_{5-6}）へと、残りの部分は尾側の第3仙椎部（S_3）へと広がります。

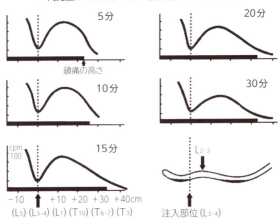

図3-2　高比重の局所麻酔薬を使用した場合の麻酔薬の広がり

(KITAHARA T, et al. The spread of drugs used for spinal anesthesia. Anesthesiology. 1956 Jan;17(1):205-8. より引用改変)

　患者は水平なベッド上に仰臥位でいても、薬液は重力に従って頭側に30〜35cm広がっていき、麻酔薬濃度は仙椎部と中部胸椎部で高くなっている一方で、穿刺部位近くの腰椎部の濃度は低くなっています。麻酔レベルは早期より中部胸椎あたりまで広がっています。

　麻酔効果の早期の発現は仙髄領域にみられることが多く、また中部胸椎領域まで麻酔は一気に広がり、その結果、血圧低下が発生しやすいことになります。また、薬液が広い範囲に分布するために、局所的な麻酔薬濃度は低くなり、効果の消退が速くなります。

　高比重液を使用した場合には、体位を頭低位にして上腹部手術が可能なようにすることもできますし(図3-3)、頭高位にして腰仙骨部だけに麻酔域を限定することもできます(図3-4)。

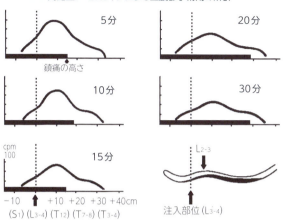

図3-3 高比重の局所麻酔薬を使用して頭低位とした場合の麻酔薬の広がり

(KITAHARA T, et al. The spread of drugs used for spinal anesthesia. Anesthesiology. 1956 Jan;17(1):205-8. より引用改変)

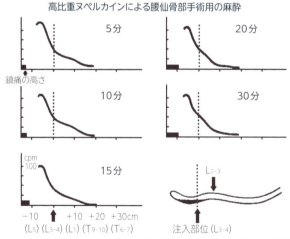

図3-4 高比重の局所麻酔薬を使用して頭高位とした場合の麻酔薬の広がり

(KITAHARA T, et al. The spread of drugs used for spinal anesthesia. Anesthesiology. 1956 Jan;17(1):205-8. より引用改変)

高比重製剤

- 等比重製剤に比べて作用発現時間が早く、作用持続時間が短い。
- 麻酔範囲の広がりが比重に依存しているため、手術台の傾斜により、ある程度の麻酔範囲の調節が可能である。

> **Point** くも膜下に局所麻酔薬を投与する場合には、その比重によってどのように広がるかをイメージしながら投与しよう！

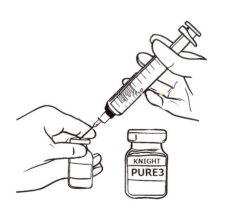

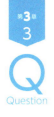

3 Q 脊髄ブロックの発現は、高比重ブピバカインよりも等比重ブピバカインのほうが迅速である!?

A "Onset of spinal block is more rapid with isobaric than hyperbaric bupivacaine."
「脊髄ブロックの発現は、高比重ブピバカインよりも等比重ブピバカインのほうが迅速である」というタイトルの論文が過去に発表されています。

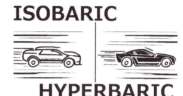

でも、これは明らかに誤解を招くタイトルです。

Martinらは、脊椎麻酔下でさまざまな診療科の手術を受ける患者60人を対象に、1群($n=30$)には、等比重ブピバカイン9.75mgを、2群($n=30$)には高比重ブピバカイン9.75mgを投与し、その後の知覚と運動遮断の広がりについて評価した結果、ブロックの発現は等比重群のほうが速いが、等比重と高比重のブピバカイン9.75mgは手術に十分な鎮痛効果をもたらした、と結論付けています。

Martin R, et al. Onset of spinal block is more rapid with isobaric than hyperbaric bupivacaine. Can J Anaesth. 2000 Jan;47(1):43-6.

しかし、「マーカイン®注脊麻用0.5%等比重・高比重」の添付文書には、「等比重製剤：麻酔範囲の広がりが緩徐で、高比重製剤に比べて作用発現時間が遅く、作用持続時間が長い」と記載されています。

上記の研究では、「高比重と等比重の0.75%ブピバカイン1.3mLを、27ゲージ(G) Whitacre針を用いて、L$_{3-4}$から、側孔を頭側に向けて注入した」とあります。ただし、坐位(!)でなんです。

坐位で高比重液を注入すると、いくらペンシルポイント針の側孔を頭側に向けていても、注入した薬液は注入直後から尾側に移動し出します。この研究では、さらに硬膜外カテーテルを留置してから仰臥位に戻しているので、等比重液のほうが、高比重液よりも頭側の穿刺部付近にとどまるために、腰椎領域への麻酔作用の発現が速く、結論として、脊髄ブロックの発現は高比重ブピバカインよりも等比重ブピバカインのほうが迅速である、としてしまったのでしょう。

2000年に発表されている論文ですが、坐位で高比重液を使用した場合に、薬液がくも膜下腔でどのように移動するのかが、まだ万人の常識にはなっていなかったのでしょうね。

「脊髄ブロックの発現は、高比重ブピバカインよりも等比重ブピバカインのほうが迅速である」は、あくまで、「坐位で穿刺した場合」という前提の基で、です。「鵜呑み」にしてはいけません。

側臥位で脊椎麻酔を行った場合、高比重液は右側臥位であれば患者の右側（下側にしている半身）に分布します。そして、脊椎麻酔の対象たる脊髄および馬尾神経等も、くも膜下腔（硬膜嚢）内で重力によって右側（下側にしている側）に偏位しています。

側臥位では、高比重液は神経組織をめがけて落下していくのです。これに対して、等比重液は注入された場所を中心にじんわりと拡散していくだけです。したがって、高比重液のほうが、一早く神経組織に作用するために、等比重液よりも作用の発現が速くなるのです。

これは側臥位で注入中も、その後仰臥位になっても、やはり高比重液と神経組織は同じように患者の背側に移動するので、等比重液よりも高比重液のほうが速く神経組織に作用しやすくなります。

高比重液のほうが等比重液よりも急速に作用が発現するのは、「高比重の薬液」という物理的性質と、「馬尾も脊髄も、くも膜下腔では重力によって下側に移動する」という解剖学的な理由が相まって生じる現象であって、生化学的・薬理学的なメカニズムがあるわけではありません（おそらく）。

> **Point** 高比重の脊椎麻酔薬のほうが等比重液よりも作用発現が迅速である。

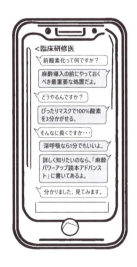

第3章 4 Question 高比重 vs 等比重ブピバカインの作用の発現と持続時間の違いは？

高比重液は、麻酔域が足りない時に頭低位にすることで麻酔域を広げたり、また、逆に麻酔域を広げたくない時には頭高位にすることで麻酔域を下肢に限局したりすることができて、投与用量と穿刺部位だけで結果が決まってしまう等比重液に比べて、ある程度の調節性があります。

1 高比重ブピバカインの平均痛覚遮断域の経時的変化（図3-5）

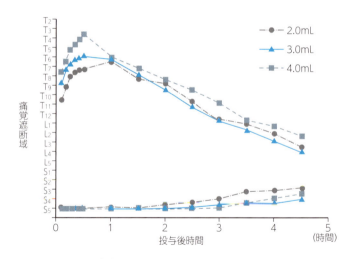

図3-5 高比重ブピバカインの平均痛覚遮断域の経時的変化

(鈴木 太, 他. 脊椎麻酔におけるAJ-007(塩酸ブピバカイン)の臨床試験—等比重および高比重製剤の臨床用量の検討. 麻酔. 1998;47(4):447-65. より引用改変)

2 等比重ブピバカインの平均痛覚遮断域の経時的変化（図3-6）

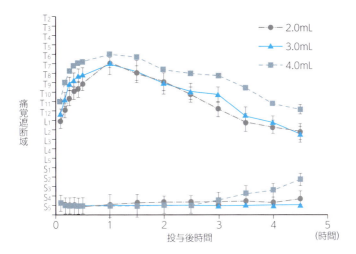

図3-6 等比重ブピバカインの平均痛覚遮断域の経時的変化

(鈴木 太，他．脊椎麻酔におけるAJ-007（塩酸ブピバカイン）の臨床試験―等比重および高比重
製剤の臨床用量の検討．麻酔．1998；47(4)：447-65．より引用改変)

3 高比重液・等比重液の作用の特性

- 高比重液のほうが等比重液に比べて作用発現が急速である（遮断域のピークが30分で出現）。
- そのため高比重液のほうが低血圧をきたす頻度が高い。
- 等比重液のほうが高比重液に比べて作用発現が緩徐である（遮断域のピークは60分）。
- そのため等比重液のほうが低血圧をきたす頻度が低い。
- 高比重液のほうが最大麻酔域は広い。
- 高比重液のほうが作用の持続時間が短く（3mL、T_{10}は129分）、したがって速く消退する。
- 等比重液のほうが作用持続時間は長い（3mL、T_{10}は166分）。

2017年に、Uppalらは、高比重と等比重のブピバカイン製剤を成人の帝王切開分娩ではない手術の脊椎麻酔に使用した場合の有効性と安全性に関して、系統的レビューと16件の無作為化比較試験（RCT）を含めたメタ分析を実施しており、

- 全身麻酔への変更の必要性、低血圧や嘔気嘔吐の発生率、知覚ブロックの発現に関して群間に差はなかった。
- 運動ブロックの発現は高比重ブピバカインで有意に速かった。逆に、運動ブロックと知覚ブロックの持続時間は等比重ブピバカインのほうが長かった。
- 高比重製剤は運動ブロック発現が比較的速く、運動ブロックと知覚ブロックの持続時間が短い。一方、等比重製剤は、運動ブロックの発現が遅く、知覚ブロックと運動ブロックの両方の持続時間が長い。

と報告しています（関連記事1）。

Uppal V, et al. Hyperbaric Versus Isobaric Bupivacaine for Spinal Anesthesia: Systematic Review and Meta-analysis for Adult Patients Undergoing Noncesarean Delivery Surgery. Anesth Analg. 2017 Nov;125(5):1627-37.

図3-6からもわかるように、等比重液は、最大の4mLを使用しても腹部はT_6程度までしか効かせることができず、また上腹部に効果が出現するまでに時間がかかるので、腹部手術には向きません。ただし、帝王切開では麻酔域が非妊娠時に比べて拡大しやすいので、等比重液でも問題なく麻酔が可能です。

James KS, et al. Spinal anaesthesia for Caesarean section: effect of Sprotte needle orientation. Br J Anaesth. 1996 Aug;77(2):150-2.

Sia AT, et al. Use of hyperbaric versus isobaric bupivacaine for spinal anaesthesia for caesarean section. Cochrane Database Syst Rev. 2013 May 31;(5):CD005143.

高齢者の下肢の手術で患側下の側臥位にできない症例では、L_{4-5}刺入で等比重液を使用すると麻酔域が広がり過ぎず、血圧低下も少なく最適です。近年、両側同時に全人工膝関節置換術を実施するような症例では、両側に均等に効かせたく、手術時間も長くなるので、等比重液が好適であると考えています。

残念ながら日本では利用できませんが、高比重とプレイン（蒸留水に溶解しており、ほとんど等比重と同じ）のロピバカインについても、ブピバカインと同様の特性があることが確認されています（図3-7）。

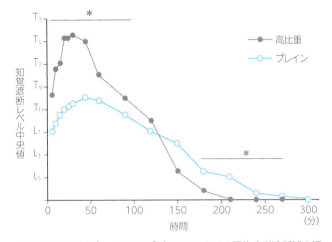

図3-7　高比重・プレインのロピバカインにおける平均痛覚遮断域の経時的変化

群内の統計的有意性はWilcoxonの検定で、群間の統計的有意性はMann-Whitney U-testで検定した。
＊：$p<0.05$

（Kallio H, et al. Comparison of hyperbaric and plain ropivacaine 15 mg in spinal anaesthesia for lower limb surgery. Br J Anaesth. 2004 Nov;93(5):664-9. より引用改変）

- 高比重液のほうが速く効果が発現し、遮断域が広いが、速く効果が消失する。
- 等比重液のほうがゆっくり効果が発現し、遮断域は広くないが、持続時間が長い。

Kallio H, et al. Comparison of hyperbaric and plain ropivacaine 15 mg in spinal anaesthesia for lower limb surgery. Br J Anaesth. 2004 Nov;93(5):664-9.

脊椎麻酔の高比重液と等比重液の特徴

- 高比重液のほうが効果発現は速く作用域が広い。
- 高比重液のほうが低血圧をきたしやすい。
- 等比重液のほうが効果発現は緩徐で低血圧の頻度が低い。
- 等比重液のほうが作用持続時間は長い。

Point　高比重液と等比重液の特性を理解して、上手に使い分けよう！

ブログ内の関連記事

1 脊椎麻酔における高比重と等比重ブピバカインの比較：非出産手術を受ける成人患者を対象とした系統的レビューとメタ分析
 - 対象論文：Anesth Analg. 2017 Nov；125(5)：1627-37.
 https://knight1112jp.seesaa.net/article/498201560.html

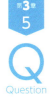

第3章 5

Q 高比重液を使用した脊椎麻酔で針の側孔の向きは関係ない!?

過去には「関係ない」と報告している論文があります。Masséらは、待機的帝王切開を受ける40人の妊婦で高比重ブピバカインの広がりに及ぼすWhitacre針の開口部の方向の影響を調査しました。Ⅰ群は開口部を頭側に、Ⅱ群は尾側に向けて高比重ブピバカイン12mg＋モルヒネ0.2mgを注入し、その後の麻酔域の評価を行っています。その結果として、Whitacre針の開口部の方向は、分娩期における高比重ブピバカインの広がりに影響を与えない、と結論しています。

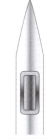

Whitacre針

Massé E, et al. Direction of injection does not affect the spread of spinal bupivacaine in parturients. Can J Anaesth. 1997 Aug;44(8):816-9.

しかし、 この論文では、脊椎麻酔薬の注入時の患者の体位は坐位で行っています。高比重液を坐位で注入した際には、側孔の向きが上（頭側）に向いていようが、下（尾側）に向いていようが、注入直後から薬液は重力の影響を受けて、尾側に移動し始めます。

坐位で高比重液を使用した場合には、薬液が重力によって移動する影響のほうが、側孔の向き（注入方向）の影響よりも圧倒的に大きいのです。

もしも、この研究が、脊椎麻酔薬の注入時の患者体位を側臥位で行っていれば、側孔を頭側に向けた群のほうが麻酔域はより頭側に広がったでしょうし、側孔を尾側に向けた群のほうが麻酔域は広がらなかったでしょう。

また、もしも、Masséらの研究が、高比重液ではなく等比重液を使用して行われていたならば、体位を坐位で行おうが側臥位で行おうが、側孔を頭側に向けた群のほうが麻酔域はより頭側に広がり、側孔を尾側に向けた群のほうが麻酔域は広がらなかったでしょう。

Urmey WF, et al. The direction of the Whitacre needle aperture affects the extent and duration of isobaric spinal anesthesia. Anesth Analg. 1997 Feb;84(2):337-41.

ペンシルポイント針の側孔の向きが麻酔薬の広がりに影響を及ぼさないのは、高比重液を坐位で使用した場合だけです。上記論文のタイトル「分娩患者における注入の方向は、脊髄ブピバカインの広がりに影響を与えない」は、あくまでも「高比重液を坐位で使用した場合」に限られます。

ペンシルポイント針の側孔の向きと薬液の広がりの関係

	坐位	側臥位
高比重液	影響しない	影響する
等比重液	影響する	影響する

過去の論文を見ていると「現在の常識」とは相容れない発見があって面白いですね。

> **Point** 脊椎麻酔で高比重液を使用する場合は、注入直後から薬液がどう移動するのかを推察しながら麻酔を行うべきである。

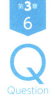

第3章 6
Q 脊椎麻酔時の薬液の注入速度は薬液の広がりにどう影響するのか？

ペンシルポイント針を使用した脊椎麻酔後に一過性の神経障害をきたした症例があり、局所麻酔薬の偏在に伴う神経毒性に起因している可能性があることから、Beardsleyらは、in vitro 脊椎モデルを用いて、側孔のある脊椎麻酔針（Whitacre針）と従来型のQuincke針を用いて薬液を注入した場合の薬液分布について調査し、これらの注射針の使用によって高濃度の高比重液が局所投与される可能性があるかどうかを検討しています。

Beardsley D, et al. Transient neurologic deficit after spinal anesthesia: local anesthetic maldistribution with pencil point needles? Anesth Analg. 1995 Aug;81(2):314-20.

Beardsleyらは、ヒト磁気共鳴測定を用いて脊柱管モデルを作製し、このモデルを仰臥位に置き、22℃のCSFの比重をシミュレートするために乳酸リンゲル液で満たしています (図3-8)。

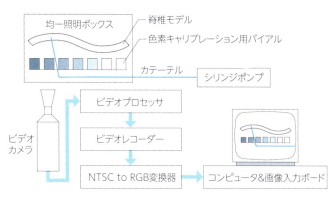

図3-8 デジタルビデオイメージプロセッシング (DVIP) 脊椎モデル化法の模式図

(Beardsley D, et al. Transient neurologic deficit after spinal anesthesia: local anesthetic maldistribution with pencil point needles? Anesth Analg. 1995 Aug;81(2):314-20. より引用改変)

麻酔薬をシミュレートしたフタロシアニンブルー色素とブドウ糖(比重1.042)の高比重液を、3種類の針(25G Whitacre、27G Whitacre、25G Quincke)から注入しています。注入速度は急速(2mL/10秒)と緩徐(2mL/60秒)で、針の側孔あるいはベーベルは仙骨方向や頭側方向に向けています。

　図3-9～3-11は、3種類の脊椎麻酔針で、いずれも側孔(あるいはベーベル)仙骨方向に向けて注入した場合の薬液分布を示しています。Quincke針では緩徐注入と急速注入で、薬液の分布にほとんど差がない(図3-11)のに対して、Whitacre針の場合には25Gでも27Gでも、緩徐注入の場合のほうが、仙骨領域の薬液分布が高度になっています(図3-9、3-10)。

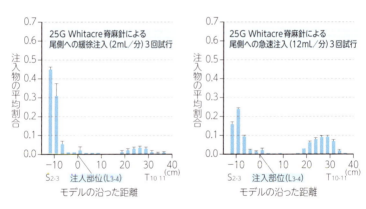

図3-9　25G Whitacre針による尾側への緩徐注入と急速注入

25GのWhitacre針を用いて、試験薬を緩徐注入(左のプロット)と急速注入(右のプロット)で3回試行した色素分布ヒストグラム。横軸はモデルに沿った距離(cm)、注入部位は原点(L_{3-4}椎間に相当)にあり、マイナス方向は仙骨方向、プラス方向は頭側である。縦軸は注入物の平均割合である。

(Beardsley D, et al. Transient neurologic deficit after spinal anesthesia: local anesthetic maldistribution with pencil point needles? Anesth Analg. 1995 Aug;81(2):314-20. より引用改変)

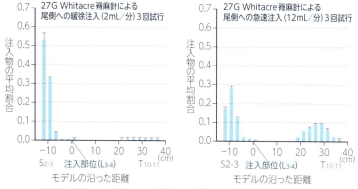

図3-10 27G Whitacre針による尾側への緩徐注入と急速注入

27GのWhitacre針を用いて、試験薬を緩徐注入(左のプロット)と急速注入(右のプロット)で3回試行した色素分布ヒストグラム。横軸はモデルに沿った距離(cm)、注入部位は原点(L_{3-4}椎間に相当)にあり、マイナス方向は仙骨方向、プラス方向は頭側である。縦軸は注入物の平均割合である。

(Beardsley D, et al. Transient neurologic deficit after spinal anesthesia: local anesthetic maldistribution with pencil point needles? Anesth Analg. 1995 Aug;81(2):314-20. より引用改変)

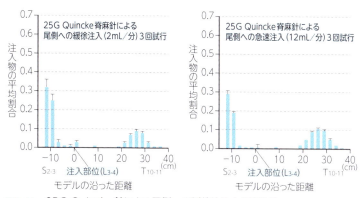

図3-11 25G Quincke針による尾側への緩徐注入と急速注入

25GのQuincke針を用いて、試験薬を緩徐注入(左のプロット)と急速注入(右のプロット)で3回試行した色素分布ヒストグラム。横軸はモデルに沿った距離(cm)、注入部位は原点(L_{3-4}椎間に相当)にあり、マイナス方向は仙骨方向、プラス方向は頭側である。縦軸は注入物の平均割合である。

(Beardsley D, et al. Transient neurologic deficit after spinal anesthesia: local anesthetic maldistribution with pencil point needles? Anesth Analg. 1995 Aug;81(2):314-20. より引用改変)

同研究グループは、同じ脊椎モデルを使用して、一般的に使用される側孔を有する脊椎麻酔針（24Gと25GのSprotte針、25Gと27GのWhitacre針）を使用して、5つの注入速度（2、4、6、8、16mL/分）で高比重液を尾側に注入して色素の分布を記録する研究を実施しており、

- 研究対象としたすべての針について、注入速度は色素最大濃度に有意な影響を及ぼした（$p<0.0001$）。
- 注入速度が6mL/分以上（2mL/20秒）の場合、色素最大濃度は168mg/L未満となった。
- Whitacre針より大きな側孔面積と内径を有する24GのSprotte針による注入では、色素最大濃度が有意に低くなった（$p<0.05$）。
- 極端な緩徐注入速度（2mL/分）を使用すると、色素最大濃度は針の内径と側孔面積に反比例して有意に変化する（図3-12）。

と報告しています。

Holman SJ, et al. Hyperbaric dye solution distribution characteristics after pencil-point needle injection in a spinal cord model. Anesthesiology. 1997 Apr;86(4):966-73.

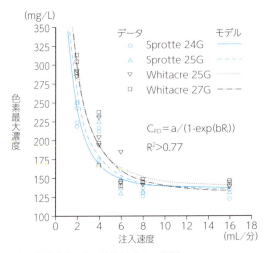

図3-12　色素最大濃度（C_{PD}）と注入速度との関係

(Holman SJ, et al. Hyperbaric dye solution distribution characteristics after pencil-point needle injection in a spinal cord model. Anesthesiology. 1997 Apr;86(4):966-73. より引用改変)

高比重液をWhitacre針のような側孔のあるペンシルポイント針で、ゆっくりと注入した場合には、薬液の側孔からの噴出流によってCSFが攪拌されにくくなるため、局所麻酔薬の局所濃度が高くなる可能性があります。局所濃度が高くなると、麻酔効果が高くなり、運動遮断や知覚遮断の作用持続時間が長くなるというメリットと引き換えに、局所麻酔薬自体が持つ神経毒性が発揮されて一過性の神経障害をきたす危険性が高まります。

2011年に
Apaydinらは、脊椎麻酔時に患側を下にした側臥位で、脊椎麻酔針の開口部を患側に向けて、高比重0.5%ブピバカインを緩徐注入（S群、1mL/分）した群と超緩徐注入（ES群、0.5mL/分）した群で、片側脊椎麻酔の特性について調査しており、

- 注入15分後の知覚遮断は、S群の患者25人（75.8%）で、ES群の患者29人（87.9%）で片側性であった。
- 手術終了時点（脊椎麻酔後およそ50分）において、ES群の患者31人（93.9%）とS群の患者22人（66.6%）では厳密に片側麻酔であった（$p < 0.05$）。
- 両群で片側の知覚運動遮断が観察され、厳密な片側遮断はES群のほうが有意に多かった。

と報告しています（関連記事1）。患者を側臥位にして、脊椎麻酔針の開口部を下方に向けて高比重液をゆっくり注入すると、厳密な片側脊椎麻酔ができるとしています。そして、その注入速度が緩徐なほうが片側麻酔の厳密性が高まるとしています。

Apaydin Y, et al. Characteristics of unilateral spinal anesthesia at different speeds of intrathecal injection. J Anesth. 2011 Jun;25(3):380-5.

2020年に
Buonoらは、簡易脊椎モデルを使用して、低比重液中に高比重色素液を、Quincke針とSprotte針で、緩徐に（15秒）、または、急速に（4秒）ベベルを上向きと下向きで注入した際の色素液の流入パターンを解析しており、

- 最も選択性が低かったのは、27G Sprotte針によるベベル上向き急速注入で、次いで27G Quincke針によるベベル上向き/下向き急速注入であった。

- 最も選択性が高かったのは、27G Sprotte針によるベーベル下向き緩徐注入、27G Quincke針によるベーベル上向き／下向き緩徐注入の両方であった。

と報告しています (関連記事2)。

Buono RD, et al. Beyond selective spinal anesthesia: A flow pattern analysis of a hyperbaric dye solution injected in a lower-density fluid. Saudi J Anaesth. 2020 Jul-Sep;14(3):307-10.

Quincke針では ベーベルの向きに関係なく、薬液は針の長軸方向に噴出して、薬液の比重に従って薬液は下方に移動しようとします。しかし、急速に注入したほうが緩徐に注入するよりも薬液と髄液の混和が促進されて選択性が低くなります。他方、Sprotte針の場合には、側孔を下方に向けて高比重色素液を緩徐に注入することで選択性が高まり、局所濃度が高くなります。

脊椎麻酔時の注入速度の影響

- 急速に注入すると、局所での攪拌混和が促進されるために、注入方向の逆方向にも薬液の広がりは大きくなる。
- 超緩徐に注入すると、局所での攪拌混和が低下するため、注入した方向への薬液の広がりの選択性が高まる。
- 通常の臨床的な注入速度では、ほとんど影響がない。

> **Point** 高比重液をゆっくり注入すると、薬液の噴出流による髄液の攪拌が抑制されて、側孔方向で比重に従って移動し局所濃度が高くなる。

ブログ内の関連記事

1 異なるクモ膜下注入速度での片側脊椎麻酔の特徴
- 対象論文：J Anesth. 2011 Jun;25(3):380-5.
https://knight1112jp.seesaa.net/article/201106article_41.html

2 低密度液中に注入された高比重色素溶液の拡散パターンの解析
- 対象論文：Saudi J Anaesth. 2020 Jul-Sep;14(3):307-10.
https://knight1112jp.seesaa.net/article/498771599.html

脊硬麻時の「歯磨きチューブ効果」とは？

硬膜外腔に生理食塩水（以下、生食）や局所麻酔薬を注入した時に、硬膜嚢が後方硬膜外腔から腹側に向けて圧迫され、くも膜下腔が狭小化してCSFが移動する現象を、滝口は、**「歯磨きチューブ効果」**と表現しています。なかなかウイットに富んだ表現だなと感心しています。

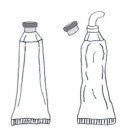

滝口鉄郎．脊椎硬膜外麻酔のメカニズム．臨麻．1998；22：971-80．

硬膜嚢を「歯磨きチューブ」に、硬膜外に投与した液体を「歯磨きチューブを絞ること」に見立てて、チューブを絞った時に、中身のペーストがチューブの出口に向かって移動するイメージで、くも膜下に投与した局所麻酔薬の一部がCSFと共に頭側に移動する様子を例えたものです。一般には「硬膜外容量拡張（epidural volume extension：EVE）効果」（図3-13）と呼ばれています。

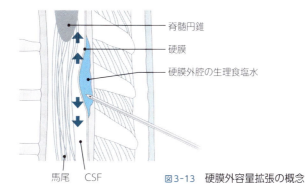

図3-13　硬膜外容量拡張の概念

この硬膜外注入によるEVE効果を利用すれば、脊椎麻酔に際してくも膜下に投与した局所麻酔薬の量が少なくて手術に必要な麻酔レベルに達しない場合に、硬膜外腔に局所麻酔薬ではなく生食を注入するだけで、くも膜下に投与した局所麻酔薬を頭側に移動させることによって、脊椎麻酔の麻酔レベルを上昇させることができます。10mLの生食の注入で4～5皮膚分節の麻酔域の拡大が期待できるとしています (関連記事1)。

> Takiguchi T. The effect of epidural saline injection on analgesic level during combined spinal and epidural anesthesia assessed clinically and myelographically. Anesth Analg. 1997 Nov;85(5):1097-100.

この脊椎硬膜外併用麻酔 (脊硬麻) という手技は、手術中は

脊椎麻酔によって下半身の十分な筋弛緩と鎮痛を行うことができ、かつ、持続硬膜外鎮痛によって十分な術後鎮痛が可能です。主に帝王切開に際して満期妊婦に対して行われることが多い麻酔法で、それ以外の手術症例ではあまり一般的に行われているとは言えません。

　そこで、帝王切開に際して脊硬麻を実施した場合に、硬膜外に生食を投与して、本当にEVE効果が得られるのかどうかを検証した研究がいくつかあります。

2005年に Bealeらは、帝王切開を受ける患者60人を対象に、生食

7mLによるEVEを伴う脊硬麻 (EVE群) か、またはEVEなしの脊硬麻 (NEVE群) のいずれかに無作為に割り付けて、フェンタニル25μgを含む高比重ブピバカインの有効量の中央値 (ED_{50}) を調査した結果、

- ブピバカインのED_{50}は2群間で同等であり有意差はなかった (EVE群 5.1mg、NEVE群 6.1mg、差 1.0mg、$p=0.08$)。
- 帝王切開において低用量ブピバカインを効果的に使用できる一方で、そのような用量ではEVEはブピバカイン投与量を確実に、または臨床的に意義があるほどには低減させることはできない。

と報告しています (関連記事2)。

> Beale N, et al. Effect of epidural volume extension on dose requirement of intrathecal hyperbaric bupivacaine at Caesarean section. Br J Anaesth. 2005 Oct;95(4):500-3.

2008年に Kucukgucluらは、帝王切開を受ける患者240人を対象に、高比重ブピバカインまたは等比重ブピバカインによる脊椎麻酔に及ぼすEVE効果を評価しています。くも膜下に投与される試験薬は、身長163cm以上の患者には9mg、163cm未満の患者には8mgのブピバカインとフェンタニル20μgが使用されました。坐位で脊硬麻により、A群（$n=60$）には高比重ブピバカインを、B群（$n=60$）には高比重ブピバカインと5分後に生食10mLを硬膜外に投与、C群（$n=60$）には等比重ブピバカインを、D群（$n=60$）には等比重ブピバカインと5分後に生食10mLを硬膜外に投与しています。その結果、

- T_4知覚ブロック到達時間は、A群（$p=0.003$、0.017）、B群（$p=0.006$、0.048）に比べC群、D群でそれぞれ有意に短かった。
- 術中、知覚遮断レベルはA群に比べC群で有意に高かった。
- 回復はどの群も同様であったが、効果発現のみがC群、D群で速かった。
- EVEが脊椎麻酔の特性に影響を与えることはなかった。

と報告しています（関連記事3）。

Kucukguclu S, et al. The influence of epidural volume extension on spinal block with hyperbaric or plain bupivacaine for Caesarean delivery. Eur J Anaesthesiol. 2008 Apr;25(4):307-13.

2011年に Loubertらは、待機的帝王切開を受ける満期妊婦90人を、くも膜下高比重ブピバカイン7.5mg（B7.5群）、くも膜下高比重ブピバカイン＋生食5mLによるEVE（B7.5-EVE群）、EVEなしのくも膜下高比重ブピバカイン10mg（B10群）の3群に無作為に割り付けてEVEが脊椎麻酔に及ぼす影響について調査していますが、5mLの生食によるEVEの利点を証明することはできなかった、としています（関連記事4）。

Loubert C, et al. Epidural volume extension in combined spinal epidural anaesthesia for elective caesarean section: a randomised controlled trial. Anaesthesia. 2011 May;66(5):341-7.

以上の3つの報告では、帝王切開に際しての脊硬麻においてEVE効果はあまり有効ではなかったとしています。しかし、その後2012年に、Jainらは、約200人の妊婦を対象に帝王切開に際して、デキストラン40w/v 10mLによる

EVEを用いた脊椎硬膜外併用麻酔において、無作為に3種類の低用量の高比重ブピバカイン（4、5.5、7mgにフェンタニル固定用量25μgを併用、それぞれⅠ、Ⅱ、Ⅲ群）の相対的有効性を比較する研究を行っており、

- Ⅰ群、Ⅱ群、Ⅲ群における平均有効投与確率はそれぞれ0.81、0.95、0.97であった。
- 最大知覚遮断レベルは、Ⅱ群、Ⅲ群（T_2）がⅠ群（T_3）より高く、その所要時間は短かった。
- Ⅰ群およびⅡ群はⅢ群に比べ、運動遮断が少なく、低血圧が少なく、回復が早かった。
- ブピバカインの中用量（5.5mg）は帝王切開分娩において安全かつ効果的な麻酔を提供し、さらに低血圧のエピソードが少なく、運動遮断が限定的であったという利点があった。

と報告しています（関連記事5）。

Jain G, et al. Comparison of low doses of intrathecal bupivacaine in combined spinal epidural anaesthesia with epidural volume extension for caesarean delivery. Anesth Essays Res. 2012 Jan-Jun;6(1):47-52.

生食5〜7mL

では量的に少な過ぎて十分なEVEの効果が出なかったのかもしれません。2014年に、Tyagiらは、下肢手術患者を対象に、EVEの5分以内に知覚ブロックレベルを2皮膚分節以上増加させるのに必要な生食の最小有効量（minimum effective volume：MEV）を調査する研究を行っており、MEVは7.4mLであった、と報告しています（関連記事6）。

Tyagi A, et al. Minimum effective volume of normal saline for epidural volume extension. J Anaesthesiol Clin Pharmacol. 2014 Apr;30(2):228-32.

多くの研究が行われてきていますが、帝王切開に際しての満期妊婦に対しては、生食を用いたEVEによって麻酔レベルを有意に上昇させることはなかなかできていないようです。

Kaneらは

2018年に、帝王切開に際しての脊硬麻の質に及ぼすEVE効果を検討した18件の無作為化比較試験（RCT）を対象とした系統的レビューとメタ分析を実施し、

- 術中の鎮痛薬追加投与の必要性を減少させる点で、対照群に比較して、生

食を使用したEVEサブグループは、統計的に有意ではなかった［リスク比（RR）1.06、$p=0.78$］が、局所麻酔薬を使用したEVEサブグループでは、統計的に有意であった（RR 0.30、$p=0.004$）。
- EVE群は対照群に比較して運動回復が有意に速かった［平均差（MD）-24.14、$p=0.04$］。

と報告しています(関連記事7)。

Kane T, et al. Effect of Epidural Volume Extension on Quality of Combined Spinal-Epidural Anesthesia for Cesarean Delivery: A Systematic Review and Meta-Analysis. AANA J. 2018 Apr;86(2):109-18.

2018年に、

60人の分娩患者に対する帝王切開において、生食10mLによるEVEを行った場合（S群）と行わなかった場合（C群）で、くも膜下高比重ロピバカインのED_{50}を検討したRCTでは、S群で7.51mgであったのに対し、C群では8.29mgと、両群に有意差が認められ（$p<0.05$）、S群はC群に比べ、ロピバカインのED_{50}は有意に少なかった、と報告されています(関連記事8)。

Lv M, et al. ED₅₀ of intrathecal ropivacaine for cesarean delivery with and without epidural volume extension with normal saline: a randomized controlled study. J Pain Res. 2018 Nov 8;11:2791-6.

結局のところ、帝王切開に際しての脊硬麻では、局所麻酔薬ではなく生食を硬膜外に投与しても当初期待されたほどには、知覚ブロックレベルの上昇効果や、くも膜下局所麻酔薬の節約効果は得られないようです。

満期妊婦

の場合、仰臥位になるだけで、新生児と胎盤を擁した巨大な子宮が下大静脈を圧迫することによって、下半身、特に骨盤以下の静脈血が下大静脈を通って心臓へ還流しにくくなり、その代わりに脊柱管内の硬膜外静脈叢を通って心臓に到達しようとします。硬膜外静脈叢が側副血行路として機能する結果として、硬膜嚢が腹側から圧迫されて狭小化します。

硬膜嚢が腹側からすでに硬膜外静脈叢による「歯磨きチューブ効果」に曝されている仰臥位の妊婦に対して、硬膜嚢の背側にさらに生食を注入しても、有効な「歯磨きチューブ効果」は得られにくいのではないかと考えられます。

> **Point** 麻酔科医なら、硬膜外容量拡張（歯磨きチューブ）効果によって脊椎麻酔の効果レベルが広がることを理解しておこう！

ブログ内の関連記事

1 臨床的および脊髄造影的に評価した脊髄くも膜下硬膜外併用麻酔時の硬膜外生理食塩液注入の鎮痛レベルへの影響
- 対象論文：Anesth Analg. 1997 Nov;85(5):1097-100.
https://knight1112jp.seesaa.net/article/498175400.html

2 帝王切開術における硬膜外容量拡張が高比重性ブピバカインの必要量に及ぼす影響
- 対象論文：Br J Anaesth. 2005 Oct;95(4):500-3.
https://knight1112jp.seesaa.net/article/498201595.html

3 帝王切開分娩における高比重ブピバカインまたは等比重ブピバカインによる脊椎麻酔に及ぼす硬膜外容量拡張の影響
- 対象論文：Eur J Anaesthesiol. 2008 Apr;25(4):307-13.
https://knight1112jp.seesaa.net/article/498177418.html

4 待機的帝王切開時の脊硬麻で硬膜外容量拡張：無作為対照試験
- 対象論文：Anaesthesia. 2011 May;66(5):341-7.
https://knight1112jp.seesaa.net/article/201107article_38.html

5 帝王切開分娩における硬膜外容量拡張を用いた脊椎硬膜外併用麻酔におけるブピバカイン低用量投与の比較検討
- 対象論文：Anesth Essays Res. 2012 Jan-Jun; 6(1): 47-52.
https://knight1112jp.seesaa.net/article/498202500.html

6 硬膜外容量拡張に際しての生理食塩水の最小有効量
- 対象論文：J Anaesthesiol Clin Pharmacol. 2014 Apr;30(2):228-32.
https://knight1112jp.seesaa.net/article/201404article_47.html

7 硬膜外容量拡張が帝王切開分娩における脊椎硬膜外併用麻酔の質に及ぼす影響：系統的レビューとメタ分析

- 対象論文：AANA J. 2018 Apr;86(2):109-18.

https://knight1112jp.seesaa.net/article/498254578.html

8 帝王切開分娩における生食による硬膜外容量拡張がある場合と無い場合で、ロピバカインくも膜下投与ED50：無作為化比較試験

- 対象論文：J Pain Res. 2018 Nov 8;11:2791-6.

https://knight1112jp.seesaa.net/article/498202324.html

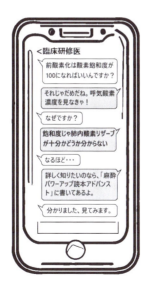

Column 筆者施設の早朝カンファレンスの手順

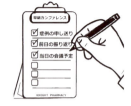

筆者の施設では、麻酔の術前診察を行う医師と、実際に手術当日に麻酔を担当する医師が必ずしも同じではない。また術後診察についてもそうである。これは少ないスタッフ数でやりくりしている市中病院の麻酔科では往々にしてあることではないかと思う。本当は、術前診察を行い、実際の麻酔も担当し、さらに術後診察も同一の麻酔科医が行うのが理想的であろう。しかし、その場合には、それはそれでデメリットも存在する。他の麻酔科医が介入する余地がないからである。

その是非についてはともかく、現実として、筆者の施設では、当日の「術前診察医」を1人決めて、そのスタッフが、その日に手術麻酔のために麻酔科紹介となった患者の術前診察を一手に引き受けて行っている。そこで、必要となるのが、手術当日に開かれる麻酔科の早朝カンファレンスでの、術前診察医から麻酔担当医への患者情報の「症例申し送り」である。早朝カンファレンスでは、当日に麻酔科依頼があったすべての手術症例で、個々の患者の術前診察を担当した医師が、当日の実際の麻酔担当医に、予定した麻酔法や術前診察上で問題視した点などの情報伝達を行っている。

この「症例申し送り」を行うために、電子カルテ端末PCに接続したプロジェクタに、当日の手術予定表を全画面表示させて、スタッフ皆で予定表を見ながら、麻酔の割り当てに無理はないか、どの症例の次にどの部屋で次の症例を行うのか、などを確認しながら、「症例申し送り」を行っている。そこで、役に立っているのが、「DisplayPainter」というフリーソフトである。このソフトは、画面に落書きのできるプログラムなのだが、これを使用して、申し送りが終了した症例ごとに、マーカーペンで画面上の患者名をなぞっていって、申し送りが終了したことがわかるようにしている。このソフトの実際的な使い方については別のコラム『フリーソフト「DisplayPainter」を使った「症例申し送り」』(p.45)で詳述する。

麻酔科依頼のあった症例のすべての申し送りが終了した時点で、術前の「症例申し送り」が終了する。この後、前日の手術予定表を表示して、トラブルのあった症例や予定した麻酔法を変更した場合などの情報共有を行って、前日の麻酔症例の振り返りと反省をしている。その後に、当日開かれる各種委員会など、院内会議などのスケジュール表を表示させて、出席する必要のある会議、ミーティング、勉強会などを確認して終了、という手順で、朝のカンファレンスを実施している。

第**4**章

脊椎麻酔：患者要因

1.**Q** 脊椎麻酔の知覚遮断レベルに及ぼす患者固有の要因は?	110
2.**Q** 脊椎麻酔に及ぼす年齢の影響は?	116
3.**Q** 脊椎麻酔の薬用量と身長の関係は?	122
4.**Q** 脊椎麻酔の薬用量と体重の関係は?	129
5.**Q** 「脊椎麻酔処方計画計算機 V2」とは?	134

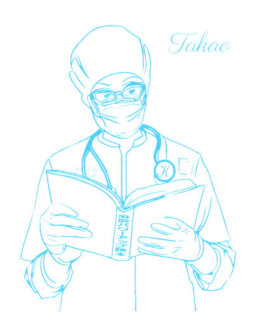

第4章 1
Q 脊椎麻酔の知覚遮断レベルに及ぼす患者固有の要因は？

A 筆者は、前著『麻酔パワーアップ読本 エッセンシャルズ』の「脊髄くも膜下麻酔の投与量の決め方：脊椎麻酔の処方計画」(p.39-45)に以下のように書きました。

「私が脊椎麻酔の変数とみなしているものは以下の8つです」

- ①刺入点
- ②薬液注入時の体位
- ③ベーベルの向き
- ④使用する薬液の種類
- ⑤基本となる薬液量
- ⑥身長
- ⑦体重（肥満）
- ⑧年齢

本当はこれら以外にも最終的な脊椎麻酔の効果（知覚レベル）に影響を及ぼす因子はたくさんあるのかもしれませんが、その他多くの因子は比較的影響が小さいので、経験的にこれらの8つの因子を考慮して脊椎麻酔を実施すれば、ほとんど失敗することなく目標とする麻酔レベルを達成できると信じています。

これらパラメータの①～⑧のうち、通常麻酔手技上でコントロールできるのは、①～⑤の5つです。しかし、残る⑥～⑧の3つは患者固有のパラメータであり、麻酔担当医の裁量で調節できるものではありません。患者固有のどういった変数が脊椎麻酔の知覚遮断レベルに影響を及ぼすのかについては多くの研究がなされていますが、関係がありそうな変数で有意な相関が得られたとする報告はあまり多くありません。

帝王切開を受ける満期妊娠女性は、手術術式や患者の年齢層、性別が均質なことから、脊椎麻酔において患者固有の変数が知覚遮断レベルに及ぼす影響を分析するのに格好の被験者層であり、多くの研究が行われています。

Norrisは、
1988年に、患者の身長、体重、肥満指数（body mass index：BMI）と脊椎麻酔の知覚遮断の広がりとの相関を検討するため、標準化した手技を用いて、50人の満期妊婦に高比重ブピバカイン12mgをくも膜下注入する脊椎麻酔を行い、薬剤注入から15分後、ピンプリックに対する鎮痛レベルを測定しており、

- 線形回帰分析の結果、身長（146～175cm）、体重（57.3～93.6kg）、BMI（21～38kg/m^2）と脊椎麻酔の広がり（T_7～C_8）との間に有意な相関は認められなかった。
- 以上より、満期妊婦では、患者の身長、体重、BMIは高比重液による脊椎麻酔の広がりに有意な影響を与えないことが結論付けられた。

と報告しています。

Norris MC. Height, weight, and the spread of subarachnoid hyperbaric bupivacaine in the term parturient. Anesth Analg. 1988 Jun;67(6):555-8.

　さらにNorrisは、1990年に同様の研究で、年齢、身長、体重、BMI、脊椎長が、高比重ブピバカインのくも膜下注入後の鎮痛（ピンプリックに対する痛覚の喪失）または麻酔（触覚の喪失）の分布に有意に影響するかどうかを検討するため、帝王切開予定の女性52人を対象に、高比重ブピバカイン15mgをL_{2-3}またはL_{3-4}からくも膜下注入しており、

- 年齢（20～42歳）、身長（146.9～174.0cm）、体重（55.5～136.4kg）、BMI（19.2～50.0kg/m^2）、脊椎長（49.6～67.0cm）は知覚遮断の広がりと相関しなかった。
- 結論として、年齢、身長、体重、BMI、脊椎長が前述の範囲内にある分娩患者においては、調査した患者変数のいずれにおいても、高比重ブピバカインの用量を変える必要はない。

と報告しています。

Norris MC. Patient variables and the subarachnoid spread of hyperbaric bupivacaine in the term parturient. Anesthesiology. 1990 Mar;72(3):478-82.

これらの権威ある雑誌に掲載された論文の結果から、「水は低きに流れ、人は易きに流れる」よろしく、「帝王切開の脊椎麻酔は固定量でよいのだ～！」という機運が高まって、それ以降は、患者固有の変数が脊椎麻酔の知覚遮断レベルに及ぼす影響は、あまり積極的には研究されなくなってしまった感があります。

Parggerらは、年齢、体重、身長、脊椎長、体表面積、BMIといった患者固有の変数が0.5%等比重ブピバカインのくも膜下投与後の知覚レベルに及ぼす複合的影響を検討するために、年齢50歳以上の患者100人を対象に、麻酔手技や薬剤の種類・投与量を標準化した上で脊椎麻酔を実施して、頭側への広がりを温度感覚の喪失とピンプリックの識別により評価し、線形回帰分析と重回帰分析により、患者変数と脊椎麻酔の知覚レベルとの相関を検定しており、

- 患者変数と麻酔の知覚レベルとの間に線形相関は認められなかった。一方、重回帰分析の結果、年齢（$p<0.01$）、身長（$p<0.01$）、体重（$p<0.05$）が麻酔の広がりに有意に寄与していることが明らかになった。
- しかし、複合変数の予測値としての重相関係数二乗値は0.10～0.21と低く、年齢、体重、身長以外の患者因子が影響していることが示唆された。

と報告しています（関連記事1）。

Pargger H, et al. Combined effect of patient variables on sensory level after spinal 0.5% plain bupivacaine. Acta Anaesthesiol Scand. 1998 Apr;42(4):430-4.

この論文が発表されたのは1998年ですが、ブピバカインのくも膜下腔における広がりに寄与する因子として、重回帰分析の結果としては、年齢、身長、体重が特定できています。この研究が実施された頃は、超音波エコーで、正確に穿刺した椎間レベルを同定するなどということは行われていなかったでしょうから、現代において同様の研究を実施すれば、相関係数はもう少し高くなる可能性があります。

その後約20年を経て、Huangらは2021年に、0.5％高比重ブピバカイン単回投与による脊椎麻酔の知覚遮断レベルについての重回帰分析を使用した予測モデルを構築するために、下半身の手術でL_{3-4}またはL_{4-5}椎間に0.5％高比重ブピバカインによる脊椎麻酔を受けた401人の非妊娠成人を対象とした後ろ向き研究を実施しており、

- ブピバカイン投与量、身長、体重、性別、年齢を含む5変数が最高知覚遮断レベルの独立予測因子として同定された。
- 脊椎麻酔後の知覚遮断レベルの予測モデルは、これら5変数による数式で表すことができ、推定予測力は0.72であった。
- このモデルに基づいて、さまざまな患者の多様な外科手術に必要な十分な知覚ブロックを提供する、脊椎麻酔のための高比重ブピバカインの妥当な投与量を決定することができ、脊椎麻酔における知覚ブロック高の用量参照値として考慮できるだろう。

と報告しています（関連記事2）。

Huang YY, et al. Sensory block level prediction of spinal anaesthesia with 0.5% hyperbaric bupivacaine: a retrospective study. Sci Rep. 2021 Apr 27;11(1):9105.

脊椎麻酔

に際して、5つの変数を指定することで、知覚遮断レベルを予測することができるとしています（図4-1）。脊椎麻酔の知覚遮断レベルに及ぼすいろいろな変数の寄与度を調べるのに、多変量解析は最適な手法であるのに、なぜこういう研究がこれまであまり実施されてこなかったのかが不思議です。ちなみに、知覚遮断の予測レベルは以下の式で算出されています。

Y（最高知覚遮断レベル）＝
7.12＋0.88×〔高比重ブピバカイン投与量（mg）〕　　…①
＋1.59×性別（女性は1、男性は0）　　…②
－0.11×（身長－162cm）　　…③
＋0.05×（体重－68kg）　　…④
＋年齢効果（75〜85歳は0.95、85歳以上は2.57）　　…⑤

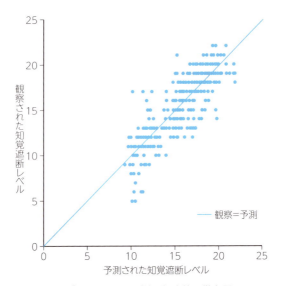

図4-1　最良適合モデルにおける予測値と観察値の散布図

予測値は以下の式で算出した。7.12＋0.88×〔高比重ブピバカイン投与量（mg）〕＋1.59×性別（女性は1、男性は0）－0.11×（身長－162cm）＋0.05×（体重－68kg）＋年齢効果（75〜85歳は0.95、85歳以上は2.57）。

(Huang YY, et al. Sensory block level prediction of spinal anaesthesia with 0.5% hyperbaric bupivacaine: a retrospective study. Sci Rep. 2021 Apr 27;11(1):9105. より引用改変)

この式は、

　　①：高比重ブピバカインの投与量が増えるほど

　　②：男性よりも女性のほうが

　　④：体重が（68kgを超えて）増えるほど

　　⑤：高齢になればなるほど

　知覚遮断レベルは上昇し、

　　③：身長が（162cmを超えて）高くなるほど

　知覚遮断レベルは下降する。

ことを意味しています。逆に、性別、体重、年齢、身長を考慮して高比重ブピバカインの投与量を調節すれば、目標とする知覚遮断レベルを得ることができるということでもあります。

ただ、このモデルでは「性別＝男性、身長＝162cm、体重＝68kg、年齢＝60歳」なら、高比重ブピバカインの投与量＝0mgであっても、予測知覚遮断レベル＝7.12となってしまいますので、そのまま臨床応用できるモデルではなさそうです。

脊椎麻酔の知覚遮断レベルに影響する患者固有の因子
身長　体重　年齢　性別

> **Point**　脊椎麻酔の知覚遮断レベルに及ぼす患者固有の変数としては、多変量解析で、身長、体重、年齢、性別が同定されている。

ブログ内の関連記事

1 クモ膜下0.5%プレーンブピバカイン投与後の知覚レベルに対する患者変数の複合的影響
- 対象論文：Acta Anaesthesiol Scand. 1998 Apr；42(4)：430-4.
https://knight1112jp.seesaa.net/article/498202453.html

2 0.5%高比重ブピバカインによる脊椎麻酔の知覚遮断レベル予測：後ろ向き研究
- 対象論文：Sci Rep. 2021 Apr 27；11(1)：9105.
https://knight1112jp.seesaa.net/article/498283452.html

Q 脊椎麻酔に及ぼす年齢の影響は？

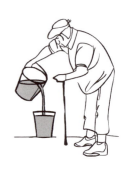

A ざっくり言うと、プロポフォールやレミフェンタニルなどの静脈麻酔薬にしろ、セボフルランなどの揮発性麻酔薬にしろ、はたまた硬膜外に投与する局所麻酔薬にしろ、高齢になるに従って必要となる薬液量や濃度〔揮発性麻酔薬の場合は最小肺胞濃度(minimum alveolar concentration：MAC)〕は減少します。脊椎麻酔の場合も同様に、必要な薬液量は減少することがわかっています。

Pitkänenらは、0.5％等比重ブピバカイン3mLをL$_{3-4}$からくも膜下に注入し、脊椎麻酔に及ぼす年齢の影響を調査しており、

- 鎮痛効果の最大範囲は年齢と共に増加した。高齢者(70歳以上)のL$_2$およびL$_3$分節への鎮痛の広がりは、若年者(30歳未満)の約2倍の速さであった。
- 下肢の完全運動遮断は、最も高齢の患者(80歳以上：平均11分)で最も急速に進行したが、50歳未満の患者では、完全運動遮断までの平均時間は約2倍かかった。
- 最上位2分節の平均知覚回復とS$_1$分節の平均知覚回復は、年齢と有意な相関はなかった。
- 収縮期動脈圧の低下は、最高齢(80歳以上)の患者においてのみ、知覚遮断レベルの高さと相関していた。

と報告しています。

Pitkänen M, et al. Influence of age on spinal anaesthesia with isobaric 0.5% bupivacaine. Br J Anaesth. 1984 Mar;56(3):279-84.

Racle らは、

29人の成人患者(50歳未満：Ⅰ群)と37人の高齢患者(80歳以上：Ⅱ群)を対象に、0.5％等比重ブピバカイン3mLをL_{3-4}からくも膜下に注入して、脊椎麻酔の特徴に及ぼす年齢の影響を調査しており、

- 最大拡散までの時間はⅠ群で7.3分と、Ⅱ群の9.9分よりも有意に短かった。
- Ⅱ群では、より高い知覚遮断が得られた（$T_{10.4}$ vs $T_{11.2}$）。
- 注射から最上位2分節の鎮痛回復までの平均時間は、両群間に有意差はなかった（121分 vs 107分）。L_2レベルの平均鎮痛持続時間にも有意差はなかった（149分 vs 164分）。
- 全例で下肢の運動は完全に遮断された。
- Ⅱ群では、収縮期動脈圧の麻酔前値からの低下が大きい傾向がみられた（－20.9％ vs －13％）。

と報告しています。

Racle JP, et al. Spinal anesthesia with isobaric 0.5% bupivacaine. Effect of age. Ann Fr Anesth Reanim. 1986;5(6):579-83.

以上は、

等比重ブピバカインによる脊椎麻酔の報告ですが、同じRacleらのグループは、1988年に38人の若年患者(50歳未満：Ⅰ群)と48人の高齢患者(80歳以上：Ⅱ群)を対象に、0.375％高比重ブピバカイン4mLをL_{3-4}からくも膜下に注入して脊椎麻酔の特徴に及ぼす年齢の影響を調査しており、

- 第Ⅱ群では、第Ⅰ群に比べ、知覚遮断が最大に広がるまでの時間が有意に短く、知覚遮断レベルが高かった（1皮膚分節）。L_2レベルの平均鎮痛持続時間は、Ⅱ群では15分だけ延長した。
- 下肢の完全運動遮断はⅡ群のほうが急速に発現したが、運動遮断の持続時間に有意差はなかった。
- Ⅱ群では、乳酸リンゲル液の急速注入にもかかわらず、収縮期動脈圧の安静時からの低下が大きかった。

と報告しています。

Racle JP, et al. Spinal analgesia with hyperbaric bupivacaine; influence of age. Br J Anaesth. 1988 Apr;60(5):508-14.

Boss らは、

1993年に、下半身の手術を受ける年齢17～39歳の患者46人と76～87歳の高齢患者48人を対象として、坐位でL_{3-4}から2％等比重メ

ピバカイン4.5mLをくも膜下に注入して、脊椎麻酔の特徴に及ぼす年齢の影響を調査する前向き研究を実施しており、

- 最大運動遮断までの時間は、若年群と比較して高齢群で有意に短縮した(7.9分 vs 11.5分)。
- 高齢群では、最大拡散までの時間が有意に短かった(11.4分 vs 13.6分)。
- 高齢群では有意に高い知覚遮断が得られた(T_8 vs T_{10})。鎮痛あるいは運動遮断の平均持続時間には有意差はなかった(200.7分 vs 192.8分)。
- 高齢群では、収縮期血圧が麻酔前値に比べて低下する傾向が大きく(23.7% vs 16.3%)、拡張期血圧の低下も高齢群で大きかった(22.1% vs 14.4%)。
- 高齢群では乳酸リンゲル液の投与量が多かった(14.8mL/kg vs 10.3mL/kg)。

と報告しています。

Boss EG, et al. The effect of age on the spread of spinal anesthesia using isobaric 2% mepivacaine. Anaesthesist. 1993 Mar;42(3):162-8.

脊椎麻酔に際して、

年齢にかかわらず同じ薬液を同じ量だけ使用した場合には、高齢者のほうが知覚遮断が急速に進行し、より高いレベルまで広範囲に知覚遮断や運動遮断が及びます。また、おそらくは、より広範囲に麻酔が及ぶ結果として、広範囲の交感神経遮断によって大きな血圧低下をきたし、これを補正するためにより多くの乳酸リンゲル液の投与が必要になったということでしょう。

Chenらは、

2014年に、129人の成人(20〜80歳)を10歳ごとの6つの年齢群に分けて、等比重ブピバカインをくも膜下投与した場合に、運動遮断に必要な50%有効量(ED_{50})に及ぼす年齢の影響を検討しており、

- ブピバカインくも膜下投与による運動遮断のED_{50}は、20〜30歳では10.22mg〔95%信頼区間(CI) 9.96-10.49〕、31〜40歳では9.52mg(95%CI 9.02-10.07)、41〜50歳では8.37mg(95%CI 7.56-9.26)、51〜60歳では7.30mg(95%CI 6.84-7.79)、61〜70歳では6.55mg(95%CI 6.01-7.13)、71〜80歳では5.78mg(95%CI 5.01-6.67)であった。

- 6つの年齢群において、くも膜下等比重ブピバカイン投与5分後の最大鎮痛レベルはL_{1-2}レベル、10分後の最大鎮痛レベルは$T_{10} \sim L_1$であった。運動遮断の持続時間には群間で有意差があった。
- 等比重ブピバカインのくも膜下投与による運動遮断のED_{50}は、年齢が高くなるにつれて急峻に低下した。

と報告しています(図4-2、関連記事1)。

Chen M, et al. The effect of age on the median effective dose (ED50) of intrathecally administered plain bupivacaine for motor block. Anesth Analg. 2014 Apr;118(4):863-8.

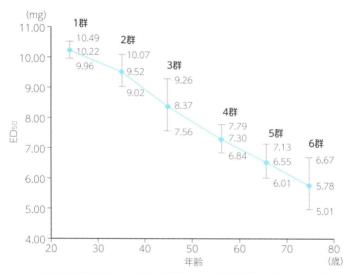

図4-2 等比重ブピバカインくも膜下投与による運動遮断に対する50%有効量(ED_{50};95%CI)

(Chen M, et al. The effect of age on the median effective dose (ED50) of intrathecally administered plain bupivacaine for motor block. Anesth Analg. 2014 Apr;118(4):863-8. より引用改変)

Chenらは、2年後に、今度は等比重ロピバカインについても同様の研究を実施しており、

- ロピバカインのくも膜下投与による運動ブロックのED_{50}は、20〜30歳では20.96mg(95%CI 19.83-22.16)、31〜40歳では19.05mg(95%

CI 18.43-19.70)、41～50歳では17.91mg（95％CI 17.10-18.76）、51～60歳では17.91mg（95％CI 16.49-19.44）、61～70歳では16.11mg（95％CI 14.50-17.90）、71～80歳では15.75mg（95％CI 13.98-17.73）であった。

- 最大鎮痛効果は、全群でロピバカインくも膜下投与後5分および10分に、それぞれL_4～T_6およびL_4～T_2レベルで得られた。
- 等比重ロピバカインによる運動遮断のED_{50}は年齢が高くなるにつれて減少し、年齢がくも膜下ロピバカインの効力に影響を及ぼすことを示している。

と報告しています（図4-3、関連記事2）

Chen MQ, et al. Determination of the median effective dose (ED₅₀) of spinal plain ropivacaine for motor block in adults. Anaesthesist. 2016 May;65(5):353-8.

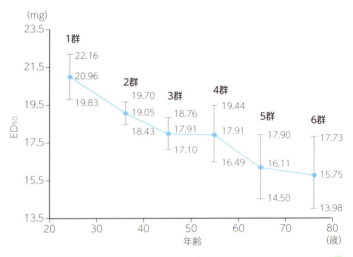

図4-3 等比重ロピバカインくも膜下投与による運動遮断に対する50％有効量（ED_{50}：95％CI）

(Chen MQ, et al. Determination of the median effective dose (ED₅₀) of spinal plain ropivacaine for motor block in adults. Anaesthesist. 2016 May;65(5):353-8. より引用改変)

Point くも膜下に投与する薬液も、他の麻酔薬と同様に、高齢になるに従って減量しないと過量投与になる。

ブログ内の関連記事

1 運動ブロックを目的とした等比重ブピバカインのくも膜下投与における50％有効量（ED50）に及ぼす年齢の影響
- 対象論文：Anesth Analg. 2014 Apr;118(4):863-8.
  https://knight1112jp.seesaa.net/article/500202722.html

2 成人におけるくも膜下等比重ロピバカインの運動ブロックに対する50％有効量（ED50）の決定
- 対象論文：Anaesthesist. 2016 May;65(5):353-8.
  https://knight1112jp.seesaa.net/article/500206289.html

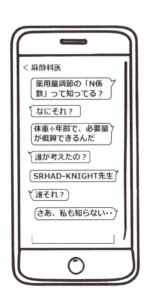

Q 脊椎麻酔の薬用量と身長の関係は？

A この問いは「脊椎麻酔レベルに身長はどう影響するか？」と言い換えてもいいかもしれません。脊椎麻酔に際して一定の麻酔レベルを達成するのに、身長が高い人ほど必要な局所麻酔薬の用量が増加します。身長の低い患者に標準的な用量を使用すると麻酔レベルが高位に達して、低血圧をきたす頻度が増加します。

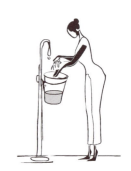

Pitkänenは、0.5%ブピバカインによる

脊椎麻酔に対する体重の影響を90人の患者で評価するべく、最初の50人の患者には3mLの等比重0.5%ブピバカインを、次に、無作為に選ばれた別の40人の患者に3mLの0.5%高比重または等比重ブピバカインのいずれかを投与して、鎮痛と運動遮断のレベルを評価しており、

- 等比重ブピバカインでは、BMIが基準値より高い人、または正常基準値より身長が低い人は、頭側への麻酔の広がりが高かった。
- 高比重ブピバカインでは、身長の低い人だけがより高い麻酔レベルとなった。

と報告しています。

Pitkänen MT. Body mass and spread of spinal anesthesia with bupivacaine. Anesth Analg. 1987 Feb;66(2):127-31.

脊椎麻酔において局所麻酔薬をくも膜下に投与した場合に、患者の身長に応じて麻酔レベルがどう変化するかについては、性別や年齢層、手術術式といった麻酔以外の因子が比較的均一な属性であることから、帝王切開を受ける満期妊婦の患者群で多くの研究がなされています。

Norrisは、
満期妊婦で、くも膜下における高比重ブピバカインの広がりと、身長や体重といった患者の身体的属性変数との間の関係について調査しており、身長と脊椎長との間には有意な相関関係があることを示しています。

Norris MC. Patient variables and the subarachnoid spread of hyperbaric bupivacaine in the term parturient. Anesthesiology. 1990 Mar;72(3):478-82.

脊柱管の同じ部位からくも膜下に同量の局所麻酔薬を投与すると、脳脊髄液（cerebrospinal fluid：CSF）で希釈されながらくも膜下腔で広がっていきますが、身長の低い患者（したがって脊椎長の短い患者）のほうが、身長の高い患者よりも高いレベルまで局所麻酔薬が到達することになり、より高いレベルまで麻酔効果が出現します。

Danelliらは、
予定帝王切開を受ける24人の満期妊婦を対象に、くも膜下に投与する0.5％高比重ブピバカインの最小有効量を決定するために、脊椎硬膜外併用麻酔下に、0.5％高比重ブピバカインの初期用量として0.075mg/cm身長をくも膜下に投与して、Dixonの上下法で増減幅0.01mg/cm身長として、くも膜下注入後20分以内に適切な手術麻酔が得られる50％有効量（ED_{50}）を調査しており、

- 高比重ブピバカインの用量は、身長1cm当たり0.036mgであった（95％CI 身長1cm当たり0.031-0.041）。
- 帝王切開に有効な脊椎麻酔を提供するプロビット変換から計算されたED_{95}は、身長1cm当たり0.06mgであった。

と報告しています（関連記事1）。

Danelli G, et al. The minimum effective dose of 0.5% hyperbaric spinal bupivacaine for cesarean section. Minerva Anestesiol. 2001 Jul-Aug;67(7-8):573-7.

Yuらは、
満期妊婦の帝王切開に際して、患者の身長が脊椎麻酔に必要な0.75％等比重ロピバカインのED_{50}に及ぼす影響を調査するために、120人の満期妊婦を身長5cmごとの4群に層別化して、十分な麻酔が得られるED_{50}を調査しており、

- ED_{50}は身長150〜155cmの患者で5.92mg（95％CI 5.02-6.86）、156〜160cmで6.52mg（95％CI 5.45-7.65）、161〜165cmで7.49mg

（95％CI 6.83-8.25）、166〜170cmで8.35mg（95％CI 7.55-9.23）であった。
- ロピバカインのED$_{50}$は、被験者の身長が高くなるにつれて増加した。
- 低血圧、昇圧薬の必要性、吐き気、嘔吐、シバリングの発生率に有意差はなかった。

と報告しています（関連記事2、図4-4）。

Yu X, et al. The effect of parturient height on the median effective dose of intrathecally administered ropivacaine. Ann Saudi Med. 2016 Sep-Oct；36(5)：328-33.

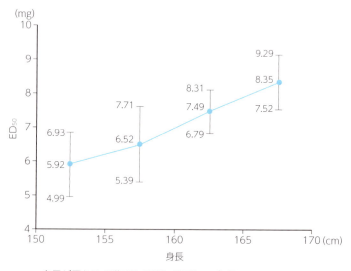

図4-4　身長が異なる4群でT$_5$遮断に必要なロピバカインのED$_{50}$

身長150〜170cmの範囲で5cmごとの身長差のある4群で、標準化された方法でT$_5$遮断に必要なロピバカインの50％有効量（ED$_{50}$；95％CI）をプロットした。

(Yu X, et al. The effect of parturient height on the median effective dose of intrathecally administered ropivacaine. Ann Saudi Med. 2016 Sep-Oct；36(5)：328-33. より引用改変)

多くの研究者が、身長に従ってくも膜下に投与する局所麻酔薬の用量を調節することで、低血圧の頻度を低減できるかどうかについて調査しています。

Huang らは、

帝王切開において予防的な水分補給や昇圧薬投与を行わずに、母体低血圧が少なく十分な麻酔が得られる身長に基づいたブピバカインの投与アルゴリズムが存在するかどうかを判断するために、帝王切開を受ける280人の分娩患者を2群に分けて、身長に基づく投与アルゴリズム(表4-1)を用いてブピバカイン用量を決定した試験群と固定量のブピバカインを投与した従来群とで、合併症と麻酔の質を評価しており、

- 従来群では、低血圧の発生率が高く、知覚遮断の発現時間が短く、完全運動遮断の被験者が多かった ($p = 0.030$、2.957×10^{-14}、0.012)。
- 試験群では、低血圧の発生率、知覚遮断の発現時間、完全運動遮断者の数は身長では変わらなかった ($p = 0.199$、0.617、0.209)。
- ブピバカインの身長別投与法は、低血圧の発生率を低下させ ($p = 0.004$)、知覚遮断レベルを低くし、運動遮断の程度を軽くした ($p = 3.513 \times 10^{-7}$、5.711×10^{-11})。

表4-1 患者の身長と0.5%ブピバカインの投与量との関係①

患者身長 (cm)	用量 (mL)
173〜174	1.70
170〜172	1.65
168〜169	1.60
165〜167	1.55
163〜164	1.50
160〜162	1.45
158〜159	1.40
155〜157	1.35
153〜154	1.30
150〜152	1.25
148〜149	1.20
145〜147	1.15

(Huang Q, et al. A Height-Based Dosing Algorithm of Bupivacaine in Spinal Anesthesia for Decreasing Maternal Hypotension in Cesarean Section Without Prophylactic Fluid Preloading and Vasopressors: A Randomized-Controlled Non-Inferiority Trial. Front Med (Lausanne). 2022 Jun 10;9:858115. より引用)

- 鎮痛の質、筋弛緩の質、術中の快適さの程度は両群で同等であった（$p=0.065$、0.498、0.483）。
- 身長は脊椎麻酔におけるブピバカインの投与量に影響を与える。予防的な水分前投与や昇圧薬を使用しない場合、身長に基づいたブピバカインの投与アルゴリズムは適切であり、母体の低血圧が少なく帝王切開の必要性を満たすものである。

と報告しています（関連記事3）。

Huang Q, et al. A Height-Based Dosing Algorithm of Bupivacaine in Spinal Anesthesia for Decreasing Maternal Hypotension in Cesarean Section Without Prophylactic Fluid Preloading and Vasopressors: A Randomized-Controlled Non-Inferiority Trial. Front Med (Lausanne). 2022 Jun 10;9:858115.

このHuangらの研究で使用した身長に応じたブピバカイン投与量

のアルゴリズムが適切かどうかを検証するために、妊婦を身長によって群分けして、サブ群間の麻酔特性の比較を行って、単変量および多変量の2値ロジスティック回帰を行い、麻酔特性に対する処置因子を再分析する研究も実施されており、

- ブピバカインの投与量を身長ベースの投与アルゴリズムで調整したところ、体重（$p<0.05$）を除き、他の一般データは身長による統計的変化を示さなかった（$p>0.05$）。
- 合併症の発生率、知覚・運動ブロックの特徴、麻酔の質、新生児転帰は、身長が異なる産婦間で統計的差異は認められなかった（$p>0.05$）。
- ブピバカインの投与量が一定の場合、体重と肥満度を除き（$p>0.05$）、身長は母体低血圧の独立危険因子であった（$p<0.05$）。
- 体重と肥満度を別にすれば、身長はブピバカインの投与量に影響を及ぼす。この身長に基づく投与アルゴリズムを使用してブピバカインの投与量を調整することは合理的である。

と報告されています（関連記事4）。

Huang J, et al. Anesthesia characteristic of an algorithm of bupivacaine dose based on height in caesarean section under spinal anesthesia: a retrospective cohort study. BMC Anesthesiol. 2023 May 2;23(1):146.

患者の身長に基づいて、くも膜下に投与するブピバカインの量を調節

するアルゴリズムは、他にも存在します。Siddiquiらは、2016年に待機的帝

王切開を受ける患者を対象に、2つの異なる投与レジメン（身長と体重 vs 身長だけに基づく脊椎麻酔薬量）に続く低血圧の発生率を比較する無作為化比較試験（RCT）を実施しており、この際に使用された身長に基づく等比重ブピバカインの投与量は身長に正比例したものになっています(関連記事5、表4-2)。

Siddiqui KM, et al. Comparison of spinal anesthesia dosage based on height and weight versus height alone in patients undergoing elective cesarean section. Korean J Anesthesiol. 2016 Apr;69(2):143-8.

表4-2 患者の身長と0.5％ブピバカインの投与量との関係②

患者身長 (cm)	用量 (mg)	用量 (mL)
140	7.0	1.4
145	7.2	1.4
150	7.5	1.5
155	7.7	1.5
160	8.0	1.6
165	8.2	1.6
170	8.5	1.7
175	8.7	1.7
180	9.0	1.8

(Siddiqui KM, et al. Comparison of spinal anesthesia dosage based on height and weight versus height alone in patients undergoing elective cesarean section. Korean J Anesthesiol. 2016 Apr;69(2):143-8. より引用改変)

帝王切開は被験者層が均一なので研究しやすいのですが、「局所麻酔薬のくも膜下投与必要量は、身長に応じて増減する」という生理学的・解剖学的に考えると当然とも思われる現象を確認するのに、何十年もかかっているのが不思議です。

> 余裕を持って十分量を投与すれば、麻酔は確実に効くだろうが、低血圧の合併症頻度が増加する。年齢や体重も考慮せずにプロポフォールを投与することがないのと同様に、くも膜下に投与する局所麻酔薬の量は、身長（望むらくは脊椎長）に応じて増減するべきである。

Point くも膜下に投与する局所麻酔薬の必要量は身長に従って調節するべきである。

ブログ内の関連記事

1 帝王切開に対する0.5％高比重ブピバカインの最小有効量
- 対象論文：Minerva Anestesiol. 2001 Jul-Aug;67(7-8):573-7.
  https://knight1112jp.seesaa.net/article/500231438.html

2 分娩患者の身長がロピバカインくも膜下投与50％有効量に及ぼす影響
- 対象論文：Ann Saudi Med. 2016 Sep-Oct;36(5):328-33.
  https://knight1112jp.seesaa.net/article/500202942.html

3 帝王切開において予防的な水分補給や昇圧剤投与を行わずに母体低血圧を減少させるための、脊椎麻酔における身長に基づいたブピバカインの投与アルゴリズム：無作為化比較非劣性試験
- 対象論文：Front Med (Lausanne). 2022 Jun 10;9:858115.
  https://knight1112jp.seesaa.net/article/489185126.html

4 脊椎麻酔下の帝王切開における身長に基づくブピバカイン投与アルゴリズムの麻酔特性：後ろ向きコホート研究
- 対象論文：BMC Anesthesiol. 2023 May 2;23(1):146.
  https://knight1112jp.seesaa.net/article/499309618.html

5 待機的帝王切開を受ける患者で身長と体重 vs 身長だけに基づく脊椎麻酔薬量の比較
- 対象論文：Korean J Anesthesiol. 2016 Apr;69(2):143-8.
  https://knight1112jp.seesaa.net/article/201807article_48.html

Q 脊椎麻酔の薬用量と体重の関係は?

A 標準体重よりも体重が増加する、つまり、BMIが上昇するに従って、脊椎麻酔に使用する局所麻酔薬は減量するべきであることがわかっています。

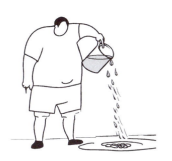

静脈麻酔薬や筋弛緩薬は、静脈内投与後にまずは循環血液で希釈され、さらには毛細管を経由して組織間液へと拡散して、細胞外液相全体に広がります。麻酔薬が作用するターゲットである細胞表面に存在する受容体に同じ濃度で作用するためには、体重が重いほどたくさんの麻酔薬が必要になります。

静脈麻酔薬であるプロポフォールの添付文書における【用法・用量】の項には、

> 通常、成人には本剤0.20〜0.25mL/kg(プロポフォールとして2.0〜2.5mg/kg)で就眠が得られる。

と記されています。また、筋弛緩薬であるロクロニウムでは、

> 通常、成人には挿管用量としてロクロニウム臭化物0.6mg/kgを静脈内投与し、術中必要に応じて0.1〜0.2mg/kgを追加投与する。

と記されています。いずれも体重当たりの必要量が記載されています。

　では、脊椎麻酔に際しての局所麻酔薬の用量の場合にはどうなるのでしょうか。くも膜下に投与された局所麻酔薬は、CSFによって希釈されます。したがって、CSFの量が多ければ薬物濃度は低くなり、麻酔のレベルはあまり上昇せず、低い麻酔レベルにとどまります。逆に、CSFの量が少なければ、薬物濃度は下がりにくくなり薬物の広がる範囲が広がり、麻酔レベルが高位に達すると考えられます。

脊椎麻酔で使用するくも膜下に投与する薬液量が同じであれば、標準体重よりも体重が増加するほどに、つまりBMIが高くなるに従って、脊椎麻酔のレベルが高位になります。

　満期妊婦の場合には、非妊婦に比べてくも膜下に投与する局所麻酔薬は少量で済むことがわかっています。これは巨大な妊娠子宮のために、下半身を環流した血液が下大静脈を通って心臓に還流するのが難しくなり、側副血行路としての脊柱管内の硬膜外静脈叢を通って心臓に還流しようとするために、怒張した静脈のために相対的にくも膜下腔が狭小化して、くも膜下に投与された薬液がより高位の脊髄にまで作用するためと考えられています。

　詳しくは、第6章「産科麻酔」2「Q：満期妊婦に対する脊椎麻酔に際しての局所麻酔薬用量が少なくて済むのはなぜか？」(p.186)をご参照ください。

　高度肥満の場合にも腹圧の上昇によって、同様のメカニズムが想定されるほか、脊柱管内への脂肪の沈着や、椎間孔内の軟部組織が内側に移動してCSFが移動することによるといった、**「内側にも太っている」**現象が推定されています。

Hogan らは、25人の健康なボランティアを対象としたCSF量を推定するMRIを用いた研究では、T_{11-12}椎間板から硬膜嚢の仙骨末端までの腰仙椎内の推定CSF量は、個人差が大きく28.0〜81.1mLの範囲にわたっており、肥満群（BMI　平均33.1）は、非肥満群（BMI　平均21.6）よりも、10mL少なかった（42.9±9.5 vs 53.5±12.9）と報告しています。

Hogan QH, et al. Magnetic resonance imaging of cerebrospinal fluid volume and the influence of body habitus and abdominal pressure. Anesthesiology. 1996 Jun;84(6):1341-9.

体重に応じてくも膜下に投与する薬液量を調節するべきであるとする論文をいくつか紹介しておきます。

Leinoらは、

関節リウマチ患者において、BMIが脊椎麻酔による知覚ブロックの広がりに重要な影響を及ぼすとして、BMIが異なる3つの患者群で脊椎麻酔において同じ広がりを得るために、等比重ブピバカインの用量をBMIとは逆相関するように設定すれば、ブロック範囲に差がなくなるのではないかという仮説を立てて、関節リウマチ患者合計75人を、BMIによって同人数の、BMI低値群（＜23kg/m^2）、標準群（23〜28kg/m^2）、高値群（＞28kg/m^2）の3群に分けて、それぞれ等比重ブピバカイン3.3、3.0、2.7mLをくも膜下に投与して知覚遮断の広がりを評価しており、

- 知覚遮断の広がりは、BMI高値群で広がりが大きく、BMI低値群、標準群、高値群で異なっていた［それぞれの平均（SD*）14.0（2.6）、14.5（2.5）、16.3（2.5）皮膚分節、$p = 0.006$］。
  *標準偏差（standard deviation：SD）
- BMI（低値、標準、高値）とは逆相関するように3段階の等比重ブピバカイン用量を使用したにもかかわらず、BMI高値群で、ブロック範囲が大きいために、同等のブロックの広がりを得ることはできなかった。
- BMIに従って等比重ブピバカイン用量を調節すれば、予測可能な脊椎麻酔の広がりを達成することができるだろうが、BMI高値の患者では、さらなる減量が必要である。

と報告しています（関連記事1）。

Leino KA, et al. The effect of body mass index on the spread of spinal block in patients with rheumatoid arthritis. J Anesth. 2011 Apr;25(2):213-8.

Lamonらは、

帝王切開を受ける妊婦において高位脊椎麻酔のリスクに及ぼすBMIの影響を検討するために、高比重ブピバカイン≧10.5mgによる脊椎麻酔または脊椎硬膜外併用麻酔下で帝王切開分娩を受けた女性5,015人について、肥満クラスⅠ（BMI＝30〜34.9kg/m^2）、肥満クラスⅡ（BMI＝

$35\sim39.9\text{kg}/\text{m}^2$)、肥満クラスⅢ（BMI＝$40\sim49.9\text{kg}/\text{m}^2$）、超肥満（BMI≧$50\text{kg}/\text{m}^2$）と分類して、脊椎麻酔実施後20分以内に、高位脊椎麻酔に起因する諸症状や、T_1以上のブロックのために、全身麻酔に変更する必要性が生じた高位脊椎麻酔の症例を調査する後ろ向きコホート研究を実施しており、

- 高位脊椎麻酔が29人の患者で生じた（0.6％）。
- 高位脊椎麻酔のリスクは、BMIによって有意に異なっていた（$p=0.025$）。
- 多変量モデルでは、BMI（$p=0.008$）と帝王切開分娩の緊急度（$p=0.009$）が高位ブロックと関連していた。
- BMI≧$50\text{kg}/\text{m}^2$は、BMI＜$30\text{kg}/\text{m}^2$と比べて、高位脊椎麻酔の高いオッズと関連していた〔オッズ比（95％CI）6.3（2.2、18.5）〕。

と報告しています(関連記事2)。

Lamon AM, et al. The impact of body mass index on the risk of high spinal block in parturients undergoing cesarean delivery: a retrospective cohort study. J Anesth. 2017 Aug;31(4):552-8.

　多くの研究で、脊椎麻酔に使用する局所麻酔薬の用量は、別項〔第4章「脊椎麻酔：患者要因」3「Q：脊椎麻酔の薬用量と身長の関係は？」(p.122)〕でも詳述したように、身長に応じて増減するべきであることが示されていますが、身長だけではなく体重についても考慮するべきか否かについて検討した研究があります。

Siddiquiらは、

待機的帝王切開を受ける単胎妊娠の患者60人の脊椎麻酔に際して、くも膜下に投与する等比重ブピバカインの薬用量を、身長と体重に基づいて調整した場合と、身長だけに基づいて調整した場合の2群に無作為に割り当てて、低血圧の発生率を比較する無作為化比較試験を実施しており、

- 身長と体重の2因子で用量を調節した群よりも、身長のみに基づいた群のほうが有意に低血圧の頻度が高かった（56.7％ vs 26.7％、$p=0.018$）。
- 等比重ブピバカインの投与量を患者の身長と体重に合わせて調整することで、待機的帝王切開に適切な麻酔が提供され、母体低血圧の発生率と重症度が低下し、エフェドリンの使用量が少なくなる。

と報告しています(関連記事3)。

Siddiqui KM, et al. Comparison of spinal anesthesia dosage based on height and weight versus height alone in patients undergoing elective cesarean section. Korean J Anesthesiol. 2016 Apr;69(2):143-8.

実際の臨床現場で、肥満度に応じて、局所麻酔薬用量をどの程度減量するべきかについての明確な指針などはなく、今後の研究を待つしかありません。

> **Point** 肥満患者では腰仙椎内のCSF量が減少しているので、肥満度に応じて、くも膜下に投与する薬液を減量する必要がある。

ブログ内の関連記事

1 関節リウマチのある患者での脊椎麻酔の広がりに与える肥満指数の効果
- 対象論文：J Anesth. 2011 Apr;25(2):213-8.
- https://knight1112jp.seesaa.net/article/201105article_43.html

2 帝王切開を受ける妊婦における高位脊椎麻酔のリスクに及ぼす肥満指数の影響：後ろ向きコホート研究
- 対象論文：J Anesth. 2017 Aug;31(4):552-8.
- https://knight1112jp.seesaa.net/article/201704article_90.html

3 待機的帝王切開を受ける患者で身長と体重 vs 身長だけに基づく脊椎麻酔薬量の比較
- 対象論文：Korean J Anesthesiol. 2016 Apr;69(2):143-8.
- https://knight1112jp.seesaa.net/article/201807article_48.html

第4章
5

Q 「脊椎麻酔処方計画計算機 V2」とは？

Question

A 体裁上はQ&Aの形式にしましたが、実際のところは、「脊椎麻酔処方計画計算機」（以下、「脊椎麻酔計算機」）をバージョンアップしたよ、というお話です。

私は日常的には、帝王切開以外の脊椎麻酔には、自作のプログラムである「脊椎麻酔計算機」を使用しています。このプログラムは、自分が2011年頃までに実施した、脊椎麻酔の経験の集大成として作成したものです（図4-5、関連記事1～3）。

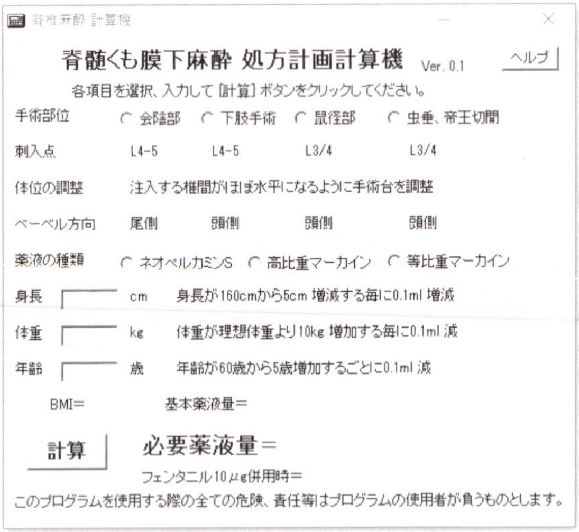

図4-5　脊椎麻酔計算機

「①会陰部だけに効かせる手術」、「②下肢だけに効かせればよい手術」、「③臍あたりまでは効かせたい手術」、「④剣状突起あたりまで効かせたい手術」の4種類の手術を想定して、それぞれに刺入点（椎間）を①L_{4-5}、②L_{4-5}、③L_{3-4}、④L_{3-4}と固定し、0.5％ブピバカインの場合には、標準用量である基本量をそれぞれ、①会陰部は1.5mL、②下肢手術は2.6mL、③鼠径部手術は1割増しで2.8mL、④虫垂炎は2割増しで3.0mLとし、その用量を3つのパラメータに応じて増減して、最終的な必要用量が計算されるようになっています。

3つのパラメータは、「身長」「体重」「年齢」です。

1 身長に応じて量を増減する

解剖学的、生理学的に考えて、身長140cmの人よりも、身長180cmの人のほうがたくさんの薬液が必要になるのは自明でしょう。本当は、脊柱管の長さや座高のほうが適切なパラメータなのでしょうが、術前にルーチンに測定するパラメータではないので、その代用変数として身長を採用せざるを得ないのは当然のことでしょう。別項〔第4章「脊椎麻酔：患者要因」3「Q：脊椎麻酔の薬用量と身長の関係は？」(p.122)〕で詳述しています。

2 体重が増加するに応じて量を減らす

肥満患者に非肥満患者と同じ量を使用すると、高いレベルまで効き過ぎることはしばしば経験することです。別項〔第4章「脊椎麻酔：患者要因」4「Q：脊椎麻酔の薬用量と体重の関係は？」(p.129)〕で詳述しています。

3 年齢に応じて量を増減する

全身麻酔薬である揮発性吸入麻酔薬のMACには年齢依存性があります。硬膜外麻酔に必要な局所麻酔薬の量にも同様の年齢依存性があります。脊椎麻酔に必要な薬液量は高齢になるに従って少量で済みます。別項〔第4章「脊椎麻酔：患者要因」2「Q：脊椎麻酔に及ぼす年齢の影響は？」(p.116)〕で詳述しています。

<u>このプログラムは、</u>筆者が勤めている施設に産婦人科ができる以前に作成したもので、<u>帝王切開に際しての脊椎麻酔に使用すると、必要量が過大に算出されてしまいます。</u>帝王切開以外の手術に際しての脊椎麻酔には、これまでの経験上、多過ぎず少な過ぎず、まずまずの適量を提示してくれます。

通常、満期妊婦の帝王切開に際しての脊椎麻酔に必要な局所麻酔薬（通常は、高比重または、等比重の0.5％ブピバカイン）は、妊娠していなければ剣状突起まで効かせるのに必要な薬液量（3mL）の約2/3（つまり、2mL＝10mg）で十分です。そこで、満期妊婦の帝王切開に際しての脊椎麻酔に必要な局所麻酔薬については、「帝王切開時の脊椎麻酔プロトコール」を参照して、投与量を決定しています (関連記事4)。

このプロトコールで採用した「帝王切開妊婦の身長と体重から投与量を決定するための処方表」(表4-3)（以下、「処方表」と表記）は、以下の2つの文献[1, 2]を参考にしたものです。

* 1：Harten JM, et al. Effects of a height and weight adjusted dose of local anaesthetic for spinal anaesthesia for elective Caesarean section. Anaesthesia. 2005 Apr;60(4):348-53.
* 2：Subedi A, et al. The effect of height and weight adjusted dose of intrathecal hyperbaric bupivacaine for elective caesarean section. JNMA J Nepal Med Assoc. 2011 Jan-Mar;51(181):1-6.

麻酔のレベルに影響を与える要因に関する研究がたくさん行われていますが、その要因の役割については議論の余地があります。Norrisは、麻酔科領域で絶大な権威を誇るAnesthesiologyとAnesthesia & Analgesiaに、身長、体重、BMIは帝王切開時の脊椎麻酔のレベルとは関係がないと報告しました。

Norris MC. Patient variables and the subarachnoid spread of hyperbaric bupivacaine in the term parturient. Anesthesiology. 1990 Mar;72(3):478-82.

Norris MC. Height, weight, and the spread of subarachnoid hyperbaric bupivacaine in the term parturient. Anesth Analg. 1988 Jun;67(6):555-8.

表4-3 帝王切開妊婦の身長と体重から投与量を決定するための処方表

妊娠体重 (kg)	妊娠身長 (cm)								
	140	145	150	155	160	165	170	175	180
50	1.5	1.7	1.8	1.9					
55	1.5	1.6	1.8	1.9	2.0				
60	1.4	1.6	1.7	1.8	2.0	2.1			
65	1.4	1.5	1.7	1.8	1.9	2.1	2.2		
70	1.3	1.5	1.6	1.8	1.9	2.0	2.2	2.3	
75		1.4	1.6	1.7	1.9	2.0	2.1	2.3	2.4
80		1.4	1.5	1.7	1.8	2.0	2.1	2.2	2.4
85			1.5	1.6	1.8	1.9	2.1	2.2	2.3
90			1.4	1.6	1.7	1.9	2.0	2.2	2.3
95				1.5	1.7	1.8	2.0	2.1	2.3
100				1.5	1.7	1.8	1.9	2.1	2.2
105					1.6	1.7	1.9	2.0	2.2
110						1.7	1.8	2.0	2.2

(Harten JM, et al. Effects of a height and weight adjusted dose of local anaesthetic for spinal anaesthesia for elective Caesarean section. Anaesthesia. 2005 Apr;60(4):348-53. および Subedi A, et al. The effect of height and weight adjusted dose of intrathecal hyperbaric bupivacaine for elective caesarean section. JNMA J Nepal Med Assoc. 2011 Jan-Mar;51(181):1-6. を基に作成)

　しかし、これは解剖学的、生理学的、物理学的、科学的にどう考えても理解に苦しむ結果です。「500mLの水と1,000mLの水に、1mgの薬液を投与して、その濃度を測定したら有意差がなかった」と言っているようなものです。**そんなわけはない！** なんです[3〜6] (関連記事5〜7)。

- [3]:Danelli G, et al. The minimum effective dose of 0.5% hyperbaric spinal bupivacaine for cesarean section. Minerva Anestesiol. 2001 Jul-Aug;67(7-8):573-7.
- [4]:Yu X, et al. The effect of parturient height on the median effective dose of intrathecally administered ropivacaine. Ann Saudi Med. 2016 Sep-Oct;36(5):328-33.
- [5]:Kim H, et al. Correlation Between Anthropometric Measurements and Sensory Block Level of Spinal Anesthesia for Cesarean Section. Anesth Pain Med. 2021 Oct 14;11(5):e118627.
- [6]:Huang Q, et al. A Height-Based Dosing Algorithm of Bupivacaine in Spinal Anesthesia for Decreasing Maternal Hypotension in Cesarean Section Without Prophylactic Fluid Preloading and Vasopressors: A Randomized-Controlled Non-Inferiority Trial. Front Med (Lausanne). 2022 Jun 10;9:858115.

Harten らは、

妊婦の身長と体重を考慮して「処方表」に従った局所麻酔薬用量(0.5%ブピバカイン)を投与すると、固定用量を使用した場合と比較して、低血圧の発生が減少することを報告しました。以来、多くの研究者が、帝王切開に際しての脊椎麻酔の身長と体重の影響を除外するために、この「処方表」に従って0.5%ブピバカインの用量を調節して報告を行っています[7～10] (関連記事8～10)。

* 7：Chung SH, et al. The relationship between symphysis-fundal height and intravenous ephedrine dose in spinal anesthesia for elective cesarean section. Korean J Anesthesiol. 2010 Sep;59(3):173-8.
* 8：Lee JH, et al. Comparison of fentanyl and sufentanil added to 0.5% hyperbaric bupivacaine for spinal anesthesia in patients undergoing cesarean section. Korean J Anesthesiol. 2011 Feb;60(2):103-8.
* 9：Bang YS, et al. Comparison of clinical effects according to the dosage of sufentanil added to 0.5% hyperbaric bupivacaine for spinal anesthesia in patients undergoing cesarean section. Korean J Anesthesiol. 2012 Oct;63(4):321-6.
* 10：Siddiqui KM, et al. Comparison of spinal anesthesia dosage based on height and weight versus height alone in patients undergoing elective cesarean section. Korean J Anesthesiol. 2016 Apr;69(2):143-8.

ちょっと話が逸れてしまいましたが、これまで私は個人的には、帝王切開以外の脊椎麻酔に際しては「脊椎麻酔計算機」を使用し、帝王切開時の脊椎麻酔に際しては、「帝王切開時の脊椎麻酔プロトコール」に記した「処方表」に従って投与量を決定していました。長年、脊椎麻酔計算機に「帝王切開の場合には、帝王切開脊椎麻酔用処方表に示される薬液量が計算できるようにならないかな～」、つまり、「2つの投与量決定法を統合できないかな？」と考えていました。そこで、「この処方表はいったいどうやって作成されたのだろうか？ 何か基になる公式でもあったのだろうか？」と考えて調べてみたのです。

ところが、

前述のHartenらの論文内には、「処方表」の由来や計算方法などは記載されていませんでした。ただ、彼らの論文に寄せられているDavisのコレスポンデンスによると、この「処方表」は、論文を発表しているHartenらが作成したものではなく、Hartenらが勤務していたスコットランドのグラスゴー南西部のリントハウスにあったサザン総合病院の前任者であったDavisが作成したものであることが記されていました。

Davis AG. Weight adjusted spinal anaesthesia for Caesarean section. Anaesthesia. 2005 Aug;60(8):819-20; author reply 820.

彼(Davis)が帝王切開に脊椎麻酔を使用し始めた1980年当時、適切な投与量に関する指針はほとんど存在せず、Macintosh著「Lumbar Puncture and Spinal Analgesia(第3版)」から帝王切開用の投与法を参考にして、患者の身長に応じて投与量を変え、当時の脊椎麻酔の標準薬であった高比重シンチカインでは1.2〜1.6mLが適量であったとしています。

1984年、シンチカインは高比重ブピバカインに取って代わられました。当時の添付文書では、T_6までのブロックには3.0mLの投与が推奨されていましたが、満期妊婦の場合は投与量を2/3に減らすべきとされていました。これに基づいてDavisのレジメンは2.0mLを中心に、Macintoshの身長に応じて増減するという原則を取り入れたものにしたとしています。

また、経験的に、下大静脈閉塞(仰臥位低血圧症候群)の予防に注意を払う他にも、低身長だけでなく肥満の女性は、高位ブロックや高度低血圧を防ぐためにさらに用量を減らす必要があることがわかりました[11]。逆に、胎児発育不全に対して帝王切開を必要とする痩せた女性にはより多くの用量が必要であることが明らかになり[11]、体重も考慮した「処方表」の作成に至ったとしています。

[11]: McCulloch WJ, et al. Influence of obesity on spinal analgesia with isobaric 0.5% bupivacaine. Br J Anaesth. 1986 Jun;58(6):610-4.

さて、この「処方表」に記されている数値を「身長」と「体重」という2つのパラメータから計算できる「公式」なるものが作れないかと考えてみました。身長が高くなれば必要量が増え、体重が増えると必要が少なくなることから、公式は「ブピバカイン必要量＝X×身長－Y×体重＋Z」の形であると仮定して、「処方表」から3箇所(表4-4の丸で囲んだ部分)の数値を取り出すと、次の3つの式を作ることができます。

表4-4 処方表の3箇所から方程式を導き出す

妊娠体重 (kg)	妊娠身長(cm)									
	140	145	150	155	160	165	170	175	180
50	1.5	1.7	1.8	1.9					
55	1.5	1.6	1.8	1.9	2.0				
60	1.4	1.6	1.7	1.8	2.0	2.1			
65	1.4	1.5	1.7	1.8	1.9	2.1	2.2		
70	1.3	1.5	1.6	1.8	1.9	2.0	2.2	2.3	
75		1.4	1.6	1.7	1.9	2.0	2.1	2.3	2.4
80		1.4	1.5	1.7	1.8	2.0	2.1	2.2	2.4
85			1.5	1.6	1.8	1.9	2.1	2.2	2.3
90			1.4	1.6	1.7	1.9	2.0	2.2	2.3
95				1.5	1.7	1.8	2.0	2.1	2.3
100				1.5	1.7	1.8	1.9	2.1	2.2
105					1.6	1.7	1.9	2.0	2.2
110						1.7	1.8	2.0	2.2

(Harten JM, et al. Effects of a height and weight adjusted dose of local anaesthetic for spinal anaesthesia for elective Caesarean section. Anaesthesia. 2005 Apr;60(4):348-53. およびSubedi A, et al. The effect of height and weight adjusted dose of intrathecal hyperbaric bupivacaine for elective caesarean section. JNMA J Nepal Med Assoc. 2011 Jan-Mar;51(181):1-6. を基に作成)

$$\begin{cases} 140X - 70Y + Z = 1.3 \\ 175X - 70Y + Z = 2.3 \\ 175X - 110Y + Z = 2.0 \end{cases}$$

この3元連立方程式を解くと、

$X = 0.0286$、$Y = 0.0075$、$Z = -2.175$ という解が得られます。

「X×身長－Y×体重＋Z」のX、Y、Zにこの数値を当てはめると、公式は、

ブピバカイン必要量＝0.0286×身長－0.0075×体重－2.175

となります。

実際にこの公式を使って適当に身長と体重を入れて計算してみると、ほぼ「処方表」通りの数値が得られます。

この公式を使って、「脊椎麻酔計算機」を、帝王切開にも対応できる計算機に、バージョンアップしました（図4-6）。

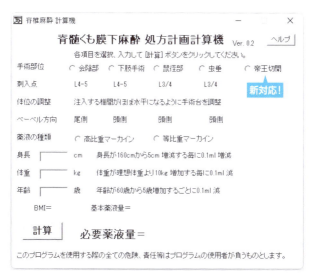

図4-6　脊椎麻酔計算機 V2（帝王切開対応版）
プログラムは以下のページからダウンロード可能。
https://knight1112jp.seesaa.net/article/498191963.html
※あくまでWindows用のプログラムです！ スマホでは使用できませんので悪しからず。

＜変更点＞

- 「虫垂」と「帝王切開」を分けて別のラジオボタンで選択できるようにした。
- 「帝王切開」を選択した場合は、上記の公式を使って計算するようにした。
- 薬剤の選択肢のうち、「ネオペルカミンS」は、ずっと以前に使用できなくなった（2015年3月末に販売終了）ので削除した。
- 「フェンタニル 10μg 併用時＝」は仮の「帝王切開術対策」だったので止めにした。

また、スマートフォンやタブレットでも利用可能なように、「脊椎麻酔計算機V2」のJavaScript版「Spinal Anesthesia V2」を作成しました(図4-7)。

　PCであれば、図4-7に示したURLにアクセスして、

<u>Java Script版 脊椎麻酔処方計算機 V2</u>

<u>Java Script版 脊椎麻酔処方計算機 V2(コメント付き)</u>

のいずれかのリンクを、「右クリック」→「名前を付けてリンクを保存」などとして、HTMLファイルをPC上に保存しておけば、ネット接続できない環境でも利用できるはずです。

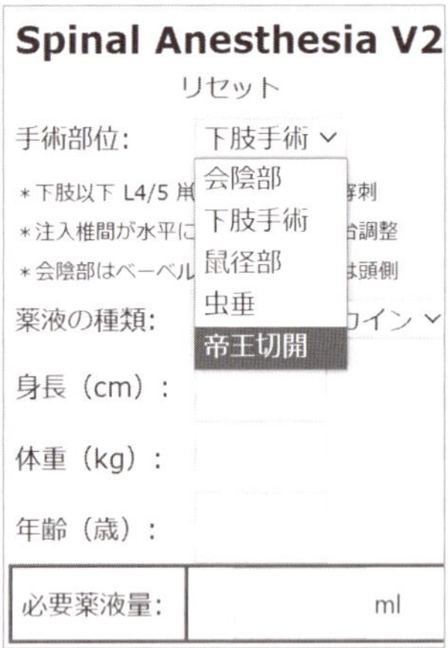

図4-7 脊椎麻酔計算機 V2 JavaScript版
プログラムは以下のページからダウンロード可能。
https://knight1112jp.seesaa.net/article/500173840.html

試しに、 スマホ版で、「手術部位」に「帝王切開」を選択して、「身長＝150cm、体重＝80kg」を入力してみました。帝王切開の場合は、年齢のパラメータは実は必要ないのですが、一応、「年齢＝26歳」で入力しています。すると必要量は「1.51mL」と表示されました(図4-8A)。処方表でも「1.5mL」となっています(図4-8B)。

142 | 第4章　脊椎麻酔：患者要因

次に、「身長＝180cm、体重＝90kg」と入力してみました。スマホ版では「2.29mL」と表示されました(図4-9A)。「処方表」では「2.3mL」となっています(図4-9B)。

図4-8 スマホ版脊椎麻酔計算機で試し入力をしてみた(例1)

A

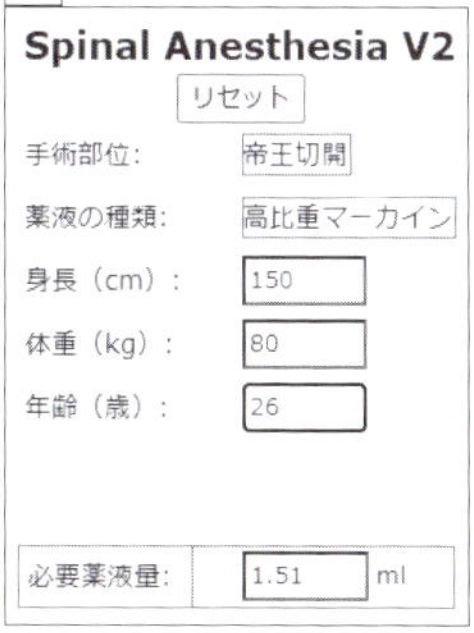

Spinal Anesthesia V2
リセット
手術部位: 帝王切開
薬液の種類: 高比重マーカイン
身長 (cm): 150
体重 (kg): 80
年齢 (歳): 26

必要薬液量: 1.51 ml

B

妊娠体重	妊娠身長 (cm)								
(kg)	140	145	150	155	160	165	170	175	180
50	1.5	1.7	1.8	1.9					
55	1.5	1.6	1.8	1.9	2.0				
60	1.4	1.6	1.7	1.8	2.0	2.1			
65	1.4	1.5	1.7	1.8	1.9	2.1	2.2		
70	1.3	1.5	1.6	1.8	1.9	2.0	2.2	2.3	
75		1.4	1.6	1.7	1.9	2.0	2.1	2.3	2.4
80		1.4	1.5	1.7	1.8	2.0	2.1	2.2	2.4
85			1.5	1.6	1.8	1.9	2.1	2.2	2.3
90			1.4	1.6	1.7	1.9	2.0	2.2	2.3
95				1.5	1.7	1.8	2.0	2.1	2.3
100				1.5	1.7	1.8	1.9	2.1	2.2
105					1.6	1.7	1.9	2.0	2.2
110						1.7	1.8	2.0	2.2

(Bは Harten JM, et al. Effects of a height and weight adjusted dose of local anaesthetic for spinal anaesthesia for elective Caesarean section. Anaesthesia. 2005 Apr;60(4):348-53. およびSubedi A, et al. The effect of height and weight adjusted dose of intrathecal hyperbaric bupivacaine for elective caesarean section. JNMA J Nepal Med Assoc. 2011 Jan-Mar;51(181):1-6. を基に作成)

図4-9 スマホ版脊椎麻酔計算機で試し入力をしてみた(例2)

A

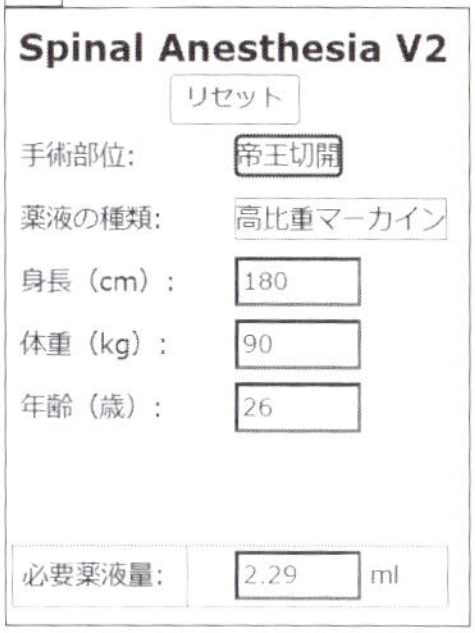

Spinal Anesthesia V2
リセット
手術部位: 帝王切開
薬液の種類: 高比重マーカイン
身長 (cm): 180
体重 (kg): 90
年齢 (歳): 26

必要薬液量: 2.29 ml

B

妊娠体重	妊娠身長 (cm)								
(kg)	140	145	150	155	160	165	170	175	180
50	1.5	1.7	1.8	1.9					
55	1.5	1.6	1.8	1.9	2.0				
60	1.4	1.6	1.7	1.8	2.0	2.1			
65	1.4	1.5	1.7	1.8	1.9	2.1	2.2		
70	1.3	1.5	1.6	1.8	1.9	2.0	2.2	2.3	
75		1.4	1.6	1.7	1.9	2.0	2.1	2.3	2.4
80		1.4	1.5	1.7	1.8	2.0	2.1	2.2	2.4
85			1.5	1.6	1.8	1.9	2.1	2.2	2.3
90			1.4	1.6	1.7	1.9	2.0	2.2	2.3
95				1.5	1.7	1.8	2.0	2.1	2.3
100				1.5	1.7	1.8	1.9	2.1	2.2
105					1.6	1.7	1.9	2.0	2.2
110						1.7	1.8	2.0	2.2

(Bは Harten JM, et al. Effects of a height and weight adjusted dose of local anaesthetic for spinal anaesthesia for elective Caesarean section. Anaesthesia. 2005 Apr;60(4):348-53. およびSubedi A, et al. The effect of height and weight adjusted dose of intrathecal hyperbaric bupivacaine for elective caesarean section. JNMA J Nepal Med Assoc. 2011 Jan-Mar;51(181):1-6. を基に作成)

よっしゃ〜！　これでノモグラムはなくても「脊椎麻酔計算機 V2」さえあれば、帝王切開も含めて薬液必要量が算出できるようになりました。

あ〜、長年気になっていたんですよね。足の裏についたご飯粒みたいで・・・。やっとそれが取れて「めでたし、めでたし」です。

　ちなみに、薬液の種類は「高比重」を選んでも「等比重」を選んでも、計算結果は同じです。将来的に、比重によって薬用量に差があるという研究が出現した場合を想定しての選択肢です。

> 「帝王切開時の脊椎麻酔プロトコール」の帝王切開妊婦の身長と体重から投与量を決定するための処方表は、身長と体重を変数とする1つの公式で表現することができた！

Point ▶ 「脊椎麻酔計算機 V2」を使用すれば、帝王切開も含めて身長と体重に応じた適切な0.5％ブピバカインの必要量を計算できる！

ブログ内の関連記事

1 脊髄くも膜下麻酔の投与量の決め方：脊椎麻酔の処方計画

https://knight1112jp.seesaa.net/article/201107article_189.html

※この記事は、『麻酔パワーアップ読本 エッセンシャルズ』（日本医事新報社、2022、p.39-45）にも収載されています。

2 脊椎麻酔処方計画　計算機

https://knight1112jp.seesaa.net/article/201107article_190.html

※この記事は、『麻酔パワーアップ読本 エッセンシャルズ』（日本医事新報社、2022、p.46-47）にも収載されています。

3 脊椎麻酔計算機のJavaScript版

https://knight1112jp.seesaa.net/article/201301article_39.html

※この記事は、『麻酔パワーアップ読本 エッセンシャルズ』(日本医事新報社、2022、p.46-47)にも収載されています。

4 身長と体重を考慮した帝王切開時の脊椎麻酔プロトコール

https://knight1112jp.seesaa.net/article/201408article_75.html

※この記事は、『麻酔パワーアップ読本 アドバンスト』(日本医事新報社、2023、p.70-75)にも収載されています。

5 帝王切開に対する0.5％高比重ブピバカインの最小有効量

https://knight1112jp.seesaa.net/article/500231438.html

6 分娩患者の身長がロピバカインくも膜下投与50％有効量に及ぼす影響

https://knight1112jp.seesaa.net/article/500202942.html

7 帝王切開において予防的な水分補給や昇圧剤投与を行わずに母体低血圧を減少させるための、脊椎麻酔における身長に基づいたブピバカインの投与アルゴリズム：無作為化比較非劣性試験

https://knight1112jp.seesaa.net/article/489185126.html

8 帝王切開患者の脊椎麻酔で高比重0.5％ブピバカインにフェンタニルとスフェンタニルの追加を比較

https://knight1112jp.seesaa.net/article/201107article_37.html

9 帝王切開の脊椎麻酔に際し0.5％高比重ブピバカインに添加したスフェンタニル投与量による効果

https://knight1112jp.seesaa.net/article/201704article_96.html

10 待機的帝王切開を受ける患者で身長と体重 vs 身長だけに基づく脊椎麻酔薬量の比較

https://knight1112jp.seesaa.net/article/201807article_48.html

| Column | 無痛分娩処置に伴う髄膜炎のクラスター |

Centers for Disease Control and Prevention (CDC). Bacterial meningitis after intrapartum spinal anesthesia - New York and Ohio, 2008-2009. MMWR Morb Mortal Wkly Rep. 2010 Jan 29;59(3):65-9.

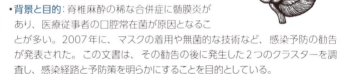

本文献では、分娩中に脊椎麻酔を受けた女性5人が髄膜炎を発症した2つのクラスターについて以下のように報告している。

- **背景と目的**：脊椎麻酔の稀な合併症に髄膜炎があり、医療従事者の口腔常在菌が原因となることが多い。2007年に、マスクの着用や無菌的な技術など、感染予防の勧告が発表された。この文書は、その勧告の後に発生した2つのクラスターを調査し、感染経路と予防策を明らかにすることを目的としている。
- **方法**：ニューヨーク州とオハイオ州で発生した2つのクラスターは、それぞれ異なる麻酔科医と関連していた。感染者の臨床情報や細菌学的検査結果を収集し、関連する医療従事者や器具の培養やPCR検査を行った。また、医療機関の感染予防のポリシーや実践状況を調査した。
- **結果**：4人の女性は*Streptococcus salivarius*という口腔常在菌による感染が確認され、1人は死亡した。この菌は、医療従事者の口腔から直接飛沫感染したか、無菌的な器具が汚染されたかのいずれかで患者に伝播したと考えられる。オハイオ州では、麻酔科医はマスクを着用していなかった。また、ニューヨーク州では、マスクの着用や無菌的テクニックなど、感染予防の勧告の遵守が不十分であった可能性がある。
- **結論と公衆衛生への示唆**：脊椎麻酔を行う医療従事者は、マスクの着用や無菌的テクニックなど、感染予防の勧告に従う必要がある。また、医療機関や保健部は、これらの勧告への遵守を促進し、定期的に監査を行うべきである。地方や州の保健当局は、医療関連髄膜炎の発生やクラスターを特定・調査し、感染予防の勧告への遵守を確保する役割を果たすことができる。

マスクもせずに、おしゃべりしながらの脊椎麻酔は、断じて行ってはいけない！

第 **5** 章

脊椎麻酔：合併症と対策

1. **Q** 坐位で脊椎麻酔を行うとPDPHの発症頻度が上がるのか？	148
2. **Q** 分割脊椎麻酔（FSA）とは？	153
3. **Q** 硬膜外HESパッチとは？	159
4. **Q** 硬膜穿刺後の脳静脈（洞）血栓症とは？	163
5. **Q** トラネキサム酸をくも膜下に誤投与するとどうなるのか？	168
6. **Q** 腰椎穿刺はL$_{2-3}$を避けるべきなのか？	174

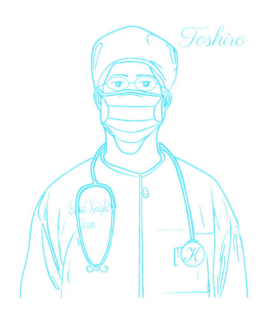

第5章 1
Q 坐位で脊椎麻酔を行うとPDPH*の発症頻度が上がるのか?

＊PDPH：postdural puncture headache、硬膜穿刺後頭痛

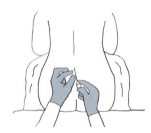

A 脊椎麻酔（spinal anesthesia：SA）を実施する時に側臥位ではなく坐位で行うと、PDPHを発症する頻度が増加し、その重症度も高まります。

神経科の医師、Majdらは、

2011年に、無作為に坐位と側臥位でL_{3-4}椎間から21ゲージ（G）のQuincke針を使用して診断的腰椎穿刺（lumbar puncture：LP）を行った125人の患者を評価して、

- 38人の患者（30.4％）がLP後に頭痛を報告した。
- LP後頭痛の発生率は、坐位（45.0％）よりも側臥位（16.6％）のほうが有意に低かった（$p = 0.001$）。
- 坐位でのLPは、側臥位と比較してLP後頭痛をより多く引き起こす可能性がある。

と報告しています。

Majd SA, et al. Evaluation of pre lumbar puncture position on post lumbar puncture headache. J Res Med Sci. 2011 Mar；16(3)：282-6.

Davoudiらは、

2016年にSAによる待機的帝王切開術が予定されていた100人の分娩患者を対象に、坐位と左側臥位で24G Quincke針によるSA後のPDPH発生率と重症度を調査比較する単盲検無作為臨床試験を行っており、

- PDPHの全発生率は12.7％であった。
- 坐位群では10人（20.8％）にPDPHがみられたのに対し、側臥位群では2人（4.3％）と有意に少なかった（$p = 0.017$）。

- PDPHの重症度は、術後1日目、2日目、3日目で坐位群のほうが高かった（$p=0.0001$）。
- 嘔気嘔吐（PDPHの随伴症状）の発生率は、坐位（20.8％）のほうが左側臥位よりも有意に多かった（$p=0.001$）。
- 坐位でのSAは、左側臥位でのSAに比べ有意にPDPHを増加させる。

と報告しています（関連記事1）。

Davoudi M, et al. Effect of Position During Spinal Anesthesia on Postdural Puncture Headache After Cesarean Section: A Prospective, Single-Blind Randomized Clinical Trial. Anesth Pain Med. 2016 Jul 4;6(4):e35486.

患者を坐位にすると、腰椎の前屈が促進され、正中線の識別が容易になります。特に肥満患者や妊婦などでは側臥位で穿刺するよりも坐位のほうが、穿刺が成功する可能性が高まります。実際の臨床上も、側臥位で穿刺がなかなか成功しない場合には、体位を坐位に変更して再穿刺を行うことがしばしばあると思われます。海外の多くの文献や教科書的書籍で、帝王切開に際してのSAが坐位で実施されているのは、このような理由からだと推察されます。

側臥位での髄液圧は5〜20cmH$_2$Oですが、坐位では重力によって静水圧勾配が生じるために腰部で測定される脳脊髄液（cerebrospinal fluid：CSF）圧は40cmH$_2$Oとされています。坐位でLPを行うと、CSF圧が高いために、穿刺して針を抜去した瞬間から高い圧で髄液が硬膜外へと噴出し、穿刺でできた硬膜の損傷部位（小孔）が広がって大きな孔となり、CSF漏出が長期間にわたるために頭痛を誘発しやすくなる可能性があります。

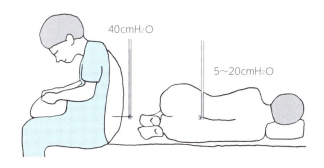

Zorrilla-Vacaらは、

2017年に、前記2件の研究を含め、SAまたは神経学的診断のためにLPを受けた成人患者（年齢＞18歳）で、LP時の体位（坐位と側臥位）のPDPHの発生率への影響を検討した無作為化比較試験（RCT）7件（SAに関するもの6件、神経学的診断に関するもの1件）を対象としたメタ分析を実施し、

- 557人が側臥位、544人が坐位でLPを受けた。
- PDPHを有意に減少させるために側臥位を支持したのは（7件中）3件のRCTのみであった。
- メタ分析の結果、側臥位は坐位と比較してPDPHの発生率を有意に減少させた〔リスク比（RR）0.61、$p=0.004$〕。
- サブ群解析でも、側臥位はSAにおけるPDPHの減少と関連する（RR 0.69）。

と報告しています (関連記事2)。

Zorrilla-Vaca A, et al. Effectiveness of Lateral Decubitus Position for Preventing Post-Dural Puncture Headache: A Meta-Analysis. Pain Physician. 2017 May;20(4):E521-9.

Sharmaらは、

2022年に、待機的帝王切開を受ける妊婦で、SA中の坐位と側臥位が、PDPHの発生率と重症度に及ぼす効果を比較するRCTを実施し、

- PDPHの発症率は、坐位（A群：17.91％）のほうが側臥位（B群：4.48％）よりも有意に高かった（$p=0.028$）。
- A群では、12人のPDPH患者のうち、8人（66％）が軽症、4人（33％）が中等症であったのに対し、B群では、3人全員（100％）が軽症で重症はいなかった。
- 側臥位でのSAは、坐位の場合と比較して、PDPHの発生率と重症度が低下するので、側臥位でSAを行うことが望ましい。

と報告しています (関連記事3)。

Sharma HM, et al. Comparison of sitting versus lateral decubitus position during spinal anaesthesia on the occurrence of post-dural puncture headache in patients undergoing lower segment caesarean section: A randomised controlled trial. Indian J Anaesth. 2022 Oct;66(10):738-40.

さらに、

Dogukanらは、2023年に待機的帝王切開術を受ける妊婦104人を対象として、坐位または右側臥位で行うSAが、PDPHと眼圧に及ぼ

す影響を検討するRCTを実施しており、

- PDPHは、坐位（S群、$n=53$）で5人、右側臥位（L群、$n=51$）で1人と、坐位のほうが右側臥位に比べて有意に発症頻度が高かった（$p=0.04$）。
- 眼圧については、群間差はなかった（$p>0.05$）。
- SAの穿刺試行回数は、L群で有意に多かった（$p=0.01$）。

と報告しています（関連記事4）。

Dogukan M, et al. The effect of spinal anesthesia that is performed in sitting or right lateral position on post-spinal headache and intraocular pressure during elective cesarean section. Niger J Clin Pract. 2023 Jan;26(1):90-4.

坐位でのSAは、髄液の漏れが多くなり、結果的に硬膜穿刺後頭痛の発生率と重症度が上がります。ただし、坐位のほうが正中線のオリエンテーションが付きやすく少ない穿刺回数で成功する可能性も高いので、肥満患者ではそもそもPDPHの発生率が低いことから、肥満者に限っては一概に坐位はよくないとも言えないかもしれません。

また、会陰部や肛門に限局して麻酔を効かせる、高比重の局所麻酔薬を使用して坐位で行うサドルブロックは、下肢の脱力を惹起せず早期の歩行が可能となるため、外来手術には好適と考えられていましたが、坐位での穿刺がPDPHの発症頻度を増加させるということが明らかになってきた現在、側臥位でペンシルポイント針の側孔を尾側に向けて注入する低位SAで代用したほうがよいのかもしれません。

> Point 坐位で脊椎麻酔を行うと側臥位に比べてPDPHのリスクが5倍になる。

ブログ内の関連記事

1 帝王切開後の硬膜穿刺後頭痛に対する脊椎麻酔時の体位の効果：前向き単盲検無作為化臨床試験
- 対象論文：Anesth Pain Med. 2016 Jul 4;6(4):e35486.
  https://knight1112jp.seesaa.net/article/498103482.html

2 硬膜穿刺後頭痛の予防における側臥位の有効性：メタ分析
- 対象論文：Pain Physician. 2017 May;20(4):E521-9.
https://knight1112jp.seesaa.net/article/498104101.html

3 低位帝王切開術を受けた患者における硬膜穿刺後頭痛の発生に関する脊椎麻酔時の坐位と側臥位の比較：無作為化比較試験
- 対象論文：Indian J Anaesth. 2022 Oct;66(10):738-40.
https://knight1112jp.seesaa.net/article/494170262.html

4 待機的帝王切開術における坐位または右側臥位で行う脊椎麻酔の脊椎麻酔後頭痛および眼圧への影響
- 対象論文：Niger J Clin Pract. 2023 Jan;26(1):90-4.
https://knight1112jp.seesaa.net/article/498103422.html

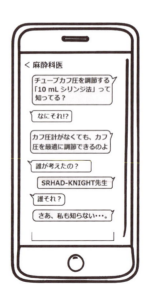

Q 分割脊椎麻酔 (FSA) とは?

A 分割脊椎麻酔 (fractional spinal anesthesia:FSA) とは、SAに際して、投与しようとする局所麻酔薬をくも膜下に一気にボーラス投与するのではなく、少量ずつ分割して、十分な投与間隔(45秒～1分)を置きながら分割投与することによって、SAの

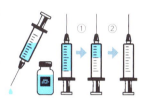

効果が急速に広範囲に及んで、広範な交感神経遮断の結果としての血行動態の不安定性を惹起するのを回避しようとするテクニックです。

Badheka らは 2017年に、60例の待機的帝王切開を受ける患者を対象に、患者の血行動態の安定性と鎮痛持続時間について、SAに際して分割投与するF群とボーラス投与するB群(各群30例)を比較する無作為化比較試験(RCT)を実施し、

- B群では注射用0.5%高比重ブピバカインを10秒間で単回ボーラス投与、F群では注射用0.5%高比重ブピバカインの全用量の2/3を最初に投与し、90秒後に1/3を投与する分割投与を行った。
- F群ではB群に比べて全例が血行動態的に安定していた(図5-1)。F群では5例、B群では14例が昇圧薬を必要とした。
- 知覚遮断と運動遮断の持続時間および鎮痛持続時間は、F群(273.83±20.62分)がB群(231.5±31.87分)より長かった。
- SAの分割投与はボーラス投与と比較して、血行動態の安定性が高く、鎮痛持続時間が長い。

と報告しています(関連記事1)。

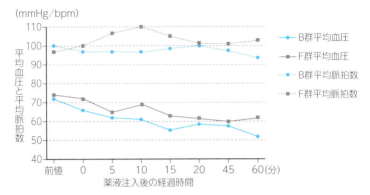

図5-1 術中の血行動態の変化

(Badheka JP, et al. Comparison of fractionated dose versus bolus dose injection in spinal anaesthesia for patients undergoing elective caesarean section: A randomised, double-blind study. Indian J Anaesth. 2017 Jan;61(1):55-60. より引用改変)

Badheka JP, et al. Comparison of fractionated dose versus bolus dose injection in spinal anaesthesia for patients undergoing elective caesarean section: A randomised, double-blind study. Indian J Anaesth. 2017 Jan;61(1):55-60.

この研究では、全用量の2/3を最初に投与し、90秒後に1/3を投与する分割投与を行っています。

Derakhshanらは、2020年に下肢骨折患者70人を対象に、

SAに際し、ブピバカインとフェンタニルのボーラス注入（A群）と分割注入（B群）との効果を比較するRCTを実施しており、

- フェンタニル25μgと0.5％ブピバカイン15mgの混合液を、A群では、0.2mL/秒の速度でボーラス投与し、45秒後に仰臥位で寝かせ、B群では混合液の半量をまずくも膜下に投与し、針を刺したまま45秒後に残りの半量を注射した。
- 運動遮断の発現時間はA群に比べB群で短かった（$p=0.026$）。さらに、知覚遮断時間はA群に比べB群で長く（$p=0.035$）、知覚遮断の最高レベルはA群に比べB群で低かった（$p=0.008$）。

- FSAはボーラス法と比較して、持続時間が長く、知覚遮断レベルもより良好であった。さらに、この手技後には血行動態の変化や合併症の発生頻度も少なかった。

と報告しています(関連記事2、図5-2、5-3)。

Derakhshan P, et al. A Comparison of the Effect of Fractionated and Bolus Dose Injection on Spinal Anesthesia for Lower Limb Surgery: A Randomized Clinical Trial. Anesth Pain Med. 2020 Aug 23;10(5):e102228.

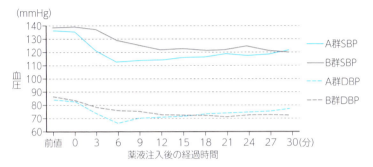

図5-2 ボーラス群(A)と分割群(B)の血圧の比較

(Derakhshan P, et al. A Comparison of the Effect of Fractionated and Bolus Dose Injection on Spinal Anesthesia for Lower Limb Surgery: A Randomized Clinical Trial. Anesth Pain Med. 2020 Aug 23;10(5):e102228. より引用改変)

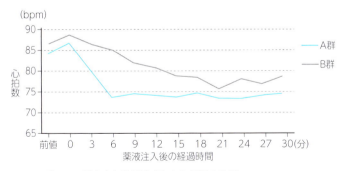

図5-3 ボーラス群(A)と分割群(B)の心拍数の比較

(Derakhshan P, et al. A Comparison of the Effect of Fractionated and Bolus Dose Injection on Spinal Anesthesia for Lower Limb Surgery: A Randomized Clinical Trial. Anesth Pain Med. 2020 Aug 23;10(5):e102228. より引用改変)

本研究では、分割投与群では所定のくも膜下投与薬液を2等分して、まず半量を投与して、45秒の時間間隔を置いて、残りの半量を投与しています。分割投与の仕方が、Badhekaらの方法とは異なっていますが、いずれにせよ、局所麻酔薬をボーラス投与せずに、分割投与すると知覚遮断が広がり過ぎず、血行動態の急激な変化を回避できるようです。

Kaniyilらは、2023年に、整形外科手術を受けた複数の依存症を有するハイリスク高齢患者の管理において、SAに伴う血行動態の不安定性という課題に対処するために、FSAのテクニックを使用した症例シリーズを報告しています(関連記事3)。

Kaniyil S, et al. Fractional spinal anaesthesia in high-risk elderly patients for orthopaedic surgery - Case series. Indian J Anaesth. 2023 Jul;67(7):651-4.

この研究では、高血圧、糖尿病、心臓疾患、呼吸器疾患など、さまざまな依存症を有する高齢患者(年齢70〜90歳)5例を対象としています。これらの患者は、虚弱や病状のために周術期合併症のリスクが高かったため、0.5％高比重ブピバカインとフェンタニルを用いて、何分割かしてFSAを行い、分割投与に時間差を設けています。このFSA手技は、従来のボーラス投与でみられた急激な交感神経遮断を避けることで、より優れた血行動態の安定性を提供することを目的としました。

　5例すべてにおいて、FSA法は手術中の血行動態の安定化に成功しました。著者らは、従来のボーラス投与と比較して、血行動態の変化が少なく、低血圧の発生率が減少し、鎮痛時間が延長したことを認めました。このような治療成績の改善は、麻酔薬を徐々にコントロールしながら投与することで、急激で過剰な交感神経遮断を起こすことなく血管拡張がもたらされたためであるとしています。また、作用時間が長いこともFSAの有益な側面として指摘されました。

　この研究は、整形外科手術中に血行動態が不安定になる危険性のある、併存症の多い高齢患者の管理におけるFSAの意義を強調しています。脊髄投与量を分割することにより、この手技は周術期の転帰と血行動態の安定性を改善します。著者らは、この安定性の背景にあるメカニズムは、分割投与による血管拡

張の制御と麻酔薬の作用時間の延長に関連している可能性を示唆しています。

結論として、
この症例シリーズは、整形外科手術を受ける複数の併存症を持つ高齢患者において、FSAをうまく使用できたと主張しています。FSA手技は、血行動態の安定性と鎮痛時間の延長を示し、このような脆弱な集団には特に有利であるとしています。

くも膜下に投与する薬液を少量ずつ分割投与して、投与間に45秒～1分あけることで、薬液が広がり過ぎるのを防いで急激な血行動態の変化や低血圧を回避すると共に、作用時間を延長することができます(図5-4)。

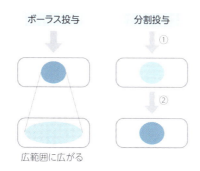

図5-4 ボーラス vs 分割投与の薬液の広がりの比較イメージ

分割脊椎麻酔の利点
- 急激な血行動態の変化(低血圧や徐脈)を回避できる。
- 作用時間を延長することができる。

> Point　血行動態の急激な変化を避けたい場合には、分割脊椎麻酔というテクニックがあることを憶えておこう！

ブログ内の関連記事

1 待機的帝王切開を受ける患者の脊椎麻酔における分割投与とボーラス投与注射の比較：無作為化二重盲検試験
- 対象論文：Indian J Anaesth. 2017 Jan;61(1):55-60.
  https://knight1112jp.seesaa.net/article/500605284.html

2 下肢手術の脊椎麻酔における分割投与とボーラス投与注射の効果の比較：無作為臨床試験
- 対象論文：Anesth Pain Med. 2020 Aug 23;10(5):e102228.
  https://knight1112jp.seesaa.net/article/500605528.html

3 整形外科手術のハイリスク高齢患者における分割脊椎麻酔‐症例シリーズ
- 対象論文：Indian J Anaesth. 2023 Jul;67(7):651-4.
  https://knight1112jp.seesaa.net/article/500455086.html

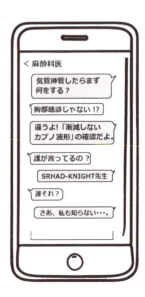

Q 硬膜外HESパッチとは？

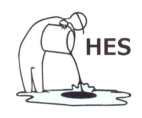

A 硬膜外麻酔・鎮痛に際して偶発的硬膜穿刺（accidental dural puncture：ADP）が発生した場合に、PDPHに対する予防的治療戦略として、自家血液ではなくて、ヒドロキシエチルスターチ（hydroxy ethyl starch：HES）を注入することで、PDPHの発症を予防できないだろうかという試みです。

Songらは、

硬膜外処置時に16G Tuohy針を使用してADPをきたした20人（帝王切開を受けた9人と無痛分娩治療を受けた11人）の分娩患者を対象に、PDPHを予防するために硬膜外鎮痛後に硬膜外HESを投与するという戦略に関しての知見を報告しており、

- 硬膜外カテーテルは、すべての患者で同じか、または隣接する椎間に再留置された。
- 帝王切開後、硬膜外カテーテルは48時間にわたって術後疼痛緩和に使用された。無痛分娩の11例では出産後、硬膜外注入が24時間維持された。その後、カテーテル抜去直前に6%HES130/0.4を硬膜外カテーテルから15mL投与した。
- 少なくとも産後2か月から1年の追跡期間中、PDPHや神経学的障害を発症した分娩者はいなかった。
- 硬膜外鎮痛後に硬膜外HESを投与するという戦略は、ADP後のPDPH予防に大きな効果があると考えられる。

と報告しています（関連記事1）。

Song LL, et al. Epidural analgesia followed by epidural hydroxyethyl starch prevented post-dural puncture headache: Twenty case reports and a review of the literature. World J Clin Cases. 2021 Mar 16;9(8):1946-52.

産科患者集団

で、硬膜外処置時に硬膜穿刺した場合、非産科患者集団に比べて、PDPHの発生率は圧倒的に高く76〜85％とされている*にもかかわらず、この報告では20例のうち1例もPDPHをきたしていないというのは**驚愕の結果**ではないでしょうか。

＊：Collier CB. Complications of regional anesthesia. Textbook of Obstetric Anesthesia. DJ Birnbach, et al, eds. Churchill Livingstone, 2000, p504-23.

ADPをきたしてしまった場合には、とりあえず同じ椎間なり、隣接する椎間から、予定通りに硬膜外カテーテルを留置して硬膜外鎮痛を行い、カテーテルを抜去する際に、カテーテルからHESを注入するだけ、という非常に簡単な戦略です。この方法は、硬膜外自家血パッチに比べると圧倒的に簡単であり、これでPDPHの発生率が劇的に下がるのであれば、近い将来、標準的な予防策となる可能性があると考えられます。

同じ研究グループ

は、2019年1月から2021年2月にかけて、分娩または帝王切開の硬膜外処置中にADPをきたした計105例の患者群で、HESの硬膜外投与がADP後のPDPH予防に果たす役割を検討しており、

- ADPをきたした全例が硬膜外カテーテルの再留置を受けた。
- PDPH予防のため、46例が硬膜外鎮痛単独、25例が硬膜外鎮痛時に硬膜外HESを15mL投与、34例が硬膜外鎮痛の前後に硬膜外HESを15mL、計2回（合計30mL）投与された。
- PDPHの発生率には群間で有意差が認められた〔硬膜外鎮痛単独：31例（67.4％）；HES-硬膜外鎮痛：10例（40.0％）；HES-硬膜外鎮痛-HES：5例（14.7％）；$p<0.001$〕。
- 予防的戦略に関連した知覚障害や運動障害を含む神経学的障害は、分娩後少なくとも2か月から最長2年以上にわたって報告されなかった。
- 多変量回帰分析の結果、HES-硬膜外鎮痛-HES戦略は、ADP後のPDPHリスクの低下と有意に関連していた〔オッズ比（OR）0.030、$p<0.001$〕。
- この戦略の有効性と安全性プロファイルはさらに調査する必要がある。

と報告しています（関連記事2）。

Zhou Y, et al. Epidural hydroxyethyl starch ameliorating postdural puncture headache after accidental dural puncture. Chin Med J (Engl). 2023 Jan 5;136(1):88-95.

1年余りでADP症例を105例も集めているのは驚きです。筆者の施設では、ADP症例はせいぜい1年間で3例くらいですから、30年以上かかる計算になります。

先の20例の報告と比較して、硬膜外HES投与を行った症例数は59例と約3倍で、PDPHを発症したのはそのうち15例（25％）であり、硬膜外鎮痛単独群の67.4％に比較して、半分以下となっています。やはり、硬膜外HES投与は、PDPH予防効果がありそうです。しかし、その有効性を高めるには、硬膜外鎮痛の前後に2回投与したほうがよさそうです。1回の硬膜外HESの投与量は15mLでボルベン®（一般名：ヒドロキシエチルデンプン130000）を使用しています。

偶発的硬膜穿刺時のHES注入によるPDPH予防策
- 硬膜外カテーテルを、同じか、隣接する椎間に再留置する。
- 硬膜外鎮痛開始前にHESを15mL注入する。
- 予定通りに硬膜外鎮痛を実施する。
- 硬膜外カテーテル抜去直前にHESを15mL注入する。

> **Point** 硬膜外麻酔で硬膜穿刺してしまった時は、適応外使用になるがHESを注入すればPDPH予防になる！

ブログ内の関連記事

1 硬膜外鎮痛後に硬膜外ヒドロキシエチルスターチを投与すると
硬膜穿刺後の頭痛が予防された：20例の報告と文献レビュー

- 対象論文：World J Clin Cases. 2021 Mar 16;9(8):1946-52.
  https://knight1112jp.seesaa.net/article/202103article_38.html

2 硬膜外ヒドロキシエチルスターチによる偶発的硬膜穿刺後の頭痛の改善

- 対象論文：Chin Med J (Engl). 2023 Jan 5;136(1):88-95.
  https://knight1112jp.seesaa.net/article/500483044.html

+Plus　麻酔の診療で、emergenceは何を意味するのか？

　麻酔の診療で、「emergence」は、麻酔から覚醒することを意味する。麻酔から覚醒する時には、患者の意識、生命徴候、疼痛、吐き気などを評価する必要がある。emergenceは、手術の成功や患者の満足度に影響する重要な段階なのである。

硬膜穿刺後の脳静脈（洞）血栓症とは？

硬膜穿刺自体は髄液採取目的での腰椎穿刺や脊椎麻酔の場合には意図的に行われますが、硬膜外麻酔の場合には偶発的に不注意によって発生します。硬膜穿刺に伴う最もよくある臨床症状として、髄液漏出が多い場合には頭痛（PDPH）が起こり、その原因は硬膜穿刺そのものに起因されることが多いですが、頭痛だけではなくて、さらに脳の静脈や静脈洞に血栓が形成されることによって、脳静脈（洞）血栓症[cerebral venous (sinus) thrombosis：CV (S) T]をきたすことがあります。

脳静脈に血栓が形成されると、脳からの血液の流出が妨げられます。その結果、脳が急速にむくみ、静脈性脳梗塞あるいは脳出血を引き起こし、頭痛、嘔吐、痙攣、さらには運動障害、意識障害等の症状が出現します。

硬膜穿刺とCVTとの因果関係については、かなり以前から議論されていましたが、現在では、メカニズムとして、髄液漏出によるCSF圧の低下により、脳静脈洞の拡張と静脈血の血流速度（blood flow velocity：BFV）が低下し、その結果として血栓形成が促されて発症すると考えられています。

ただし、硬膜穿刺とCVTの因果関係はまだ完全には解明されていない部分もあります。CVT自体が稀な疾患であり、その発症には多くのリスク要因が関与するため、硬膜穿刺だけが単独でCVTを引き起こすとは限りません。

Canhãoらは、 腰椎穿刺（LP）が頭蓋内静脈や静脈洞内のBFVを低下させることによってCVTを誘発する可能性を示すために、13人の患者を対象にして、LP前、LP中、LP後に直静脈洞（straight sinus：SS）の平均BFV

を経頭蓋ドップラー超音波検査にて記録する研究を実施しており、

- LPはSSの平均BFVを47%低下させた。BFVの平均低下は、LP終了直後（$p=0.003$）、LP後30分（$p=0.015$）、およびLP後6時間以上（$p=0.008$）に有意であった。
- LPはSSの平均BFVを持続的に低下させた。静脈の血流低下は、CVTの発生を促す可能性のあるメカニズムである。

と報告しています（関連記事1）。

Canhão P, et al. Lumbar puncture and dural sinus thrombosis--a causal or casual association? Cerebrovasc Dis. 2005;19(1):53-6.

硬膜穿刺はCVTを引き起こす強いトリガーになることが報告されています。Gunerらは、硬膜穿刺後にCVTがどれくらいの頻度で発生するのか、また他のリスク要因がどれくらい関与しているのかについて、彼らの三次医療神経学クリニック脳卒中データベースに登録された患者（$n=1$万740）のコンピュータ化された診療録を後ろ向きにレビュー調査しており、

- 合計46人の患者がCVTと診断された。
- そのうち9人の患者（19.6%）がCVT発症前7日間に硬膜穿刺を受けていた。これらの患者は45歳未満であり、硬膜穿刺以外の少なくとも1つの他の血栓塞栓の危険因子を有していた。
- すべての患者は脊椎麻酔またはくも膜下化学療法を受けていた。硬膜穿刺は、特に危険因子を持つ患者でCVTを誘発するようである。
- 非常に稀な合併症として報告されているが、私たちのデータははるかに高い関連性を示している。

と報告しています（関連記事2）。

Guner D, et al. Dural puncture: an overlooked cause of cerebral venous thrombosis. Acta Neurol Belg. 2015 Mar;115(1):53-7.

Niaziらは、無痛分娩のための硬膜外カテーテル留置に際して、ADPが発生した後に、CVTをきたした症例について、

- 妊娠は凝固亢進状態であり、血栓性合併症のリスクを高める。32歳の妊娠4回分娩3回（G4P3）の妊婦が、無痛分娩のための硬膜外カテーテル留置中にADPが発生した。
- 分娩後に体位性頭痛が始まり、数日間続いた。分娩1週間後、痙攣発作と

共に非体位性頭痛が出現した。磁気共鳴画像（MRI）と磁気共鳴静脈造影（MRV）によりCVTと診断された。

- 第V因子ライデン変異も発見され、硬膜穿刺や妊娠と共にCVTの発症に関与することが疑われた。
- CVTは硬膜穿刺の1週間後に非体位性頭痛を呈することがある。

と報告しています。

Niazi AK, et al. Cerebral Venous Thrombosis After a Possible Inadvertent Dural Puncture for Labor Epidural Analgesia. Cureus. 2019 Jun 4；11(6)：e4822.

自験例を1例紹介しておきます。

症例：41歳の産婦人科患者で、卵巣嚢腫の診断にて腹腔鏡下卵巣嚢腫摘出術を実施するにあたり、開腹になる可能性もあったことから硬膜外麻酔を併用した全身麻酔を予定した。右側臥位でT_{10-11}から穿刺したところ、硬膜穿刺となってしまったので、少し針を引き抜いて硬膜外カテーテルを留置したところ、今度は血液の逆流を認めたため、カテーテルを抜去して硬膜外麻酔は断念、麻酔は全身麻酔だけで行った。

比較的若い女性であり、硬膜外針による硬膜穿刺なので、PDPHは必発だろうと考え、術後は比較的安静と積極的な水分補給を指示していたが、術後3日目に右上下肢麻痺を発症した。

（え〜〜〜〜〜〜〜〜〜っ！！！！！！！）

（いったい何が起こってるんだーーー？？？？？？？？？）

（硬膜穿刺後に右上下肢麻痺！　そんなの聞いたことないよ！！！）

即日、産婦人科の担当医から脊椎外科医と脳神経外科医に紹介があり、脊椎と頭部のCT、およびMRIが実施され、脊椎には硬膜外血腫あるいは髄液漏の所見があり、頭部にはくも膜下出血の疑いがあることから、翌日には、脳神経外科医の指示によって脳血管造影（digital subtraction angiography：DSA）検査が実施され、「CVTによる脳梗塞」と診断された。脳神経内科にもコンサルトされて、ヘパリンの持続投与による抗凝固療法が開始された。

抗凝固療法のお陰で静脈内の血栓は徐々に溶けて小さくなり、脳血流が改善していくと共に上下肢麻痺も次第に改善して、約1週間後に上肢は左右差なく動くようになり、3週間後には下肢の筋力もほぼ回復してほとんど後遺症を残すことなく無事退院となった。

動脈性の脳梗塞よりも、静脈性の脳梗塞のほうが可逆的であると
言われていますが、いや～っ、それにしても**恐ろしい経験**でした。「後遺症として永続的な麻痺が残ったらどうしようか？」と気が気ではありませんでした。筆者の不注意から硬膜穿刺をしたばっかりに、本来なら3日程度で退院できたはずなのに2週間以上も入院期間が延長してしまい、産婦人科の担当医と患者さんには大変申し訳なかったです。また、脳神経内科と脳神経外科の医師には感謝しかありませんでした。

脳静脈（洞）血栓症の発症メカニズム
硬膜穿刺➡髄液漏出➡低髄液圧による脳の尾側への牽引
➡脳静脈の変形と拡張➡脳血流速度の低下
（＋凝固能を亢進させるような要因）➡脳静脈血栓の形成

　本症例は運動麻痺が出現したため、CVTの早期診断に至りましたが、**通常多くの症例の初発症状は頭痛であり、しばしばPDPHとみなされて、早期診断が遅れがちになるようです**。

CVTの臨床症状と重症度は変化に富み、比較的良性のPDPHと
混同されることが多いようです (表5-1)。PDPHからCVTへと進行すると、体位による頭痛の変化（横になっていると良いが、立位になると頭痛が悪化する）がなくなり、横になっていても頭痛が良くならず持続するようになります。このような場合は、PDPH以外の、他に頭痛をきたす疾患として急性硬膜下血腫やCVTの発症を疑って、早期に頭部CTやMRIを実施するのが得策です。

表5-1　硬膜穿刺後頭痛と脳静脈（洞）血栓症の比較

項目	硬膜穿刺後頭痛	脳静脈血栓症
発症時期	穿刺後24〜48時間以内	穿刺後数日から数週間
頭痛の性質	起立時に増悪、臥位で軽減	起立時に増悪、臥位で軽減することもあるが、持続することもある
頭痛の部位	後頭部から前頭部にかけて	任意の部位
頭痛の強さ	中程度から重度	軽度から重度
頭痛以外の症状	吐き気、嘔吐、めまい、聴覚障害などがある場合もある	痙攣発作、意識障害、乳頭浮腫、神経学的欠損などがある場合もある
治療法	自然治癒、硬膜外自家血注入、経口カフェインなど	抗凝固薬、抗菌薬、ステロイドなど

　また、CVTでは頭蓋内圧が上昇しており、この病態の時に、PDPHの特効的治療である硬膜外自家血注入を行うと、さらに頭蓋内圧を上昇させ、有害となる可能性があることも知っておきましょう。

> **Point**　硬膜穿刺後の合併症は、頭痛だけではない。恐ろしい病態である脳静脈（洞）血栓症というものがあることを憶えておこう！

ブログ内の関連記事

1 腰椎穿刺と硬膜静脈洞血栓症の因果関係―原因か偶発的な関連か？
- 対象論文：Cerebrovasc Dis. 2005;19(1):53-6.
  https://knight1112jp.seesaa.net/article/500468879.html

2 硬膜穿刺：脳静脈血栓症の見落とされた原因
- 対象論文：Acta Neurol Belg. 2015 Mar;115(1):53-7.
  https://knight1112jp.seesaa.net/article/500509744.html

Q トラネキサム酸をくも膜下に誤投与するとどうなるのか?

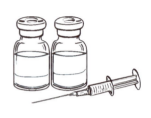

A トラネキサム酸は、本来静脈内投与すべきものですが、産科の帝王切開や整形外科で使用する脊椎麻酔薬と間違えて、くも膜下投与してしまう事例が報告されています。トラネキサム酸のくも膜下投与は強力な神経毒性を生じ、神経学的後遺症が現れるようです。近年、トラネキサム酸はさまざまな症例で手術中の出血抑制のために使用されており、分娩を含めて脊椎麻酔を実施している施設においては、トラネキサム酸注射薬の取り扱い（他の薬剤と区別する方法を含む）に関し周知徹底することが求められています。

2019年に Patelらは、1960年から2018年に硬膜外または脊椎麻酔中にトラネキサム酸を偶発的に投与した症例をレビューしており、

- トラネキサム酸の硬膜外投与の報告は確認されなかった。
- くも膜下注入の報告例が21例確認され、そのうち20例が生命を脅かす神経学的および/または心臓の合併症を発生し、10例の患者が死亡した。

と報告しています。寄与因子を分析するために人的要因分析分類システム（human factors analysis and classification system：HFACS）モデルを使用し、脊髄幹薬物過誤の減少に関する4つの公表された勧告を使用して報告を評価しており、

- 20例では、アンプル誤認が原因であった。
- 最後の症例では、脊髄くも膜下カテーテルが静脈カテーテルと間違えられた。
- すべてスキルベースの過誤として分類された。組織の方針、薬の調剤と保管、脊椎麻酔業務の準備に関連するいくつかの人的要因があった。

- 公表されている4つの推奨事項を実践することで、すべての間違いを防ぐことができただろう。

と報告しています(関連記事1)。

Patel S, et al. Catastrophic drug errors involving tranexamic acid administered during spinal anaesthesia. Anaesthesia. 2019 Jul;74(7):904-14.

「4つの推奨事項」とは、Patelらが2015年に発表している以下の4項目です(関連記事2)。

【1】薬液を吸ったり注射したりする前に、薬剤アンプルや注射器のラベルを注意深く読む。

【2】すべての注射器を標識(ラベリング)する。

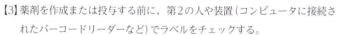

【3】薬剤を作成または投与する前に、第2の人や装置(コンピュータに接続されたバーコードリーダーなど)でラベルをチェックする。

【4】すべての硬膜外/脊椎/脊椎硬膜外併用器具に神経系専用コネクタを使用する。

Patel S, et al. Obstetric Neuraxial Drug Administration Errors: A Quantitative and Qualitative Analytical Review. Anesth Analg. 2015 Dec;121(6):1570-7.

トラネキサム酸のくも膜下投与のほとんどが蘇生や集中治療を必要とし、死亡率は50%と非常に高率です。海外では、トラネキサム酸とブピバカイン(マーカイン®)のアンプルがよく似ている場合があるようですが、日本国内においても、

- 5%トランサミン® 5mL vs 高比重マーカイン® 4mL vs 等比重マーカイン® 4mL
- 10%トラネキサム酸アンプル10mL vs 1%カルボカイン®10mLアンプル
- 10%トラネキサム酸10mLポリエチレン容器 vs 0.5%ポプスカイン® 10mLポリエチレン容器

などは、アンプルのサイズや見た目がよく似ており、急いでいると取り違える可能性があります。

Patelは、
2023年に前述のレビュー記事以降の、2018年7月から2022年9月にかけても、トラネキサム酸のくも膜下投与事故に関する公表報告を検索して、HFACSを用いて、過誤に寄与した人的およびシステム的要因を検討し分類しており、

- 検索期間中に22件の過誤が報告され、8人（36%）が死亡、4人（19%）に後遺症が発生した。また、女性の死亡率が高かった（女性6/13 vs 男性2/8）。
- 過誤の2/3（15/22）は、整形外科手術（10人）と帝王切開（5人）で発生した。21人中19人が抗痙攣薬に抵抗性のてんかん症状を呈し、生存者は数日から数週間の人工呼吸器管理と集中治療が必要であった。一部の患者では、強い交感神経刺激により不整脈が起こり、数時間以内に死亡した。
- 臨床的特徴に精通していないため、診断が遅れたり、他の臨床疾患と混同したりすることがあった。
- くも膜下トラネキサム酸毒性を管理するための計画案として、即時のCSF洗浄などが提示されているが、具体的な方法は示されていない。
- HFACSでは、酷似したトラネキサム酸アンプルを局所麻酔薬と間違えたことが主な原因であることが示唆された。HFACSは、すべての過誤は予防可能であることを示している。

と報告しています（関連記事3）。

Patel S. Tranexamic acid-associated intrathecal toxicity during spinal anaesthesia: A narrative review of 22 recent reports. Eur J Anaesthesiol. 2023 May 1;40(5):334-42.

わずか4年余りの期間に、
氷山の一角とは思われますが20件以上のトラネキサム酸のくも膜下誤投与が発生しており、やはり高い死亡率と後遺症率を呈しています。

Harbyらは、
整形外科手術のための脊椎麻酔に際して、トラネキサム酸をくも膜下に誤投与されたが、集中治療により後遺症なく救命できた症例を報告しています。

この患者は、年齢31歳のASA-PS Iのエジプト人男性で、1週間前から多発外傷の経緯があり、左腕と右足の骨折がありました。入院時には他の外傷はなく、許容範囲の検査結果が得られました。まず、左手の骨折の手術が合併症なく行われ、1週間後に右足の手術が予定されました。右足の手術中に脊椎麻酔を行った際に、誤ってくも膜下へのトラネキサム酸の誤注入が行われ、その後患者は痙攣を起こしました。この症例では、以下の主な出来事が起きました。

1. 脊椎麻酔の誤注入後、患者は腰部と臀部の不快感をきたし、下肢のミオクローヌス運動と全身性痙攣が発生した。
2. 血圧が上昇（170/100mmHg）し、心拍数も増加（120bpm）した。
3. ミダゾラムとフェンタニルの静脈内投与にもかかわらず、痙攣は治まらなかった。
4. フェニトインの投与と同時に、チオペンタールナトリウム（250mg）およびatracurium（日本未承認）（50mg）の注入によって全身麻酔が導入された。
5. CSF洗浄は、2本の22G Quincke針をレベルL_{2-3}（ドレナージ）に挿入し、もう1本をL_{4-5}に挿入して行われた。くも膜下生理食塩水注入（150mL）は受動的流動により1時間で行われた後、容体は安定し、ICUに搬送された。
6. ミオクローヌス運動と局所的痙攣が続くため、麻酔器を接続してイソフルラン1.2MAC（minimum alveolar concentration）による人工呼吸と、チオペンタールナトリウム300mg/時およびアトラクリウム10μg/kg/時の持続投与が行われた。
7. 頭部CTが実施され異常はなかったが、視神経乳頭浮腫がみられたため脳保護戦略が続けられ、脳圧下降と排尿促進のための薬剤が使用された。
8. 血圧が低下したが、ノルエピネフリンが投与されて血圧が回復した。
9. 鎮静を漸減して意識が回復した。患者は4日目に抜管され、神経所見は許容範囲内であった。
10. 患者は6日目にICUから退室し、6か月および1年後の経過観察でも神経症状がみられないことが確認された。

この患者は、トラネキサム酸を誤ってくも膜下に誤注入されたことにより、全身痙攣や神経症状をきたしましたが、適切な治療とサポートにより回復したとしています(関連記事4)。

<small>Harby SA, et al. Accidental intrathecal injection of tranexamic acid: a case report. J Med Case Rep. 2023 Feb 16;17(1):55.</small>

トラネキサム酸のくも膜下誤投与時の対処

- 即時のCSF洗浄が推奨される。
- 気管挿管による人工呼吸。
- 抗痙攣薬と筋弛緩薬の持続投与による抗痙攣療法。
- ICUでの鎮静と脳保護のために吸入麻酔薬が有効かもしれない。

　薬物誤投与に関して、麻酔診療中にダブルチェックするというのは実質的に困難であることから、アンプルのラベルを確認しながら自分で薬液をシリンジに充填し、シリンジには必ずラベリングすることが重要です。

Point 脊椎麻酔後の異常な痙攣発作では、トラネキサム酸の誤投与を疑え!

ブログ内の関連記事

1 脊椎麻酔中に投与されたトラネキサム酸に関連した破局的な薬物過誤
- 対象論文:Anaesthesia. 2019 Jul;74(7):904-14.
https://knight1112jp.seesaa.net/article/201904article_61.html

2 産科脊柱管薬剤投与過誤:定量的および定性的分析レビュー産科脊柱管薬剤投与過誤:定量的および定性的分析
- 対象論文:Anesth Analg. 2015 Dec;121(6):1570-7.
https://knight1112jp.seesaa.net/article/201904article_75.html

3 脊椎麻酔中のトラネキサム酸関連クモ膜下毒性：最近の22件の報告に対する記述レビュー
- 対象論文：Eur J Anaesthesiol. 2023 May 1;40(5):334-42.
https://knight1112jp.seesaa.net/article/498481602.html

4 トラネキサム酸のクモ膜下注入事故：症例報告
- 対象論文：J Med Case Rep. 2023 Feb 16;17(1):55.
https://knight1112jp.seesaa.net/article/500593831.html

Further Reading

トラネキサム酸クモ膜下誤投与：2件の症例報告
- 対象論文：Int J Obstet Anesth. 2016 May;26:71-5.
　　　　　Indian J Anaesth. 2012 Mar;56(2):168-70.
https://knight1112jp.seesaa.net/article/201904article_77.html

帝王切開分娩時のトラネキサム酸：薬の取り違えによる死亡例
- 対象論文：Eur J Obstet Gynecol Reprod Biol. 2022 Dec;279:195-8.
https://knight1112jp.seesaa.net/article/492872522.html

麻酔科医の薬物投与過誤：インドでの状況-アンケート調査
- 対象論文：J Anaesthesiol Clin Pharmacol. 2019 Apr-Jun;35(2):220-6.
https://knight1112jp.seesaa.net/article/201907article_60.html

よく似たプラスチックアンプルに驚いた！
https://knight1112jp.seesaa.net/article/202106article_45.html

適切な薬が誤った場所に：トラネキサム酸の不注意なクモ膜下投与の影響
- 対象論文：Cureus. 2024 Oct 29;16(10):e72661.
https://knight1112jp.seesaa.net/article/506069352.html

腰椎穿刺はL$_{2-3}$を避けるべきなのか？

Question

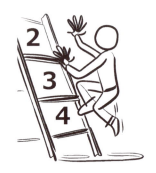

A 2000年代までに書かれた多くの麻酔学教科書には、脊髄の終端（脊髄円錐）は、成人ではL$_{1-2}$であるので、脊髄損傷（spinal cord injury：SCI）を避けるために、脊椎麻酔（あるいは腰椎穿刺）はL$_2$以下（つまり、通常はL$_{2-3}$、L$_{3-4}$、L$_{4-5}$の3つの椎間間隙のいずれか）から実施すれば安全であると記されています。一方、小児では成人よりも脊髄円錐の位置が低い（L$_3$）ために、L$_{3-4}$以下で穿刺するように記されています。

多くの麻酔科医は腰部の椎間間隙を正確に特定できると自信を持っています。しかし、本当に正しく腰椎椎間を同定できているでしょうか？脊椎麻酔をした際に、真に目的とした椎間から刺入できたかどうかは、その都度イメージ装置を使用して確認したりすることはなく、X線不透過ラインの入ったカテーテルを留置したり、造影剤を注入したりすることは滅多にないので、現実的にはなかなか確認しようがありません。

意図した椎間と、実際に刺入した椎間との間に差があるかどうかをその都度確認できれば、フィードバック効果によって、手技の精度は高まっていくに違いありませんが、通常は、その都度の確認がないために手技の回数を重ねても、技術的に精度の向上は見込めません。

Van Gesselらは、1993年に持続的脊椎麻酔を行う際に遭遇する技術的問題の発生率と、低比重脊椎麻酔薬注入後のブロック高に及ぼすカテーテル先端位置の影響を調査するために、股関節手術を受けた29人の高齢患者を対象にして、18GのTuohy針を用いてL_{3-4}（またはL_{2-3}）間隙から持続脊椎麻酔を実施し、術後に留置カテーテルの走行を造影剤注入によって確認していますが、腰椎穿刺レベルの判定は59％（17/29）で誤判定しており、想定よりも1椎間（15/29）または2椎間（2/29）高い椎間間隙で行われたことを実証しました（関連記事1）。

Van Gessel EF, et al. Continuous spinal anesthesia: where do spinal catheters go? Anesth Analg. 1993 May;76(5):1004-7.

対象患者数が29症例と少ないのですが、約6割で椎間間隙を誤判定しているとは驚きではないでしょうか。

さらに、Broadbentらは、2000年に麻酔科医の腰椎椎間腔識別能力を調査するために、少なくとも5年の麻酔経験のある4人の麻酔科医（それぞれ数百件の脊髄麻酔の経験あり）が、脊髄MRIを受けた100人の患者を対象に、マーキングした腰部間隙を正確に特定できたかどうかを評価しており、L_{3-4}を特定したと信じた場合、選択された間隙は観察の85％においてこれより1～4分節高かったことを見出しています（関連記事2）。

Broadbent CR, et al. Ability of anaesthetists to identify a marked lumbar interspace. Anaesthesia. 2000 Nov;55(11):1122-6.

Reynoldsは、2001年にペンシルポイント型脊椎麻酔針を用いた脊椎麻酔、または脊椎硬膜外併用麻酔の後に複数の神経根に関連する神経学的症状が生じた7症例について報告しており、

- すべての患者（6人は産科、1人は外科）は女性であった。脊椎麻酔後に片側下肢の知覚喪失と運動障害を発症した。すべての患者は針挿入時に痛みを訴えたが、CSFの自然逆流があった。
- MRIでは、すべての患者で脊髄円錐に小さな空洞や高信号がみられ、神経学的障害は持続した。
- 脊髄円錐の先端は通常L_{1-2}に位置するが、個人差があり、さらに尾側まで

延長している可能性がある(図5-5)。

- この症例群の脊髄円錐の損傷は、針挿入時の力学的な刺激や血管損傷が原因である可能性が高い。
- ヤコビ線は、腰椎椎間を特定する信頼性の低い方法であり、麻酔科医は、一般にそれらが想定するよりも1分節以上頭側の椎間を選択する。これらの誤差の原因のため、L_3より頭側での脊椎麻酔を避けるべきであり、針挿入時の痛みに注意する必要がある。

と報告しています(関連記事3)。

Reynolds F. Damage to the conus medullaris following spinal anaesthesia. Anaesthesia. 2001 Mar;56(3):238-47.

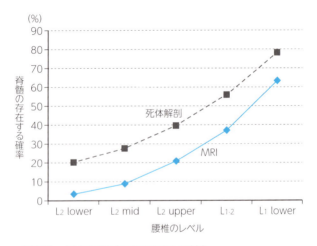

図5-5 各脊椎レベルに脊髄が存在する成人の割合

Reimannら(■)とSaifuddinら(◆)の累積データ
L_2 lower:L_2の下1/3[*1]あるいは下半分[*2]、L_2 mid:L_2の真ん中(上の曲線では補間)、L_2 upper:L_2の上1/3[*1]あるいは上半分[*2]、L_{1-2}:L_{1-2}椎間間隙、L_1 lower:L_1の下1/3[*1]あるいは下半分[*2]

[*1]: Reimann AF, et al. Vertebral level of termination of the spinal cord with report of a case of sacral cord. Anatomical Record. 1944 Jan;88(1):127-38.

[*2]: Saifuddin A, et al. The variation of position of the conus medullaris in an adult population. A magnetic resonance imaging study. Spine (Phila Pa 1976). 1998 Jul 1;23(13):1452-6.

(Reynolds F. Damage to the conus medullaris following spinal anaesthesia. Anaesthesia. 2001 Mar;56(3):238-47. より引用改変)

脊椎麻酔時に、おそらく脊髄円錐を穿刺してしまったがために下肢の片側性不全麻痺の後遺症を残した7症例の報告です。ペンシルポイント針の場合、電撃痛が存在すれば、針から脊髄液の逆流がみられても、針の先端は神経自体や脊髄下端に刺入されている可能性があります。

図5-5から、脊椎麻酔針の刺入角度を考慮すると、L_{2-3}穿刺では、4～20％の確率で、針先が脊髄円錐に到達する可能性があることがわかります。

通常の腰椎椎間を同定する（両側の腸骨稜を結ぶ想像線としてヤコビ線を利用する）方法の不正確さと脊髄円錐の位置のばらつきを考慮すると、L_3の棘突起よりも頭側でくも膜下に針を刺入するのは避けるべきです。

脊椎麻酔・腰椎穿刺でL_{2-3}を避ける理由
- 腰椎椎間の同定は往々にして不正確で頭側にずれる。
- 脊髄円錐の位置は個人差が大きい。

> **Point** 脊椎麻酔や腰椎穿刺は、現在では脊髄円錐を損傷する恐れがあることからL_{2-3}からの穿刺は行うべきではない！

ブログ内の関連記事

1 持続的脊髄麻酔：脊髄カテーテルはどこへ行くのか？
- 対象論文：Anesth Analg. 1993 May;76(5):1004-7.
  https://knight1112jp.seesaa.net/article/500631598.html

2 麻酔科医のマーキングした腰椎椎間腔識別能力
- 対象論文：Anaesthesia. 2000 Nov;55(11):1122-6.
  https://knight1112jp.seesaa.net/article/500631224.html

3 脊椎麻酔後の脊髄円錐の損傷
- 対象論文：Anaesthesia. 2001 Mar;56(3):238-47.
  https://knight1112jp.seesaa.net/article/201809article_54.html

Further Reading

脊椎麻酔中の偶発的脊髄損傷：報告

- 対象論文：Ann Indian Acad Neurol. 2010 Oct;13(4):297-8.

[要旨] 帝王切開の際に脊椎麻酔を受けた患者が後に神経障害を発症した症例について報告している。患者はSAの過程で左下肢に痛みを感じたが、報告しなかったため、具体的な原因は不明。MRI検査で脊髄に変化がみられ、脊椎麻酔に関連するSCIと診断された。治療に高用量メチルプレドニゾロンが使用され、症状は改善したが、一部の障害が残った。脊椎麻酔後の神経障害は原因が多岐にわたり、慎重な注意が必要である。この報告は、標準的な手順とチェックリストの順守の重要性を強調している。

https://knight1112jp.seesaa.net/article/201810article_11.html

脊椎麻酔時の永続的脊髄損傷：2例の報告

- 対象論文：Neurol India. 2016 Jul-Aug;64(4):808-11.

[要旨] 脊椎麻酔中に永続的なSCIを起こした2例を報告している。患者はいずれも下肢の感覚障害や運動麻痺を発症し、回復しなかった。SCIの原因として、針の挿入位置や角度、針の種類やサイズ、麻酔薬の量や種類などが考えられると述べている。また、SCIを予防するためには、術前に神経画像検査を行い、針の挿入時には神経刺激法や超音波ガイドを用いることが有効であると提案している。SCIの診断には、神経学的評価やMRIなどが必要であると述べている。また、SCIの治療には、高用量ステロイドや外科的減圧などが行われるが、その効果は不確実であると指摘している。

https://knight1112jp.seesaa.net/article/201809article_57.html

L_2-L_3脊椎麻酔は脊柱障害においても安全か？　磁気共鳴イメージング研究

- 対象論文：Br J Anaesth. 2010 Dec;105(6):857-62.

[要旨] この研究は、L_{2-3}での脊椎麻酔が脊柱障害患者に安全かどうかを検討した。脊髄終了点が患者の脊椎障害に影響を及ぼす可能性があることを示唆した。胸部圧迫骨折の女性患者では脊髄円錐終端が通常よりも低いことがあり、この場合L_{2-3}での脊椎麻酔は避けるべきと結論した。

https://knight1112jp.seesaa.net/article/201809article_55.html

Column 「1.5℃の約束」をきっかけに自分の麻酔診療、生活習慣を見直そう!

「1.5℃の約束―いますぐ動こう、気温上昇を止めるために。」は、国際連合広報センターとメディアが協力して気候変動に立ち向かうための行動を呼びかけるキャンペーンである。2022年6月17日に始動し、2025年で3年目を迎えている。

麻酔科医として個人でもできる仕事中の温暖化対策(一般人にはできないこと)としては、

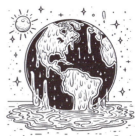

- 亜酸化窒素を使わない
   今、まだ亜酸化窒素を使っているなら、代わりにレミフェンタニルやフェンタニル、ペンタゾシンを使おう。
- デスフルランを使わない
   今、デスフルランを使っているなら、セボフルランに変えよう。
- セボフルランを使うなら低流量麻酔にしよう!
   まず、麻酔維持に [空気:酸素] = [2:1] で使っているなら
   → [1.5:1.0] → [1.0:0.5] → [0.8:0.4] → [0.6:0.4]
   と少しずつでもいいから新鮮ガス流量を減らしてみよう。
   それだけで地球環境への負荷を激減できる。
- プロポフォールを使い切ろう!
   麻酔導入時に使用したプロポフォールの残液は、シリンジポンプで持続注入して使い切るようにすれば、その間、揮発性麻酔薬の消費を削減できる。
- 全静脈麻酔に切り替えよう
   BISセンサーに3,000円も出すことを考えると、セボの低流量でいいか・・・。
- 全身麻酔以外も活用しよう!
   揮発性麻酔薬節減のために、脊髄幹麻酔、末梢神経ブロック、局所浸潤麻酔を積極的に活用しよう。

一般人としては、
- ガソリンや石油・石炭の消費を少なくするために、電気の消費量を少なくする
- こまめに電気を切る

- 2〜3kmの距離なら、車や電車を使わずに健康のために徒歩で行く
- 病院ではエレベーターは使わない
- 早寝早起き、夜が明けたら目を覚まし、日が沈んだら早めに眠る
- 家庭では、ごみ、特に生ごみを減らす
  「3キリ運動」(買った食材を使い切る「使いキリ」、食べ残しをしない「食べキリ」、ごみを出す前に水を切る「水キリ」)、ダンボールコンポストの活用

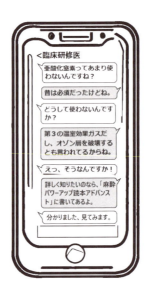

第 **6** 章

産科麻酔

1. **Q** 妊娠中に脊椎麻酔の知覚遮断レベルは上昇するのか？	182
2. **Q** 満期妊婦に対する脊椎麻酔に際しての 局所麻酔薬用量が少なくて済むのはなぜか？	186
3. **Q** 硬膜外無痛分娩の不利な点は？	189
4. **Q** 第3の無痛分娩法DPEとは？	194
5. **Q** 無痛分娩CSE時のくも膜下ブピバカイン投与量は？	199

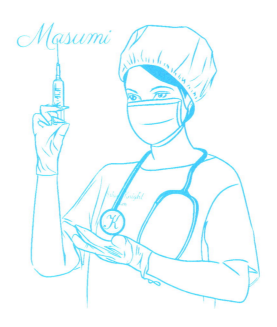

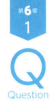

第6章 1
Question
妊娠中に脊椎麻酔の知覚遮断レベルは上昇するのか?

A 脊椎麻酔(spinal anesthesia：SA)時に局所麻酔薬を同じ用量使用しても、妊娠が進行するに従って、知覚遮断レベルは上昇します。したがって、目標とする同じレベルまで知覚遮断を行うには、妊娠週数が進むにつれて麻酔薬を減量する必要があります。非妊娠時と同じ用量では遮断域が上がり過ぎて、低血圧の頻度が増加したり呼吸困難感を誘発したりします。

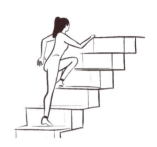

Hirabayashiらは、若い女性を対象に妊娠期間に応じて、膝の関節鏡手術の非妊娠群($n=13$)、子宮頸管無力症に対する処置を受ける第1三半期群($8〜13$週、$n=19$)、第2三半期群($14〜26$週、$n=11$)、子宮頸管無力症($n=6$)と帝王切開(Caesarean section：CS)($n=24$)を受ける第3三半期群($27〜39$週、$n=30$)の4群に分け、腰椎L_{3-4}間から25ゲージ(G)Quincke針を用いて正中アプローチで穿刺し、針は硬膜線維と平行になるように刺入し、90°回転させて針先を頭側に向けて、同じ用量の高比重局所麻酔薬を40秒かけて注入しました。

脊椎麻酔による頭側への最高知覚遮断域は、非妊娠群に比べて妊娠の進行と共に上昇しており、第2三半期群、第3三半期群に至っては、明確に有意差も出ています(表6-1)。

Hirabayashi Y, et al. Acid-base state of cerebrospinal fluid during pregnancy and its effect on spread of spinal anaesthesia. Br J Anaesth. 1996 Sep；77(3)：352-5.

表6-1 最大鎮痛効果の頭側への広がり

	非妊娠	第1三半期	第2三半期	第3三半期
最高鎮痛域	T_6	T_5	T_4*1	$T_{3.5}$*2
	[T_{10}〜T_4]	[T_{11}〜T_2]	[$T_{7.5}$〜T_2]	[T_5〜T_2]
中央値[範囲] *1:$p<0.05$、*2:$p<0.001$ vs 非妊娠			

(Hirabayashi Y, et al. Acid-base state of cerebrospinal fluid during pregnancy and its effect on spread of spinal anaesthesia. Br J Anaesth. 1996 Sep;77(3):352-5. より引用改変)

脊硬麻を受けた早期産と満期産の妊婦で、麻酔薬の必要量に差があるかどうかを調査したJamesらによる研究では、妊娠週数が進むにつれて脊椎麻酔(単独)による最高知覚遮断域が上昇することが示されており、両者間に良好な相関関係が得られています(図6-1)。

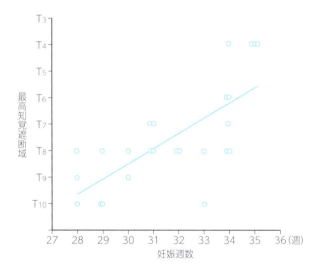

図6-1 妊娠週数と麻酔域の関係

(James KS et al. Combined spinal-extradural anaesthesia for preterm and term caesarean section: is there a difference in local anaesthetic requirements? Br J Anaesth. 1997 May;78(5):498-501. より引用改変)

また、子宮底長と脊椎麻酔（単独）による最高知覚遮断域との間にも良好な相関が得られています（図6-2）。

James KS et al. Combined spinal-extradural anaesthesia for preterm and term caesarean section: is there a difference in local anaesthetic requirements? Br J Anaesth. 1997 May;78(5):498-501.

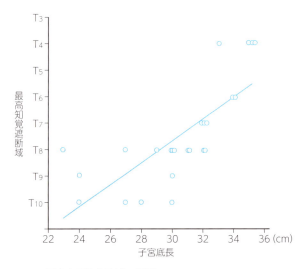

図6-2　子宮底長と麻酔域の関係

(James KS et al. Combined spinal-extradural anaesthesia for preterm and term caesarean section: is there a difference in local anaesthetic requirements? Br J Anaesth. 1997 May;78(5):498-501. より引用改変)

さらに、近年の2019年のKimによる子宮頸管縫縮術を受ける患者の妊娠月齢の経過と脊椎麻酔における知覚遮断レベルとの具体的な相関（図6-3）を調査した研究でも、

- 妊娠期間と知覚遮断レベル、手術中の収縮期血圧の低下、麻酔回復室（postanesthetic care unit：PACU）での収縮期血圧の低下、PACU在室時間には有意な線形相関があった（それぞれ、偏相関係数＝0.71、$p<0.001$；0.27、$p<0.001$；0.25、$p<0.001$；0.21、$p=0.001$）。

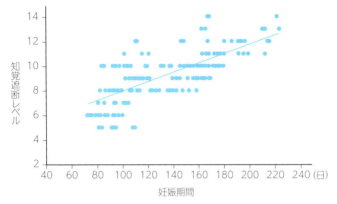

図6-3　妊娠期間と知覚遮断レベルの関係

(Kim H. Correlation between gestational age and level of sensory block in spinal anesthesia. Reg Anesth Pain Med. 2019 Jun 21:rapm-2019-100607. より引用改変)

- 妊娠日数が1日増加すると、知覚遮断レベルは0.04皮膚分節増加した（$p<0.001$）。

と報告されています(関連記事1)。

Kim H. Correlation between gestational age and level of sensory block in spinal anesthesia. Reg Anesth Pain Med. 2019 Jun 21:rapm-2019-100607.

> **Point** 妊娠期には胎児が大きくなるに従って、同じ用量の局所麻酔薬を使用しても知覚遮断レベルが上昇するので、その週数に応じて使用する局所麻酔薬を減量する必要がある。

ブログ内の関連記事

1 在胎齢と脊椎麻酔の知覚遮断レベルとの相関

- 対象論文：Reg Anesth Pain Med. 2019 Jun 21:rapm-2019-100607.

  https://knight1112jp.seesaa.net/article/201906article_77.html

第6章 2

満期妊婦に対する脊椎麻酔に際しての局所麻酔薬用量が少なくて済むのはなぜか？

満期妊婦の帝王切開に際しての脊椎麻酔に必要な局所麻酔薬用量が、非妊娠時の通常の薬液量よりも25%減量、ないしは2/3程度で済むことは、よく知られています。しかし、なぜ妊娠時に限って少ない局所麻酔薬用量で足りるのでしょうか？

Hirabayashiらは、 1996年に妊娠による脊椎管内の軟部組織構造の変化を明らかにするために、3人の女性で、妊娠前後に腰椎のMR画像を撮影して比較しており、妊娠32週目には、妊娠前の画像に比べて、硬膜外静脈叢の充血により硬膜が椎弓管壁から後方へ変位し、硬膜嚢内の脳脊髄液（cerebrospinal fluid：CSF）量が減少していることを確認しています（図6-4B）。

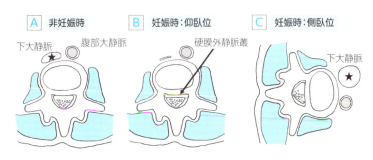

図6-4 同一患者のMR画像のシェーマ
下大静脈（★）は非妊娠時（A）、妊娠側臥位時（C）に確認された。仰臥位では硬膜外静脈叢の怒張のため硬膜が椎弓管壁から後方へ変位するが（B）、側臥位では変位しない（C）。

(Hirabayashi Y, et al. Effects of the pregnant uterus on the extradural venous plexus in the supine and lateral positions, as determined by magnetic resonance imaging. Br J Anaesth. 1997 Mar;78(3):317-9. を基に作成)

仰臥位では、妊娠した子宮が下大静脈を圧迫してほぼ完全に閉塞していますが、側臥位にすると下大静脈の圧迫はなくなり、硬膜外静脈叢は非妊娠時(図6-4A)のレベルまで縮小していることも確認しています(図6-4B・C)。

> Hirabayashi Y, et al. Soft tissue anatomy within the vertebral canal in pregnant women. Br J Anaesth. 1996 Aug;77(2):153-6.
>
> Hirabayashi Y, et al. Effects of the pregnant uterus on the extradural venous plexus in the supine and lateral positions, as determined by magnetic resonance imaging. Br J Anaesth. 1997 Mar;78(3):317-9.

また、Igarashiらは、

妊娠によって生じる硬膜外腔の変化を調査するため、妊婦にエピドラスコピー(硬膜外腔内視鏡)を行った結果、硬膜外血管は妊娠第1期で充血し、血管網の密度は妊娠第3期で増加する、と報告しています。

> Igarashi T, et al. The fiberscopic findings of the epidural space in pregnant women. Anesthesiology. 2000 Jun;92(6):1631-6.

　つまり、妊娠時には、特に満期に近づくにつれて、仰臥位では巨大化した妊娠子宮が下大静脈を圧迫して閉塞させ、下肢および骨盤臓器から心臓へと還流しようとする下半身の静脈血が、下大静脈の側副血行路としての脊柱管内の静脈を通るために、硬膜外静脈叢が怒張して、硬膜嚢を狭小化させるために、くも膜下に投与した少量の局所麻酔薬が、仰臥位では十分に頭側まで広がることができるのです。

もしも、

くも膜下に局所麻酔薬を投与した後も側臥位のままでいたならば、硬膜外静脈叢の怒張は起こらないので、くも膜下での局所麻酔薬の広がりがあまり期待できないことになります。くも膜下に局所麻酔薬を投与した後にすぐに仰臥位になることで、硬膜外の静脈叢が怒張し、その結果として硬膜嚢が絞られて狭小化することによって局所麻酔薬を含むCSFが頭側に移動して麻酔域が広がるのです。

　いわば、硬膜外静脈叢に流入する静脈血による「歯磨きチューブ効果」と言えるでしょう。「歯磨きチューブ効果」については、第3章「脊椎麻酔：薬液の比重」7『Q：脊硬麻時の「歯磨きチューブ効果」とは？』(p.101)を参照してください。

> **Point** 満期妊婦に対する脊椎麻酔に際しての局所麻酔薬用量が少なくて済むのは、仰臥位では硬膜外静脈叢が怒張して硬膜嚢が圧迫されて狭小化するためだ。

Column 平成の麻酔薬に関連した事件簿：その２
愛犬家連続失踪殺人事件
平成6年（1994年）

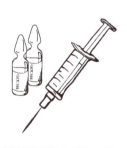

長野県塩尻市で、自称「犬の訓練士」である上田宜範が筋弛緩薬のサクシニルコリン（スキサメトニウム塩化物水和物）を使用し、5人の愛犬家を殺害する事件が発生。上田は犬の繁殖所と訓練所の出資金問題に絡み、殺人を犯した。被害者の中には、上田と知り合いで出資金を求めていた人々が含まれており、失踪事件から殺人事件へと発展していった。事件の発覚は、主婦の失踪がきっかけであり、被害者たちは上田との関わりがあったことが共通している。上田は愛犬家を装いながら、犬を利用した金儲けを目論んでおり、出資金を返せずにトラブルが発生。上田は被害者たちに筋弛緩薬を注射して殺害し、遺体を畑に埋めた。

上田は死刑判決を受け、事件は広域重要「120号事件」として捜査された。この事件は、愛犬家を装いつつ犬を利用して金銭を得るために罪を犯す異常な事件として取り上げられた。同様の愛犬家殺人事件は、埼玉県でも発生しており、こちらも金銭を巡るトラブルが背景にあった。被告人は愛犬家を装って犬を利用し、経済的利益を追求して殺害を行った。これらの事件は、裏側に隠されたペットブームと金儲けの一面を浮き彫りにするものとなった。

硬膜外無痛分娩の不利な点は？

出産経験者は、陣痛を「これまでで一番辛い痛み」と表現します。これは、出産の際、痛みのために体が過呼吸になり、カテコールアミンやコルチゾールが放出されるためです。その結果、呼吸性アルカローシスや子宮血管収縮が起こり、胎児への酸素供給が減少し、代謝性アシドーシスを引き起こす可能性があります。さらに、激しい痛みに曝されることで、母親の精神的な健康が損なわれ、子どもとの関係や配偶者との関係にまで影響を及ぼす危険性があります。

出産時の鎮痛は、陣痛の進行や結果、

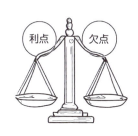

胎児や新生児への影響が少なく、母体への副作用が少ないものが理想とされています。硬膜外鎮痛（epidural analgesia：EA）はこれらの基準の多くを満たしており、ゴールドスタンダードとみなされています。しかし、一般的に使用されているEAには、手技に関連する合併症や投与される薬剤の副作用のリスクがあります。EAが陣痛延長に関連したり、CSのリスクを高めたりするという報告もあります。

2004年に発表されているLiuらによる初産妊婦における低濃度硬膜外

注入と非経口オピオイドがCS率および経腟器械分娩率に及ぼす影響を比較した無作為化比較試験（RCT）7件を含めたメタ分析では、
- EAはCSのリスク増加とは関係していないようであるが［オッズ比（OR）1.03］、経腟器械分娩のリスク増加と関連している可能性がある（OR 2.11）。

- EAは、分娩第2期の延長と関連していた〔加重平均差（加重MD）15.2分〕。
- EA法を受けるために無作為に割り付けられた女性のほうが、適切な鎮痛効果があり、非経口オピオイドへの変更はその逆よりも少なかった（OR 0.1）。

と報告されています。

Liu EHC, et al. Rates of caesarean section and instrumental vaginal delivery in nulliparous women after low concentration epidural infusions or opioid analgesia: systematic review. BMJ. 2004 Jun 12;328(7453):1410.

2011年に発表されている38件の研究（被験者9,658人の女性）を含めたコクラン・データベースの系統的レビューとメタ分析では、5件を除くすべての研究でEAとオピエートを比較しており、

- EAは、より優れた鎮痛効果（MD －3.36、3試験、1,166人）、追加鎮痛の必要性の減少〔リスク比（RR）0.05、5試験、6,019人〕、アシドーシスのリスクの減少（RR 0.80、7試験、3,643人）、ナロキソン投与のリスクの減少（RR 0.15、10試験、2,645人）が得られた。
- EAは、経腟分娩補助（RR 1.42、23試験、7,935人）、母体低血圧（RR 18.23、8試験、2,789人）、運動遮断（RR 31.67、3試験、322人）、母体の発熱（RR 3.34、6試験、2,741人）、尿閉（RR 17.05、3試験、283人）、分娩第2期の延長（MD 13.66分、13試験、4,233人）、オキシトシン投与（RR 1.19、13試験、5,815人）、胎児仮死によるCS（RR 1.43、11試験、4,816人）のリスク増加と関係していた。
- CSのリスク全体（RR 1.10、27試験、8,417人）について有意差はなかった。

と報告されています。

Anim-Somuah M, et al. Epidural versus non-epidural or no analgesia in labour. Cochrane Database Syst Rev. 2011 Dec 7;(12):CD000331.

Hasegawaらは、EAに関連した新生児の短期的有害転帰がEAそのものによるのか、それとも、器械分娩（吸引分娩や鉗子分娩）によるのかを明らかにするために、EA下に分娩した満期妊婦350人（症例群）を、EAなしの患者1,400人（対照群）と比較する後ろ向き症例対照研究を実施して、EA、分娩所要時間、周産期転帰の関係を評価しており、

- 吸引分娩（6.5 vs 2.9%）とCS（19.9 vs 11.1%）は、対照群よりも症例群のほうが多く実施された（$p = 0.001$）。
- カプラン・マイヤー・アルゴリズムを使用して、分娩第1期、第2期、陣痛と分娩の総持続時間は、対照群に比して症例群で有意に長かった。Cox回帰分析では、同等性の調整後もなお依然として長時間の分娩が示された。
- EAの有無にかかわらず、自然分娩かCS分娩で生まれる新生児よりも吸引分娩で生まれる新生児のほうが、アプガースコアと臍帯動脈血pHは有意に低かった。
- EAは分娩の緩徐な進行と関係しており、それゆえ、器械分娩率が増加する。この器械分娩は、鎮痛それ自体よりも強く新生児転帰に悪影響を与えるようだ。

と報告しています（関連記事1）。

Hasegawa J, et al. Effects of epidural analgesia on labor length, instrumental delivery, and neonatal short-term outcome. J Anesth. 2013 Feb; 27(1): 43-7.

EAを行うとやはり分娩時間が長引くようです。EAを強く作用させると力が入りにくくなるだろうし、結果的に器械分娩が多くなります。CSになるかどうかは、分娩の遷延を分娩停止とみなして早期にCSに踏み切るか、それともゆっくり自然分娩を待ち、せいぜい器械分娩で対処して可及的にCSを回避するのか、といった施設方針によって結果が異なるのでしょう。

2019年にNaitoらは、彼らの施設で2013年10月から2016年4月までの分娩記録から、非硬膜外分娩（non-epidural labor：NEL）群と硬膜外分娩（epidural labor：EL）群に分けてEAが分娩経過に影響を与えるかどうかを、傾向スコアマッチング分析（218組）を用いて検討しており、

- EAの使用により経腟分娩補助の割合は増加したが（NEL群 11.5 vs EL群 25.7%、$p < 0.001$）、CS率は同等だった（12.8 vs 17.0%、$p = 0.23$）。
- 初産婦、多産婦ともに、EAの使用により分娩第1期と第2期の期間が延長された。新生児の転帰は両群で同様であった。
- 著者らの施設における傾向スコアマッチング分析では、EAの使用はCS率を増加させなかった。

と報告しています（関連記事2）。

Naito Y, et al. The effect of labor epidural analgesia on labor, delivery, and neonatal outcomes: a propensity score-matched analysis in a single Japanese institute. JA Clin Rep. 2019 Jun 18;5(1):40.

Olszynskaらは、EAが陣痛第1期と第2期の持続時間、緊急CSと器械分娩の割合に影響を与えるかどうかを確認するために、2020年に年齢18〜40歳の単胎妊娠で胎児が頭位であり、37〜42週の妊娠期間で出生体重2,500〜4,250gの新生児を出産し、頸管拡張が3〜6cmの時にEAを受けた患者を対象とした単施設コホート研究を実施しており、

- 2,550件の分娩のうち、EAを受けた443人と対照群の609人、合計1,052人の患者を対象とした。
- EAを使用した患者では、陣痛時間が415 vs 255分（$p<0.01$）、第1期と第2期が有意に長かった（$p<0.01$）。
- 緊急CSのリスクは有意に低かったが（OR 0.56、$p<0.01$）、器械分娩になる可能性は高かった。
- EAは分娩第1期と第2期を延長させるが、新生児の転帰には影響しない。さらに、EAを施行した初産婦の緊急CSのリスクは1/3である。

と報告しています（関連記事3）。

Olszynska A, et al. Epidural analgesia: effect on labor duration and delivery mode - a single-center cohort study. Ginekol Pol. 2023 Jun 7;94(9):733-40.

無痛分娩は、麻酔の影響によって分娩の進行がゆっくりとなり、結果的に子宮収縮薬による補助や、経腟分娩の補助としての器械分娩（吸引分娩や鉗子分娩）が必要となる頻度が高くなります。そして器械分娩になった場合は、新生児の短期的転帰の悪化にもつながる可能性があります。

硬膜外無痛分娩の不利な点

- 分娩期間（特に分娩第2期）が長くなる。
- 器械分娩率が増加する。
- 器械分娩となった場合には新生児転帰にも悪影響があり得る。
- 母体低血圧、運動遮断、母体の発熱、尿閉のリスクが増加する。

Point 硬膜外鎮痛は無痛分娩のゴールドスタンダードだが、良いことばかりではないことを知っておこう。

ブログ内の関連記事

1 硬膜外鎮痛が分娩所要時間、器械分娩、新生児の短期的転帰に及ぼす効果
- 対象論文：J Anesth. 2013 Feb;27(1):43-7.
  https://knight1112jp.seesaa.net/article/201209article_42.html

2 硬膜外無痛分娩が陣痛、分娩、新生児転帰に及ぼす影響：日本の単施設における傾向スコアマッチ解析
- 対象論文：JA Clin Rep. 2019 Jun 18;5(1):40.
  https://knight1112jp.seesaa.net/article/499651127.html

3 硬膜外鎮痛：陣痛期間と分娩形態に及ぼす影響－単施設コホート研究
- 対象論文：Ginekol Pol. 2023 Jun 7;94(9):733-40.
  https://knight1112jp.seesaa.net/article/499638303.html

Q 第3の無痛分娩法DPEとは？

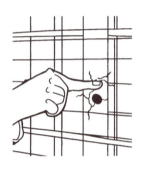

A 硬膜穿刺硬膜外（dural puncture epidural：DPE）は、硬膜外鎮痛の改良版で、分娩時の鎮痛に使用される方法です。この方法は、硬膜外単独（epidural：EPL）と脊椎硬膜外併用（combined spinal-epidural：CSE）の中間に位置します。この方法では、脊椎麻酔針が硬膜外針を通して挿入されますが、薬剤は投与されません。DPEはEPLと比較して、CSEで観察される副作用なしに鎮痛の尾側への広がりを改善することが示されています。ここ数年では、EPLやCSEに代わる第3の選択肢としてDPEが注目されています。実際に、ある施設では無痛分娩はDPEかCSEの2択で行っており、EPLをすることはなくなった、としています。

<small>こんどす 現役医師の雑記ブログ．【第2回】第3の選択肢 DPEの実力は？
[https://kondoblog.com/medicalarticles2/]</small>

DPEの有用性を報告している文献を、以下にいくつか紹介します。

Chauらは、分娩時鎮痛法としてDPE、EPL、CSEの3つの効果と副作用について、RCTで比較・調査しており、

- 疼痛数値評価尺度が1以下になるまでの時間はCSEが最も速く、DPEとEPLには有意差がなかった。
- DPEは、CSEに比べて、無痛分娩の鎮痛効果が遅いが、副作用が少ない傾向があった。
- DPEは、EPLに比べて、鎮痛の質が改善し、S_2遮断の発生率が高かった。

- DPEはCSEと比較して、掻痒症や低血圧などの副作用の発生率が低かった。
- 早期分娩鎮痛を希望する妊婦に対して、DPEはEPLとCSEの中間的な選択肢となる可能性がある。

と報告しています(関連記事1)。

Chau A, et al. Dural Puncture Epidural Technique Improves Labor Analgesia Quality With Fewer Side Effects Compared With Epidural and Combined Spinal Epidural Techniques: A Randomized Clinical Trial. Anesth Analg. 2017 Feb;124(2):560-9.

　DPEは無痛分娩において他の鎮痛法に比べて副作用が少なく、鎮痛の質を改善する可能性があり、特に、CSEと比較して、母体および胎児への副作用が少ないとされています。

Raoらは、

待機的CSを受けた150人の分娩患者を対象に、異なる麻酔法としてDPE、EPL、CSEを無作為に割り当て、その効果と特性を比較しており、

- DPEは、待機的CSを受ける患者において、EPLよりも麻酔の開始が早く、手術レベルまでの時間が短かった。
- DPEの術中疼痛の発生率は低く、患者の満足度スコアも高かった。
- CSEは麻酔の開始が早いが、低血圧の発生率が高く、フェニレフリンの必要量も多かった。
- DPEはEPLと比較してブロックの発現が速く、質も良好で、CSEと比較して母体の血行動態への影響が少なかった。
- この研究は、硬膜穿刺がCSE中の硬膜外上乗せの効果を高める役割を果たすことを示唆し、DPEが無痛分娩における麻酔効果の満足度向上に寄与する可能性を示唆している。

と報告しています(関連記事2)。

Rao WY, et al. Comparison of Dural Puncture Epidural, Epidural and Combined Spinal-Epidural Anesthesia for Cesarean Delivery: A Randomized Controlled Trial. Drug Des Devel Ther. 2023 Jul 18;17:2077-85.

　この研究は、CS分娩における麻酔法の比較で、DPE、EPL、CSEを評価し、DPEが早い麻酔開始、高い満足度スコア、術中疼痛の低い発生率などの利点を示唆しています。

脊髄幹性産痛緩和の導入後に胎児心電図（cardiotocogram：CTG）の異常が出現することがあり、遷延一過性徐脈（prolonged deceleration：PD）*や徐脈のような重篤な異常所見によって示される胎児機能不全（non-reassuring fetal status：NRFS）は、早急な手術的分娩を必要とすることがあります。

＊：PDは、心拍数減少が15bpm以上で、開始から回復まで2分以上10分未満の波形を言う。

CSEは異常所見の頻度が高いとされていましたが、DPEに関するこの種のデータは不明であったことから、Okaharaらは、妊娠満期の初産婦302例を対象にして、脊髄幹性無痛分娩の際に現れるCTGの異常としてPDの発生率を、DPEとCSE（各群151例）の2つの鎮痛法で比較・評価しており、

- この研究では、妊娠満期の初産婦を対象に、DPE導入群のデータを前向きに収集し、CSE対照群のデータを診療記録から得た。
- DPE群ではPD発生率がCSE群に比べて有意に低かった（4.0 vs 14.6%、$p = 0.0015$）。

と報告しています(関連記事3)。

Okahara S, et al. Comparison of the incidence of fetal prolonged deceleration after induction of labor analgesia between dural puncture epidural and combined spinal epidural technique: a pilot study. BMC Pregnancy Childbirth. 2023 Mar 16;23(1):182.

　本研究の結果から、脊髄幹性無痛分娩では初産婦の分娩初期に、DPEはCSEと比較してCTGの異常としてPDの発生率が有意に低いことが示され、DPEがCSEと比較して安全である可能性が示唆されています。

Segalらの論説では、DPEが従来のEPLに比べて分娩時の鎮痛の質を向上させる可能性があると述べています。DPEはCSEとEPLの中間に位置し、硬膜を穿刺することで硬膜外からくも膜下への薬剤の移行を促進します。しかし、DPEの有効性や安全性についてはまだ十分なエビデンスがなく、さらなる研究が必要だと結論付けています。

Segal S, et al. Dural Puncture Epidural for Labor Analgesia: Is It Really an Improvement over Conventional Labor Epidural Analgesia? Anesthesiology. 2022 May 1;136(5):667-9.

Yinらは2022年に、DPEとEPLを比較した1,099人の患者を対象とした合計10件の試験を含めたメタ分析を実施しており、その結果、DPEはEPLに比べて10分後と20分後の満足な鎮痛率を有意に高めることがわかりました。また、DPEは母体や胎児に有害な影響を及ぼさないことも示されました。したがって、DPEは分娩時の鎮痛においてEPLよりも優れた技術であると結論付けています(関連記事4)。

Yin H, et al. Dural puncture epidural versus conventional epidural analgesia for labor: a systematic review and meta-analysis of randomized controlled studies. J Anesth. 2022 Jun;36(3):413-27.

硬膜穿刺硬膜外(DPE)の利点

- 硬膜外単独(EPL)に比べて効果発現が速く鎮痛の質が改善。
- 脊椎硬膜外併用(CSE)と比べて掻痒症や低血圧などの副作用が少ない。
- 帝王切開ではCSEよりも低血圧の頻度が少ない。
- 胎児心電図の遷延一過性徐脈が少ない。

> **Point** 硬膜穿刺硬膜外(DPE)は、脊椎硬膜外併用(CSE)と硬膜外単独(EPL)の欠点を補える両者の中間的手法である。

ブログ内の関連記事

1 硬膜穿刺硬膜外鎮痛法は、硬膜外鎮痛法および脊椎硬膜外併用鎮痛法と比較して副作用が少なく、無痛分娩の質を改善する:無作為臨床試験

- 対象論文:Anesth Analg. 2017 Feb;124(2):560-9.

https://knight1112jp.seesaa.net/article/500152235.html

2 帝王切開分娩における硬膜穿刺硬膜外鎮痛、硬膜外鎮痛、脊椎硬膜外併用鎮痛の比較:無作為化比較試験

- 対象論文:Drug Des Devel Ther. 2023 Jul 18;17:2077-85.

https://knight1112jp.seesaa.net/article/500139580.html

3 硬膜穿刺硬膜外鎮痛法と脊髄硬膜外併用鎮痛法における分娩誘発後の胎児遷延一過性徐脈の発生率の比較：予備研究
- 対象論文：BMC Pregnancy Childbirth. 2023 Mar 16;23(1):182.
https://knight1112jp.seesaa.net/article/500155104.html

4 陣痛に対する硬膜穿刺硬膜外鎮痛法と従来の硬膜外鎮痛法の比較：無作為化比較試験の系統的レビューとメタ分析
- 対象論文：J Anesth. 2022 Jun;36(3):413-27.
https://knight1112jp.seesaa.net/article/500582632.html

+Plus 左利き用喉頭鏡

　通常であれば、喉頭鏡を使用する際は左手で持つ。では、左利きの医師はどちらの手で喉頭鏡を持っているのだろうか？ 右利きの医師が喉頭鏡を左手で持つのなら、左利きの医師は右手に持つのが自然かもしれないが、やはり左手で持っている。わざわざ左利きの医師用に「左利き用喉頭鏡」を購入するのは経済的負担が大きいので、左利きの医師も通常（右利き用）の喉頭鏡を使用せざるを得ないのが現状かもしれない。ヒトに内臓逆位があるように、実は「左利き用喉頭鏡」というものも存在する。通常の喉頭鏡と左右がまったく対称に作られている。では「左利き用喉頭鏡」というのは、どういった状況で役立つことがあるのだろうか？ 易出血性の舌腫瘍が舌の右側にあって、通常の喉頭鏡を使用するとブレードが舌右縁に触れて出血する危険性が高い場面では、左利き用喉頭鏡を使用すれば出血をきたす危険性を低減できるかもしれない。

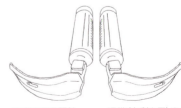

左利き用喉頭鏡　　通常（右利き用）の喉頭鏡

Q 無痛分娩CSE*時のくも膜下ブピバカイン投与量は?

＊脊髄くも膜下硬膜外併用麻酔 (combined spinal-epidural anesthesia：CSEA) のテクニックを使った「脊髄くも膜下硬膜外併用鎮痛」のこと

A 筆者の施設では無痛分娩は硬膜外鎮痛しか行っていませんが、先進的施設では、すでに陣痛が始まっている場合には、脊椎硬膜外併用 (combined spinal-epidural：CSE) 鎮痛や硬膜穿刺硬膜外 (dural puncture epidural：DPE) 鎮痛をやっているようです。

通常の帝王切開では0.5%ブピバカインは、くも膜下に1.5～2.2mL程度を使用していますが、無痛分娩目的のCSEでは、くも膜下にどれくらいの量のブピバカインを使用すればよいのでしょうか？ いくつかの論文で紹介されているくも膜下投与のレシピを紹介しておきます。

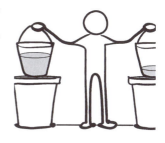

レシピ1

Okahara S, et al. Comparison of the incidence of fetal prolonged deceleration after induction of labor analgesia between dural puncture epidural and combined spinal epidural technique: a pilot study. BMC Pregnancy Childbirth. 2023 Mar 16;23(1):182.

・タイトルの日本語訳：「硬膜穿刺硬膜外鎮痛法と脊髄硬膜外併用鎮痛法における分娩誘発後の胎児遷延一過性徐脈の発生率の比較：予備研究」

この論文内で使用されているCSE群でくも膜下に投与する薬液は、順天堂大学医学部麻酔科のプロトコルに従ったもので、「18G、80mm硬膜外針と27G、122mm脊椎麻酔針をニードルスルーニードル法で使用しました。最初のくも膜下投与は、0.5%ブピバカイン 2.5mg(0.5mL) ＋フェンタニル 10μg (0.2mL) ＋1.3mLの生理食塩水でした」とあります(関連記事1)。

$$\begin{cases} 0.5\%マーカイン^{®}\ 0.5\text{mL}\,(2.5\text{mg}) \\ フェンタニル\ 0.2\text{mL}\,(10\mu\text{g}) \\ 生食\ 1.3\text{mL} \end{cases}$$

レシピ2

Chau A, et al. Dural Puncture Epidural Technique Improves Labor Analgesia Quality With Fewer Side Effects Compared With Epidural and Combined Spinal Epidural Techniques: A Randomized Clinical Trial. Anesth Analg. 2017 Feb;124(2):560-9.

- タイトルの日本語訳:「硬膜穿刺硬膜外鎮痛法は、硬膜外鎮痛法および脊椎硬膜外併用鎮痛法と比較して副作用が少なく、無痛分娩の質を改善する:無作為臨床試験」

筆頭著者の所属は以下のように記されています。

Department of Anesthesiology, Pharmacology and Therapeutics, University of British Columbia, Vancouver, Canada.

この論文内で使用されているプロトコルでは、「CSEの場合はくも膜下に0.25%ブピバカイン1.7mgとフェンタニル17μgを投与した」とあります (関連記事2)。つまり、

$$\begin{cases} 0.5\%マーカイン^{®}\ 0.34\text{mL}\,(1.7\text{mg}) \\ フェンタニル\ 0.34\text{mL}\,(17\mu\text{g}) \end{cases}$$

レシピ3

Whitty R, et al. Determination of the ED95 for intrathecal plain bupivacaine combined with fentanyl in active labor. Int J Obstet Anesth. 2007 Oct;16(4):341-5.

- タイトルの日本語訳:「陣痛時におけるフェンタニル添加した等比重ブピバカインのくも膜下用量のED$_{95}$の検討」

筆頭著者の所属は以下のように記されています。

Department of Anesthesia and Pain Management, Mount Sinai Hospital, Toronto, Ontario, Canada.

活動陣痛中に、産痛を緩和するのに必要なブピバカインのED95を調査した本研究では、「ブピバカイン1.75mg＋フェンタニル15μgの組み合わせは、迅速かつ確実に活動陣痛期の産痛を軽減した」としています(関連記事3)。脊椎麻酔用等比重0.5%マーカイン®だと0.35mLです。ちなみにED95は1.66mgだったそうです。

1mLのシリンジに、以下を混合しておけばよいようです。

$$\begin{cases} 0.5\%等比重マーカイン® \ 0.35mL\ (1.75mg) \\ フェンタニル\ 0.3mL\ (15\mu g) \end{cases}$$

無痛分娩用のくも膜下ブピバカイン投与量

0.5%ブピバカインを0.34～0.5mL使用すれば十分

帝王切開時の1/4～1/5の量

> **Point** 無痛分娩のための脊椎硬膜外併用 (CSE) のくも膜下ブピバカインはごく少量でOK！

ブログ内の関連記事

1 硬膜穿刺硬膜外麻酔法と脊髄硬膜外併用麻酔法における分娩誘発後の胎児遷延一過性徐脈の発生率の比較：予備研究
・対象論文：BMC Pregnancy Childbirth. 2023 Mar 16;23(1):182.
https://knight1112jp.seesaa.net/article/500155104.html

2 硬膜穿刺硬膜外鎮痛法は、硬膜外鎮痛法および脊椎硬膜外併用鎮痛法と比較して副作用が少なく、無痛分娩の質を改善する：無作為臨床試験
・対象論文：Anesth Analg. 2017 Feb;124(2):560-9.
https://knight1112jp.seesaa.net/article/500152235.html

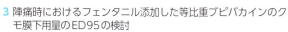

3 陣痛時におけるフェンタニル添加した等比重ブピバカインのクモ膜下用量のED95の検討
・対象論文：Int J Obstet Anesth. 2007 Oct;16(4):341-5.
https://knight1112jp.seesaa.net/article/500152409.html

Column 英英辞典の効用、英語の学び方

英語学習の過程で英英辞典の活用がしばしば取り上げられる。昔は、その意義があまり理解できなかった。実際に、自分の知らない単語を辞書で引くと、その意味が簡単ではあるが英語で記されていて、それを解釈するのに一苦労するため、まどろっこしくて仕方がなかった。そして、説明文の中にさらにまた見慣れない単語があったりすると、それをまた辞書で引かなくてはならな

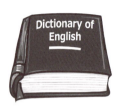

くなり、いつまで経っても本来の目的たる単語の理解に行き着かない。「こんなことやってられっかよ！！」と思ったものだ。しかし、今になってみると、その効用がよく理解できる。

大学受験用やTOEIC®用の単語集は、どれもこれも「英単語を効率的に覚えられる！」と謳っている。重要なキーワードになるような英単語が選択してあって、たった1つの例文の中に、重要な単語が複数散りばめられていて、少ない例文でたくさんの英単語が覚えられそうに見える。確かに英和辞典を片っ端から覚えるよりははるかに効率的だろう。しかし、英和辞典や、大学受験用、TOEIC®用単語集など、英単語と日本語の意味を対応させたものばかり参照していたのでは、ひたすら、脳内に英単語 vs 日本語の対照表をデータベースとして取り込んで記憶していくだけの作業になってしまっていて、英単語と英単語の結び付きが一向にでき上がっていかないのだ。

英和辞典と英英辞典を比べてみよう。一例として、「bat」を引いてみよう。
【英和辞典の場合】
【1-名】バット、こん棒
【2-名】コウモリ
【英英辞典の場合】(ロングマン現代英英辞典より)
1 ANIMAL a small animal like a mouse that flies around at night
2 SPORT a) a long wooden stick with a special shape that is used in some sports and games
b) BrE a round flat piece of wood with a handle, used to hit a ball in table tennis

この差は見た目だけでも歴然としている。しかし、根本的に違うのは、英和辞典の場合は、日本語とのつながりしか示していないのに対して、英英辞典の場合は、何と多くの別の英単語とのつながりを示してくれていることだろうか！

「bat」は、以下の英単語と緊密な関係があるのだ。
・animal：batはanimalの一種である。

- small：batはsmallである。
- mouse：batはlike a mouseである。
- fly：batはflyするんだ。
- night：batはat nightに行動する。

別の意味で、
- sports：batはsports用品の一種である。
- long：batはlongである。
- wood (wooden)：batはwoodでできている。
- game：batはgameで使用する。
- hit a ball：batはhit a ballするものである。
- table tennis：batはtable tennisをする時にも使う（ただしイギリス英語）。

英英辞典で引いた結果は、実はものすごい情報量なのだ。もしもこれを少しずつでも頭に蓄えていけば、だんだんと日本語を介さずに英単語のイメージが頭に定着していくはずだ。batの1単語を引いただけなのだが、実は、逆にbatは、batを説明した単語自身のイメージを補強するのにも使えるのだ。語彙というのは、それ単体で存在するのではなく、他の語彙との関係の中で相対的に語義は決まっていくものだ。

今でも私は、英英辞典を引くことは滅多にない。しかし、ここで伝えたかったのは、英語の学習、英語の理解というのは、英単語と日本語の対照表を頭に入れ込んでいくことではなくて、日本語体系とはまったく異なる英語体系を頭の中に築いていくことが重要だと言うことだ。「日本語という木」の枝の先に付いた葉っぱに、「英語という木」の葉っぱを付けていっても、絶対に「英語の木」にはならない。「日本人は、10年近くも英語を学習しているのに英語ができない」とよく言われるが、では、米国人が、1週間に数時間程度の日本語授業を10年間受けたら、日本語が読めたり話せたりするかというと、やはりできないと思う。日本語と英語は、体系が違いすぎる。発音も文法も背景となる文化も。我々日本人は、新聞が普通に読めるようになるのに何年かかるだろうか。小学生の高学年くらいになれば読めるようになってくるだろうか。しかし、社会構造に関する知識が十分には学習できていないから、スラスラ読むことはできないだろうか。

とりあえず、新聞を読めるようになるのに、少なくとも10年かかるとしよう。では、小学校4年生になるまでにどれくらいの本を読むだろうか？ どれくらいの日本語の会話を耳にすることになるだろうか？ 国語の教科書だけではなく、教科書はすべてが日本語で書かれている。すべての授業は、音楽や体育も含めてすべて日本語で行われ、家に帰っても日本語で会話し、日本語のアニメを見て、日本語の映画やドラマを見て過ごしている。この時間数と、英語を学習した時間数を比較すれば、英語ができないのは当たり前だと思う。あんなに少ない時間、あんなに少ないリーダーの英文量、あんなに少ない英会話の時間で、まともに英語が読めたり、書けたりするほうがおかしい。

結局のところ、「英語の木」を頭の中に植えて育てていくには、時間がかかるのだ。たくさん読まなくてはいけない。いきなり知らない単語がたくさんあるものを読もうとするとすぐに挫折してしまうので、最初は、知らない単語がほとんどない簡単な英文をたくさん読むことから始めるのが良いようだ。そして、少しずつレベルアップしていく。日本語を習得したのと同じ方法が一番効率良く、「英語の木」を育てていくことになる。その過程で、英英辞典を使うのは、賢明な選択であると思う。これこそ、いわゆる「急がば回れ」だ。本当の英語力が身に付く方法だと思う。

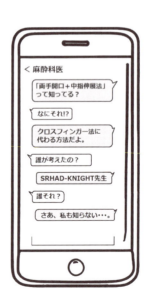

第**7**章

全身麻酔の導入時の体位

1. **Q** 最適なスニッフィング体位とは?	206
2. **Q** ランプ体位は挿管時の喉頭視野を改善するのか?	210
3. **Q** 上体挙上するだけで気管挿管がしやすくなるのか?	218
4. **Q** 上体挙上するだけで前酸素化が改善するのか?	223
5. **Q** 修正ランプ体位とは?	228
6. **Q** いろいろな麻酔処置時の最適なベッドの高さは?	233
7. **Q** 頭部を左回転するだけで喉頭視野が改善するのか?	242

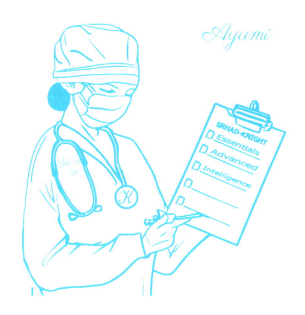

第7章 1

最適なスニッフィング体位とは？

A スニッフィング体位は、1936年にIvan Magill卿によって「朝の空気を嗅ぐ」時に取る頭位として最初に説明されました(関連記事1)。

Magill IW. Endotracheal anesthesia. Am J Surg. 1936; 34(3): 450-5.

以来、直接喉頭鏡検査の最適な頭頸部体位として一般的に使用され推奨されています。しかし、望ましい体位を再現するための下位頸椎の屈曲度や、上位頸椎（環椎後頭関節）の伸展度は指定されていませんでした。

その後、

1989年にHortonらは、それまで明確な基準がないままに推奨されていたスニッフィング体位について、角度計を用いて明快な基準を示しました。過去の文献から、頸部の前屈は水平面から35°の角度で、頭部後屈の角度は顔面が水平面から頭側に向かって15°の下り坂になるのを標準挿管体位（standard intubating position：SIP）とし、複数の熟練した麻酔科医による検証も行われています(図7-1)。

Horton WA, et al. Defining a standard intubating position using "angle finder". Br J Anaesth. 1989 Jan; 62(1): 6-12.

しかし、明快な基準は示されていても、手術室での気管挿管処置の前に、頸部の屈曲度や頭部の伸展度をいちいち角時計を使って、最適な体位になるように枕の高さを調節するなどということはルーチンにできないため、臨床的有用性は限られていました。

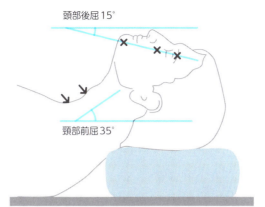

図7-1 標準挿管体位（SIP）

眼窩上孔、眼窩下孔、オトガイ孔（×で表記）を結ぶ線と水平面との成す角度が15°となる。頸部前屈は、上は輪状軟骨、下は胸骨切痕の触知できる最下端の深さ（╲で表記）の2点を連結した線が水平線と成す角度が35°となる。

(Horton WA, et al. Defining a standard intubating position using "angle finder". Br J Anaesth. 1989 Jan;62(1):6-12. およびKumar VR, et al. Patient positioning and glottic visualisation: A narrative review. Airway. 2020;3(1):13-8. より引用改変)

2010年にGreenlandらは、覚醒している成人ボランティア10人を対象として、ニュートラル位と、前述のSIP（理想的なスニッフィング体位）を取った時に、「外耳道―胸骨切痕」線がどのように変化するかをMRI画像によって研究しています。

外耳道と正中線を通るMRIスライスを比較することで、外耳道は、上咽頭のすぐ背側にある斜台と同じ高さに、また、胸骨切痕は喉頭とほぼ同じ高さにあることがわかりました。ニュートラル体位（図7-2）では、斜台は、胸骨切痕や喉頭よりも低い位置にありますが、スニッフィング体位（図7-3）にすると、胸骨切痕と斜台（つまり外耳道）は、ほぼ同じ高さになります。

Greenland KB, et al. External auditory meatus-sternal notch relationship in adults in the sniffing position: a magnetic resonance imaging study. Br J Anaesth. 2010 Feb;104(2):268-9.

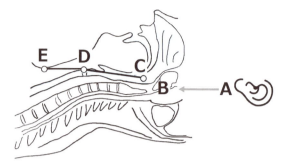

図7-2 ニュートラル体位

外耳道(A)は斜台(B)と同じ高さにあり、そのすぐ腹側に上咽頭(C)がある。上咽頭(C)―声門(D)―胸骨切痕(E)を結ぶラインは尾側に向かって上り坂となっており、口腔軸、咽頭軸、喉頭軸の位置合わせが困難である。

(Greenland KB. External auditory meatus-sternal notch relationship in adults in the sniffing position: a magnetic resonance imaging study. Br J Anaesth. 2010 Feb;104(2):268-9. を基に作成)

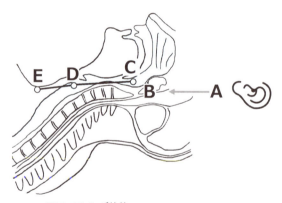

図7-3 スニッフィング体位

外耳道(A)は斜台(B)と同じ高さにあり、そのすぐ腹側に上咽頭(C)がある。声門(D)―胸骨切痕(E)を結ぶラインは尾側に向かって下り坂となっており、咽頭軸・喉頭軸を口腔軸に近づけることができる。斜台(外耳道)と胸骨切痕を結ぶ線は水平となる。

(Greenland KB. External auditory meatus-sternal notch relationship in adults in the sniffing position: a magnetic resonance imaging study. Br J Anaesth. 2010 Feb;104(2):268-9. を基に作成)

以上から、適切なスニッフィング体位が取れているかどうかの判断基準、外的なマーカーとして、外耳道と胸骨切痕の水平方向の位置合わせが利用できることが確認されました。

最適なスニッフィング体位

- 頸部（下位頸椎）の前屈は35°
- 頭部（上位頸椎）の後屈は15°
- 外耳道と胸骨切痕を結んだ線が水平になるようにする。

> **Point** 最適なスニッフィング体位が取れるように頸椎の前屈、後屈の程度と外的マーカーを理解しておこう！

ブログ内の関連記事

1 Q：スニッフィング・ポジション (sniffing position) とは？
https://knight1112jp.seesaa.net/article/201512article_23.html
※この記事は、『麻酔パワーアップ読本 エッセンシャルズ』（日本医事新報社、2022、p.168-170）にも収載されています。

Q ランプ体位は挿管時の喉頭視野を改善するのか？

A ランプ体位(ramp position)とは、頭部と肩の下に枕などを入れて、頭部を挙上、上半身を傾斜させて胸骨切痕と外耳道の高さが水平になるように調節した体位で、2004年にCollinsらによって、病的肥満患者の気管挿管に際して従来のスニッフィング体位に比較して喉頭視野を改善すると報告されました(関連記事1、図7-4)。

Collins JS, et al. Laryngoscopy and morbid obesity: a comparison of the "sniff" and "ramped" positions. Obes Surg. 2004 Oct;14(9):1171-5.

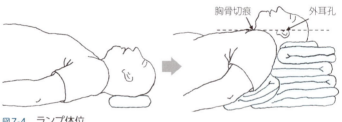

図7-4 ランプ体位

それ以降、非肥満患者や小児でも喉頭の視野が良好であったとの報告がたくさんあります。いくつかの研究を紹介しましょう。

2012年に、Lebowitzらはさまざまな肥満指数(body mass index: BMI)の成人患者で、ランプ体位を取ることによって喉頭鏡検査視野分類が改善するかどうかを調査しており、ランプ体位の使用は、全研究患者群で、スニッフィング体位に比べて、有意に良好な喉頭視野が得られた、と報告しています(関連記事2)。

Lebowitz PW, et al. Shoulder and head elevation improves laryngoscopic view for tracheal intubation in nonobese as well as obese individuals. J Clin Anesth. 2012 Mar;24(2):104-8.

2017年に、
Kimらは小児患者(年齢3〜6歳)49人を対象として、個別の高さの枕を使用して、外耳道と胸骨切痕を整列させることが、直視型喉頭鏡の喉頭視野の向上と関連するかどうかを調査した結果、

- ほとんどの小児は、外耳道と胸骨切痕を整列させるために、頭部下に枕を必要とした。
- 声門開口度スコアは、枕の調整後、ニュートラル体位と比較して有意に高かった[50(20-80) vs 90(37.5-100)]。
- 喉頭鏡の取り扱いは、枕の調整により有意に改善した[7(6.0-8.0) vs 9(8.0-10.0)]。

と報告しています(関連記事3)。

Kim EH, et al. Simple method for obtaining the optimal laryngoscopic view in children: A prospective observational study. Am J Emerg Med. 2017 Jun;35(6):867-70.

2015年、
Leeらは術前気道評価に基づいて挿管困難が予想される(気道困難スコア≧8)204人の患者を対象に、スニッフィング体位(S群)とランプ体位(R群)とで気管挿管成功率を比較する前向き無作為化比較研究を実施しており、R群は、S群よりも気管挿管の成功率が有意に高く($p<0.05$)、喉頭視野が良好であった、と報告しています(関連記事4)。

Lee JH, et al. Comparison of the rate of successful endotracheal intubation between the "sniffing" and "ramped" positions in patients with an expected difficult intubation: a prospective randomized study. Korean J Anesthesiol. 2015 Apr;68(2):116-21.

2019年、
Pachisiaらは50人の患者を対象として、高さ7cm固定の枕を用いたスニッフィング体位と、高さ可変の膨張式枕を用いたランプ体位(つまり、外耳道と胸骨切痕を水平に整列させる)の2種類の体位の前向き無作為化クロスオーバー研究で、喉頭鏡検査時の喉頭視野と挿管状態の比較評価を行い、

- Cormack-Lehane分類Ⅰは、スニッフィング体位よりもランプ体位のほうが有意に多く、Cormack-Lehane分類Ⅲは、ランプ体位のほうが有意に少なかった。
- スニッフィング体位よりもランプ体位のほうが平均IDS*は有意に低かった。

*:intubation difficulty scale、挿管困難スケール

- 挿管所要時間は、スニッフィング体位よりもランプ体位のほうが有意に短かった。
- ランプ体位を取るために必要な平均頭部挙上量は4.920±1.460cmであり、頭部挙上に使用する枕の大きさは、個人差がある。

と報告しています(関連記事5)。

Pachisia AV, et al. Comparative evaluation of laryngeal view and intubating conditions in two laryngoscopy positions-attained by conventional 7 cm head raise and that attained by horizontal alignment of external auditory meatus - sternal notch line - using an inflatable pillow - A prospective randomised cross-over trial. J Anaesthesiol Clin Pharmacol. 2019 Jul-Sep;35(3):312-7.

また、同年にNayakらは、手術を受ける300人の患者を対象に、スニッフィング体位とランプ体位の基で、喉頭視野をCormack-Lehane分類で比較する同様の研究を実施しており、

- ランプ体位は94%の症例でスニッフィング体位と同等以上の喉頭視野を提供したが、スニッフィング体位がランプ体位よりも優れた視野を提供した症例はわずか6%であった。
- ランプ体位は喉頭鏡検査においてより良い視野を提供した。

と報告しています(関連記事6)。

Nayak LK, et al. Comparison of Laryngoscopic View Obtained by Conventional Head Rise to that Obtained by Horizontal Alignment of External Auditory Meatus and Sternal Notch. Anesth Essays Res. 2019 Jul-Sep;13(3):535-8.

なお、この研究では、ランプ体位のことを頭部挙上喉頭鏡検査用体位(head-elevated laryngoscopic position：HELP)と表現していますが、ランプ体位が報告された時期に相前後してSchimittらやLevitanらによって報告されています。気管挿管が困難な時に、「HELP！」(助けて～！)というのは何とも覚えやすいネーミングではないでしょうか。

Schmitt HJ, et al. Head and neck elevation beyond the sniffing position improves laryngeal view in cases of difficult direct laryngoscopy. J Clin Anesth. 2002 Aug;14(5):335-8.

Levitan RM, et al. Head-elevated laryngoscopy position：improving laryngeal exposure during laryngoscopy by increasing head elevation. Ann Emerg Med. 2003 Mar;41(3):322-30.

2022年にChunらは頸部カラーを使用し、頸部の可動性と開口を制限した模擬気道困難患者64人で、頭部水平位とランプ体位とでMcGRATH™ MAC

ビデオ喉頭鏡を用いて、喉頭部可視化と挿管容易性への影響を評価しており、

- 声門開口度(POGO)スコアの平均値は、ランプ体位(59.4 ± 23.8%)のほうが、頭部水平位(37.5 ± 24%)よりも有意に改善した。
- Cormack-Lehane分類ⅠまたはⅡaは、ランプ体位のほうが頭部水平位よりも有意に多かった(56例:85.9% vs 28例:43.7%)。
- 挿管のための最適化操作を必要としたのは、ランプ体位のほうが頭部水平位よりも有意に少なかった(7例:21.9% vs 17例:53.1%)。

と報告しています(関連記事7)。

Chun EH, et al. Effects of head-elevated position on tracheal intubation using a McGrath MAC videolaryngoscope in patients with a simulated difficult airway: a prospective randomized crossover study. BMC Anesthesiol. 2022 May 30;22(1):166.

スニッフィング体位では、患者の体型に関係なく一定の高さの枕が使用されるのに対して、ランプ体位では、外耳道と胸骨切痕の高さを同じ水平面に揃えるために、結果的に患者ごとに最適な高さの枕を使用することになり、より適切な頭頸部の体位が取れている可能性があります。

以上のように、

ランプ体位が喉頭視野を改善するという肯定的な結果を報告している研究がたくさんある一方で、スニッフィング体位と変わらない、あるいは悪化させたと報告している研究もあります。

2017年にSemlerらが行った、重症成人患者の気管挿管中の体位としてランプ体位とスニッフィング体位を比較した多施設共同無作為化比較試験(RCT)では、

- 両群間で、末梢動脈血酸素飽和度(SpO_2)の最低値の中央値に有意差はなかった[93(IQR* 84-99) vs 92(IQR 79-98%)]。
  *IQR:四分位範囲
- ランプ体位は、Cormack-Lehane分類ⅢまたはⅣの発生率を有意に増加させた(25.4 vs 11.5%、$p = 0.01$)。
- ランプ体位は、挿管困難の発生率を有意に増加させた(12.3 vs 4.6%)。
- ランプ体位は、初回試行での挿管成功率を有意に減少させた(76.2 vs 85.4%)。

と報告されています(関連記事8)。

Semler MW, et al. A Multicenter, Randomized Trial of Ramped Position vs Sniffing Position During Endotracheal Intubation of Critically Ill Adults. Chest. 2017 Oct;152(4):712-22.

2020年に Tsanらが行ったランプ体位とスニッフィング体位を比較した4件のRCT ($n = 632$)を含めた系統的レビューとメタ分析では、

- Cormack-Lehane分類Ⅰ/Ⅱ・Ⅲ/Ⅳ、挿管初回成功、挿管時間、補助的気道操作の使用、気道補助具の使用のオッズについて、ランプ体位とスニッフィング体位の間に差はみられず、研究間で高い異質性があることが示された。
- 手術患者におけるランプ体位は、Cormack-Lehane分類Ⅰ/Ⅱの可能性の有意な増加と、Ⅲ/Ⅳの可能性の有意な低下と関連している(中程度の質のエビデンス)。
- ランプ体位は喉頭露出を改善することにより、気管挿管を受ける手術患者に有益であることが示された。

と報告しています (関連記事9)。

Tsan SEH, et al. [A comparison of ramping position and sniffing position during endotracheal intubation: a systematic review and meta-analysis.][Article in Portuguese] Braz J Anesthesiol. 2020 Nov-Dec;70(6):667-77.

2021年に Okadaらが行ったランプ体位とスニッフィング体位を比較した3件の研究(513人の患者に相当)を含めた系統的レビューとメタ分析では、

- スニッフィング体位と比較して、ランプ体位の優れた側面は示されなかった。
- 気管挿管においてどちらが優れているかを明らかにするために、さらなる研究が必要である。

と報告されています (関連記事10)。

Okada Y, et al. Ramped versus sniffing position for tracheal intubation: A systematic review and meta-analysis. Am J Emerg Med. 2021 Jun;44:250-6.

前項の第7章「全身麻酔の導入時の体位」Ⅰ「Q:最適なスニッフィング体位とは?」(p.206)で述べているように、ランプ体位における「外耳道と胸骨切痕を水平にする」という条件は、頭頸部の体位に関しては最適なスニッフィング体位の条件でもあるのです。

ところが、肥満患者では背中についている脂肪層が厚いために、7cm程度の枕だけでは十分に外耳道の位置を胸骨切痕の高さまで挙上することができません。そこで、肩～背中に枕を入れるか、手術用電動ベッドで上体挙上を行う（テーブル・ランプ法）ことで、外耳道の位置を胸骨切痕レベルまで上げることができます。そうすることによって、非肥満患者と同様に、最適なスニッフィング体位を取ることができるのです。これがランプ体位です。

スニッフィング体位とランプ体位は、相対立する体位ではなくて、ランプ体位はいわば、スニッフィング体位を内包している体位です。最適なスニッフィング体位を取るためには、肥満患者では上体挙上せざるを得ないのです。

ランプ体位は、気管挿管に際しての喉頭視野の改善という頭頸部の位置決めだけではなく、胸腹部にも影響を及ぼし、喉頭鏡挿入時に喉頭鏡ハンドルの上端が胸壁に衝突することによるブレード挿入困難を回避したり、肥大した腹部臓器の横隔膜への圧迫を軽減してバッグマスク換気を改善したり、機能的残気量の増加によって無呼吸許容時間を延長したりするなどの利点があるので、肥満患者に対しては、まずはランプ体位を必須条件として優先的に採用するのがよいでしょう。

非肥満患者では、スタンダードなスニッフィング体位で喉頭展開を行ってみて、十分な喉頭視野が得られなければ、さらに、上体挙上を加えてランプ体位にする（枕の高さを調節して外耳道と胸骨切痕が水平面に揃うようにする）ことによって、最適な喉頭視野を得るようにしてみることです。

体位の優先度
- 肥満患者ではまずはランプ体位を優先する。
- 非肥満患者ではスニッフィング体位、次いでランプ体位とする。

Point 気管挿管に最適な体位のゴールドスタンダードは、スニッフィング体位とされてきたが、ランプ体位が正解である可能性が高い。

ブログ内の関連記事

1 Q：ランプ・ポジション(ramp position)とは？
https://knight1112jp.seesaa.net/article/201512article_37.html
※この記事は、『麻酔パワーアップ読本 エッセンシャルズ』（日本医事新報社、2022、p.172-174）にも収載されています。

2 肩と頭部の拳上は、非肥満患者ならびに肥満患者で気管挿管時の喉頭展開視野を改善する
- 対象論文：J Clin Anesth. 2012 Mar；24(2)：104-8.
https://knight1112jp.seesaa.net/article/201203article_50.html

3 小児における喉頭鏡の最適な視野を得るための簡便な方法：前向き観察研究
- 対象論文：Am J Emerg Med. 2017 Jun；35(6)：867-70.
https://knight1112jp.seesaa.net/article/498951742.html

4 挿管困難が予想される患者における「スニッフィング」体位と「ランプ」体位の間の気管挿管成功率の比較：前向き無作為化研究
- 対象論文：Korean J Anesthesiol. 2015 Apr；68(2)：116-21.
https://knight1112jp.seesaa.net/article/499248319.html

5 7cm頭部挙上と外耳道-胸骨切痕ラインの水平整列による2つの喉頭鏡体位における喉頭視野と挿管状態の比較評価-前向き無作為化クロスオーバー試験-
- 対象論文：J Anaesthesiol Clin Pharmacol. 2019 Jul-Sep；35(3)：312-7.
https://knight1112jp.seesaa.net/article/498949009.html

6 従来の頭部挙上による喉頭鏡の見え方と、外耳道と胸骨切痕の水平整列による見え方の比較
- 対象論文：Anesth Essays Res. 2019 Jul-Sep；13(3)：535-8.
https://knight1112jp.seesaa.net/article/498954434.html

7 模擬困難気道患者におけるMcGrath MACビデオ喉頭鏡を用いた気管挿管における頭部挙上位の効果:前向き無作為化クロスオーバー試験

- 対象論文:BMC Anesthesiol. 2022 May 30;22(1):166.
  https://knight1112jp.seesaa.net/article/494631356.html

8 重症成人の気管挿管時のランプ体位 vs スニッフィング体位の多施設無作為化試験

- 対象論文:Chest. 2017 Oct;152(4):712-22.
  https://knight1112jp.seesaa.net/article/201805article_70.html

9 気管挿管時のランプ体位とスニッフィング体位の比較:系統的レビューとメタ分析

- 対象論文:Braz J Anesthesiol. 2020 Nov-Dec;70(6):667-77.
  https://knight1112jp.seesaa.net/article/499135134.html

10 気管挿管におけるランプ体位とスニッフィング体位の比較:系統的レビューとメタ分析

- 対象論文:Am J Emerg Med. 2021 Jun;44:250-6.
  https://knight1112jp.seesaa.net/article/498973651.html

+Plus 声門開口度 (POGO) スコア

POGOスコアは、喉頭鏡検査時に視認できる声門 (glottis) の開口度を定量的に示す指標である。声門開口部の前方限界は前交連、後方限界は披裂軟骨間切痕である。その医師内相関係数は0.85、医師間相関は0.74であった、と報告されている。

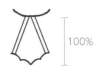

Levitan RM, et al. Assessment of airway visualization: validation of the percentage of glottic opening (POGO) scale. Acad Emerg Med. 1998 Sep;5(9):919-23.

第7章 3

上体挙上するだけで気管挿管がしやすくなるのか？

A 肥満患者においては、肩から頭部にかけて柔らかい布枕や巻いたバスタオルを複数重ねて置いて、上胸部〜頭頸部全体を挙上させるランプ体位が気管挿管に適した体位として推奨されていますが（関連記事1）、非肥満患者においても、患者の胴体を腰で屈曲させて25°の上体挙上を行うことで気管挿管がしやすくなります（図7-5）。

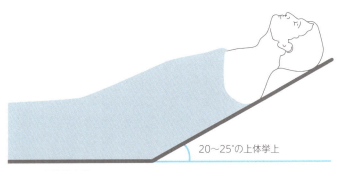

20〜25°の上体挙上

図7-5 上体挙上位
患者を仰臥位にし、手術台の操作で患者の胴体を腰の高さで曲げて20〜25°の上体挙上を得る。

2007年に Leeらは、麻酔下の40人の患者を無作為に2群に分けて、平坦な仰臥位の場合と、25°の上体挙上位の場合とで、曲ブレードを用いた喉頭鏡検査において、POGOスコアを用いて喉頭視野を比較するクロスオーバー試験を実施しており、

- 平均（SD）POGOスコアは仰臥位で42.2（27.4）%、25°上体挙上位では66.8（27.6）%と有意に増加した（$p<0.0001$）。

- 喉頭鏡検査において、POGOスコアで評価される喉頭視野は、平坦な仰臥位と比較して、25°の上体挙上位で有意に改善される。

と報告しています(関連記事2)。

Lee BJ, et al. Laryngeal exposure during laryngoscopy is better in the 25 degrees back-up position than in the supine position. Br J Anaesth. 2007 Oct;99(4):581-6.

2016年に Reddyらは、気管挿管に際して、円座や非圧縮性枕を使用して外耳道と胸骨切痕が水平となるようにした標準的なスニッフィング体位(図7-6)から、25°上体挙上位にすることで、Cormack-Lehane分類とPOGOスコアで評価した声門視野が改善するか、挿管所要時間で評価した挿管の容易性が向上するかを検討しており、

- 上体挙上位では、輪状軟骨圧迫、BURPなどの補助的な外的喉頭操作が必要な頻度が有意に少なかった(19.6 vs 24.6%)。
- 挿管所要時間は、上体挙上位のほうが有意に14%短かった(中央値24 vs 28秒)。
- 声門の見え方に有意差はなかった。

と報告しています(関連記事3)。

Reddy RM, et al. Comparison of glottic views and intubation times in the supine and 25 degree back-up positions. BMC Anesthesiol. 2016 Nov 16;16(1):113.

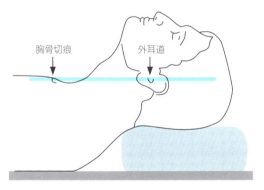

図7-6 外耳道と胸骨切痕が水平となるようにした標準的なスニッフィング体位

さらに、2021年にNandhakumarらは、ランプ体位（＝HELP、図7-7）にした患者を、仰臥位（S群）または25°の上体挙上位（B群）にして、声門視野を比較する観察者盲検化前向き無作為化比較試験（RCT）を行っており、

- POGOスコアの平均値は、S群よりもB群のほうが有意に高かった（$n=$ 180、B群:64.8±26.8 vs S群:47.0±27.7%）。
- Cormack-Lehane分類は、B群よりもS群のほうが有意に高かった。
- 平均挿管時間は、B群（7.7±2.2秒）がS群（9.2±3.6秒）より有意に短かった。
- 本研究により、25°上体挙上＋HELP体位は、仰臥位＋HELP体位と比較して、声門視野が改善されることが示された。

と報告しています (関連記事4)。

Nandhakumar J, et al. Comparison of the Glottic Views in a Head Elevated Laryngoscopy Position with the Patient in Supine or 25°Backup: An Observer-Blinded Randomised Clinical Trial. Turk J Anaesthesiol Reanim. 2021 Dec;49(6):453-9.

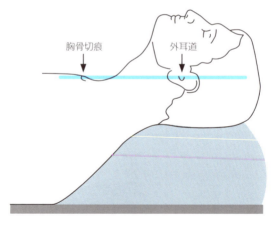

図7-7 ランプ体位 (HELP)
患者を仰臥位にし、頭部と肩の下に枕や毛布を敷いて、外耳道と胸骨切痕を水平にする。

外耳道と胸骨切痕が水平となる適切なスニッフィング体位を取っていても、また、肩から頭部にかけて柔らかい布枕や巻いたバスタオルを複数重ねて置いて、上胸部〜頭頸部全体を挙上させたランプ体位（HELP）を取っていても、さらに上体挙上を行うと挿管が容易になるようです。

25°上体挙上位で声門が見やすくなる理由として、上体挙上位では、重力に抗する垂直方向の力は減少し、水平方向の力は増加し、喉頭鏡ブレードを同じ力で上方ではなく前方に押し出すことができるためと考えられています（図7-8）。

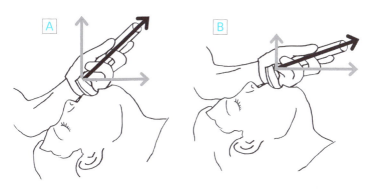

図7-8 仰臥位（A）と25°頭部挙上位（B）で喉頭鏡ハンドルにかかる力の方向

(Lee BJ, et al. Laryngeal exposure during laryngoscopy is better in the 25 degrees back-up position than in the supine position. Br J Anaesth. 2007 Oct;99(4):581-6. を基に作成)

> **Point** 頭頸部に何ら操作を加えずとも、上体を25°挙上するだけで喉頭視野が改善する。

ブログ内の関連記事

1 Q:ランプ・ポジション (ramp position) とは？

https://knight1112jp.seesaa.net/article/201512article_37.html

※この記事は、『麻酔パワーアップ読本 エッセンシャルズ』(日本医事新報社、2022、p.172-174) にも収載されています。

2 喉頭鏡検査時の喉頭露出は、仰臥位よりも25度上体挙上位の方が良い

- 対象論文:Br J Anaesth. 2007 Oct;99(4):581-6.

https://knight1112jp.seesaa.net/article/499071454.html

3 仰臥位と25度上体挙上位における声門の見え方と挿管時間の比較

- 対象論文:BMC Anesthesiol. 2016 Nov 16;16(1):113.

https://knight1112jp.seesaa.net/article/499071428.html

4 仰臥位または25°上体挙上位でのHELP (頭部挙上喉頭鏡検査体位) における声門視野の比較:観察者盲検化無作為化臨床試験

- 対象論文:Turk J Anaesthesiol Reanim. 2021 Dec;49(6):453-9.

https://knight1112jp.seesaa.net/article/499072400.html

+Plus RAMP positioner

ランプ体位にするためのRapid Airway Management Positioner™ (通称「RAMP」) は、Patient Positioning Systems, LLC* (PPS) という会社が販売している。

RAMPは、あえて日本語にするとすれば「迅速気道管理用体位取り具」。

- 体格に関係なく、30秒で簡単に体位取りができる。
- 誤嚥のリスクを減らし、マスク換気が容易で効果的となる。
- 安全な無呼吸時間を延長する。
- 気道確保が困難な場合に最適である。

と宣伝されている。

*:LLC (limited liability company) は米国の会社形態の1つで、直訳すると「有限責任会社」となる。

第7章 4

Q 上体挙上するだけで前酸素化が改善するのか？

A 上体を挙上するだけで、横隔膜を介した腹部臓器による肺への圧迫が軽減されて、機能的残気量（functional residual capacity：FRC）が増加して、肺の酸素リザーバーとしての性能が向上する結果として、より有効な前酸素化が可能となります。特に、肥満患者では、この効果は顕著であり、肥満患者の麻酔導入時の体位としてランプ体位が推奨される理由のひとつともなっています。

2005年にAltermattらは、全身麻酔で手術を受ける40人の肥満患者（BMI≧35kg/m^2）を無作為に坐位と仰臥位に割り当て、酸素流量を10L/分として60秒以内に8回の深呼吸を行って前酸素化した後、迅速導入で気管挿管し、SpO$_2$が90％に低下するまでに要した時間を比較しており、仰臥位群と比較して坐位群で有意に長く［平均（SD） 214（28）vs 162（38）秒、p＜0.05］、坐位での前酸素化は仰臥位と比較して、肥満患者の無呼吸に対する耐性を有意に延長する、と報告しています（関連記事1）。

<small>Altermatt FR, et al. Pre-oxygenation in the obese patient: effects of position on tolerance to apnoea. Br J Anaesth. 2005 Nov;95(5):706-9.</small>

同年に、Dixonらは、高度肥満患者（BMI＞40kg/m^2）を対象に、仰臥位と25°上体挙上位で、3分間の前酸素化後のSpO$_2$と安全無呼吸時間を測定するRCTを実施しており、上体挙上25°での前酸素化は、23％高い酸素分圧を達成し、SpO$_2$が92％に達するまでの安全無呼吸時間を臨床的に有意に延長（201±55 vs 155±69秒、p＝0.023）することができ、挿管と気道管理のための時間を増やすことができた、と報告しています（関連記事2）。

<small>Dixon BJ, et al. Preoxygenation is more effective in the 25 degrees head-up position than in the supine position in severely obese patients: a randomized controlled study. Anesthesiology. 2005 Jun;102(6):1110-5; discussion 5A.</small>

Lane らは、

全身麻酔下に胆嚢摘出術を受ける患者で、仰臥位と20°上体挙上位で、呼吸回路による3分間の標準的な前酸素化後、患者は標準的な麻酔導入を受け、ロクロニウム投与からSpO_2が95%に低下するまでの無呼吸時間を比較する前向きRCTを実施しており、平均[95%信頼区間(CI)]無呼吸時間は、20°上体挙上位($n=17$)で386(343-429)秒、仰臥位($n=18$)で283(243-322)秒と、仰臥位よりも20°上体挙上位のほうが有意に効率的であることが推察された、と報告しています(関連記事3)。

Lane S, et al. A prospective, randomised controlled trial comparing the efficacy of pre-oxygenation in the 20 degrees head-up vs supine position. Anaesthesia. 2005 Nov;60(11):1064-7.

前酸素化を行った時に、酸素リザーバーとして最も多くの酸素を貯蔵することができるのは、血液や組織ではなく肺であり、FRCと呼ばれる肺容量です(図7-9)。

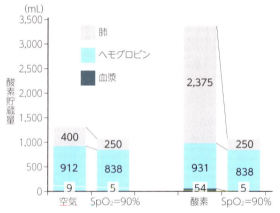

図7-9 健常成人の酸素貯蔵量〔空気呼吸時(左)と100%酸素吸入後(右)での無呼吸開始時と酸素飽和度(SpO₂)が90%に達した時〕

この例では、無呼吸となってから$SpO_2=90$%となるまでに消費できる酸素は、空気吸入時は228mL、酸素吸入後は2,267mLとなる。計算は、FRC 2,500mL、ヘモグロビン濃度14g/dL、空気で$SpO_2=98$%、酸素で$SpO_2=100$%、血液量5Lに基づく。酸素消費量を250mL/分とすれば安全な無呼吸時間は、空気吸入後では228/250=0.9分、酸素吸入後では2,267/250=9分となる。

(Tanoubi I, et al. Optimizing preoxygenation in adults. Can J Anaesth. 2009 Jun;56(6):449-66. より引用改変)

ところが、このFRCは、立位や坐位に比べて仰臥位では30〜35％程度も低下してしまいます(図7-10)。また、麻酔薬が投与されて横隔膜や呼吸筋が弛緩すると、この容量はさらに低下することになります。

上体挙上するとFRCが増加して、仰臥位に比べて肺内の貯蔵酸素を増加させることができるので、安全な無呼吸時間を延長することができます。

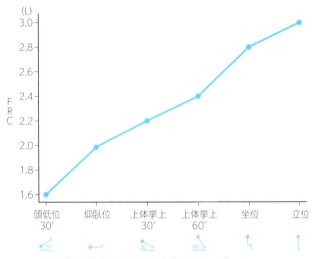

図7-10 さまざまな体位でのFRCの変化のイメージ

(ChatGPTにより作成)

Tsanらは、
2022年に仰臥位と比較した上体挙上位での前酸素化の有効性を評価するために6件のRCTを含めたメタ分析を実施しており、

- 仰臥位と比較して、上体挙上位は安全な無呼吸時間を有意に延長した(平均差61.99秒、95%CI 42.93–81.05秒、$p < 0.00001$)。
- この改善は、肥満者、非肥満者ともにみられた。
- 無呼吸後の回復時間、前酸素化後の動脈血酸素分圧(PaO_2)、有害事象の発生率については、両群間に差はみられなかった。

と報告しています（関連記事4）。

Tsan SH, et al. Effectiveness of preoxygenation during endotracheal intubation in a head-elevated position: a systematic review and meta-analysis of randomized controlled trials. Anaesthesiol Intensive Ther. 2022;54(5):413-24.

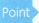 **Point** 上体挙上するとFRCが増加することによって肺内の酸素貯蔵量を増やすことができ、前酸素化を改善し、安全な無呼吸時間を延長することができる。

ブログ内の関連記事

1 肥満患者における前酸素化：無呼吸耐性に及ぼす体位の影響
- 対象論文：Br J Anaesth. 2005 Nov;95(5):706-9.

https://knight1112jp.seesaa.net/article/499190041.html

2 高度肥満患者において、前酸素化は仰臥位よりも25度上体挙上位のほうが効果的である：無作為化比較試験
- 対象論文：Anesthesiology. 2005 Jun;102(6):1110-5; discussion 5A.

https://knight1112jp.seesaa.net/article/499185625.html

3 20度上体挙上位と仰臥位での前酸素化の有効性を比較した前向き無作為化比較試験
- 対象論文：Anaesthesia. 2005 Nov;60(11):1064-7.

https://knight1112jp.seesaa.net/article/499190500.html

4 上体挙上位での気管挿管時の前酸素化の有効性：無作為化比較試験の系統的レビューとメタ分析
- 対象論文：Anaesthesiol Intensive Ther. 2022;54(5):413-24.

https://knight1112jp.seesaa.net/article/499128724.html

Further Reading

Q：前酸素化はなぜ必要か、有効な前酸素化は何を見て判断するか？

https://knight1112jp.seesaa.net/article/201404article_21.html

※この記事は、『麻酔パワーアップ読本 エッセンシャルズ』（日本医事新報社、2022、p.83-86）にも収載されています。

Q：正しい前酸素化の方法とは？

https://knight1112jp.seesaa.net/article/201903article_110.html

※この記事は、『麻酔パワーアップ読本 アドバンスト』(日本医事新報社、2023、p.43-48)にも収載されています。

Q：前酸素化で無呼吸許容時間が8分に延びるのはなぜ？

https://knight1112jp.seesaa.net/article/201902article_23.html

※この記事は、『麻酔パワーアップ読本 アドバンスト』(日本医事新報社、2023、p.49-51)にも収載されています。

麻酔導入時の「前酸素化」についてのMCQ問題

https://knight1112jp.seesaa.net/article/201908article_70.html

※この記事は、『麻酔パワーアップ読本 アドバンスト』(日本医事新報社、2023、p.52-55)にも収載されています。

参考文献

前酸素化の方法については以下の2つの文献に詳述されています。

Tanoubi I, et al. Optimizing preoxygenation in adults. Can J Anaesth. 2009 Jun;56(6):449-66.

Weingart SD, et al. Preoxygenation and prevention of desaturation during emergency airway management. Ann Emerg Med. 2012 Mar;59(3):165-75.e1.

+Plus　HELP pillow

Alma Foam Converters社のOxford HELP®(head elevating laryngoscopy pillow)という製品があり、あえて日本語にするとすれば「頭部挙上喉頭鏡用枕」。

日本では、レプラコンという会社が販売している。

この製品は、以下を改善すると謳っている。

「喉頭鏡検査、機能残気量、1回換気量、手動換気、脊硬麻から全身麻酔への産科麻酔法の変更、誤嚥のリスク、迅速導入時の輪状軟骨へのアクセス、区域麻酔患者の快適性、鎮静患者の気道」

修正ランプ体位とは？

通常のランプ体位(図7-11)は、外耳道が胸骨切痕と同じ平面上となるように頭頸部と肩の下に枕や畳んだバスタオルなどを敷き込んで上体を挙上します(関連記事1)が、修正ランプ体位では、さらに頭部を最大限まで伸展します(図7-12)。

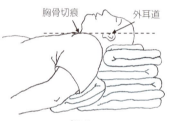

図7-11 ランプ体位

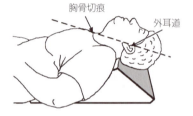

図7-12 Hasanin Pillowを使用した修正ランプ体位

2020年にHasaninらは、肥満女性では通常のランプ体位では十分な挿管条件が得られない可能性があることから、麻酔導入時の体位として、胸部を喉頭鏡から離すことで気管挿管を容易にし、喉頭部視認性を向上させることができるのではないかと「修正ランプ体位」を提唱しています。

彼らは、気管挿管下に全身麻酔を受ける予定のBMI>35kg/m^{2}の肥満女性60人を、麻酔導入時にランプ体位と修正ランプ体位のいずれかに無作為に割り付けて、ランプ体位($n=30$)では、胸骨切痕と外耳道の高さが一致するように患者の頭部と肩を高くし、修正ランプ体位($n=30$)では、特殊な枕(筆頭著者

名を付けた彼らオリジナルのHasanin Pillow、図7-13)を使って患者の肩を高くし、頭部を最大限まで伸展して、両群で、喉頭鏡の挿入の成否、喉頭視野、気管挿管所要時間、マスク換気の難易度、Cormack-Lehane分類などの挿管条件を比較しており、

- 喉頭鏡の口腔内への挿入を容易にするために体位変換を必要とした患者は、ランプ体位群では14人(47%)であったのに対し、修正ランプ体位群では1人(3%)であった($p < 0.001$、データは頻度)。
- 修正ランプ体位では、ランプ体位と比較して、マスク換気困難の発生率が低く(20 vs 83%、$p < 0.001$)、声門の可視化に要する時間が短く(13 ± 3 vs 17 ± 2秒、$p < 0.001$)、気管チューブ挿入に要する時間が短かった(33 ± 2 vs 42 ± 3秒、$p < 0.001$、データは平均±SD)。
- Cormack-Lehane分類グレードは修正ランプ体位のほうが良好であった〔輪状軟骨圧迫のない場合：Ⅱa(Ⅰ-Ⅱb) vs Ⅱb(Ⅱa-Ⅱb)、$p = 0.01$、データは中央値(四分位範囲)〕。
- 肥満の女性患者において、ランプ体位と比較して、修正ランプ体位は挿管条件を改善し、喉頭視野を向上させ、喉頭鏡挿入時の体位変換の必要性をなくした。

と報告しています(関連記事2)。

Hasanin A, et al. Modified-ramped position: a new position for intubation of obese females: a randomized controlled pilot study. BMC Anesthesiol. 2020 Jun 17;20(1):151.

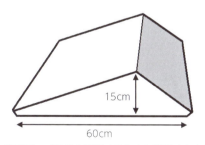

図7-13 修正ランプ体位を実現するために設計された特別な枕(Hasanin Pillow)

本研究では、

喉頭鏡検査困難とは、「乳房が大きいため、喉頭鏡を挿入するために患者の体位を変える必要があり、口腔内に喉頭鏡を挿入できないこと」と定義されています。また「体位変換」という用語は、患者の頭部を伸展し、乳房を喉頭鏡ハンドルから遠ざけるために、助手が患者の肩をさらに高くする必要があることを意味しています。マスク換気困難とは、適切なマスク換気を維持するために、強い力および/または経口エアウェイの挿入が必要な場合と定義しています。

修正ランプ体位では、ランプ体位よりも頸部をわずかに伸展し、頭部は最大限に伸展します。ランプ体位では顔を水平位に保ちながら患者の頭を高くするため「胸骨切痕—外耳道」ラインは水平になりますが、修正ランプ体位では「胸骨切痕—外耳道」ラインは頭側に向かって下り坂になります。

頭部を後屈

（上位頸椎を伸展）することにより下顎下面と頸部前面〜胸壁の成す角が広がって、喉頭鏡ブレードを口腔内に挿入する際に喉頭鏡ハンドルが患者の胸骨や乳房に衝突してブレード挿入が困難になることが回避されます。これにより、口腔内に喉頭鏡ブレードを挿入するのが容易になり、頸部を伸展させるために助手が肩を持ち上げて体位を取り直す必要性が低下します。

ランプ体位

の場合、病的肥満女性患者では、乳房と胸壁が前方に挙上しているために、喉頭鏡ハンドルが胸壁にぶつかって喉頭鏡ブレードの挿入が困難になる可能性があるのに対して、修正ランプ体位では、喉頭鏡ブレード挿入と操作のためのスペースがより広くなる可能性があります（図7-14）。

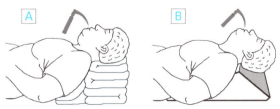

図7-14 ランプ体位（A）と修正ランプ体位（B）の喉頭鏡ブレードの挿入困難さの比較

通常のランプ体位で頭部が水平面にある場合、頸部と顔面下部に蓄積された脂肪により下顎の尾側への可動性が制限されて開口が制限されますが、修正ランプ体位では、下顎と頸部の成す角度が開いて、下顎の前方と尾側へ可動性が改善されて優れた気道開存性につながるようです。

修正ランプ体位によって喉頭視野が改善するのは、通常スニッフィング体位で説明されているのと同様に、頭部を後屈すると口腔軸が咽頭軸・喉頭軸と成す角度が小さくなること（3軸整列理論）によって口腔外から喉頭を直視しやすくなるためと考えられます。

Hasaninらは、

Hasanin Pillowという特殊な枕を使用していますが、ランプ体位が特別なRAMP positioner[*1]（＋Plus「RAMP positioner」p.222参照）やHELP pillow[*2]（＋Plus「HELP pillow」p.227参照）がなくても、電動手術台を使用した体位取りができる（テーブルランプ法）のと同様に、修正ランプ体位も、頭頸部部分が上下屈曲できるタイプの手術台であれば、特殊な枕がなくても修正ランプ体位を取ることができます（図7-15、筆者案）。

[*1]：Patient Positioning Systems社の「Rapid Airway Management Positioner™（RAMP）」
[*2]：Alma Foam Converters社の「Oxford HELP®」

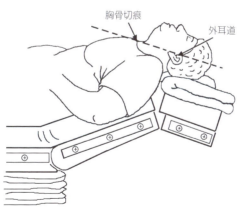

図7-15 電動手術台を使用した修正ランプ体位
（修正テーブルランプ法、筆者案）

この方法であれば、気管挿管後も特殊な枕を外す面倒がなく、簡単に元の仰臥位に戻すことができて実用的です。

修正ランプ体位の利点

- 喉頭鏡が挿入しやすい。
- マスク換気困難の頻度が低い。
- 喉頭視野が改善する。

> **Point** 通常のランプ体位に加えて、最大限の頭部後屈を加えた「修正ランプ体位」を憶えておこう！

ブログ内の関連記事

1 Q：ランプ・ポジション (ramp position) とは？
https://knight1112jp.seesaa.net/article/201512article_37.html
※この記事は、『麻酔パワーアップ読本 エッセンシャルズ』（日本医事新報社、2022、p.172-174）にも収載されています。

2 修正ランプ体位：肥満女性の挿管における新しい体位：無作為化比較予備試験
- 対象論文：BMC Anesthesiol. 2020 Jun 17;20(1):151.
https://knight1112jp.seesaa.net/article/498955584.html

いろいろな麻酔処置時の最適なベッドの高さは？

外科系の医師は、診療科を問わず、手術開始前に手術台を、それぞれの執刀医が手術をしやすい最適な高さに調節してから手術を開始しています。また、手術の途中でも何度も手術台の高さを調節し直すことがあります。麻酔科医にあっては、気道確保や脊髄幹麻酔、ライン確保など、麻酔処置にもいろいろあり、個々の麻酔処置自体は手術に比べると短時間ですが、やはり処置ごとに最適な手術台の高さというのがあります。

食事の準備や後片付けのために台所である程度の時間にわたって、主婦（主夫）が使用しているシステムキッチン（調理台）の高さにも最適な高さがあります。その高さは、使用する人の身長に応じて異なっており、「身長（cm）÷2＋5」cm（使用者の臍の高さ）がよいとされています。

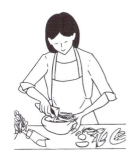

　何事も「**備えあれば患いなし**」で事前の準備が大事です。あらかじめ実施しようとする処置に最適な手術台の高さに設定しておくのは、処置をスムーズに進めるための重要な準備の1つです。マスク換気や気管挿管、声門上器具の挿入、硬膜外麻酔、脊椎麻酔などの麻酔処置の際に、どれくらいのベッドの高さが最適であるかについて研究した報告がいくつかあります。それらの文献について紹介しましょう。

1 マスク換気と気管挿管の場合

　Heathは、麻酔科医の身長と患者の体位に関する論説の中で、調節可能な手術台を使用する利点と、高さを変えることによる人間工学的利点を述べています。気管挿管時には背中の不快感を防ぐために高く、マスク換気などの気道管理時には少し低く、背の低い研修生にはさらに低くする、としています。

Heath ML. Stature of anaesthetic personnel and positioning of patients. Br J Anaesth. 1998 May；80(5)：579-80.

　いくつかの教科書的書籍には、麻酔科医が背中を曲げることなく快適に挿管できるように、患者の顔は麻酔科医の剣状突起の高さにあるべきであり、医師の目は患者の顔から約30cm上となるようにして、喉頭鏡検査に際して適切な角度と距離が確保できるようにすべきであることが示唆されています。しかし、これらの記述は科学的根拠に基づくものではなく臨床経験に基づいています。

2014年にLeeらは、異なる手術台の高さが気管挿管時の喉頭視野の質と麻酔科医の不快感に及ぼす影響を以下のような方法で調査しています。

- 8人の麻酔科医にそれぞれ20人の患者を割り当てて、麻酔導入前に、手術台の高さを、患者の前額部が麻酔科医の体の4つのランドマーク：臍（U群）、肋骨最下縁（R群）、剣状突起（X群）、乳頭（N群）の1つの高さになるように調節した。
- 麻酔科医は、喉頭展開を開始し「初期姿勢」で喉頭視野を評価した後、自分の姿勢（首、腰、膝、足首の屈曲や伸展）の調整後に、再度喉頭視野を分類した。
- 各姿勢で、マスク換気や気管挿管中の麻酔科医の関節の動きと不快感を評価した。

その結果、

- 姿勢変更前の喉頭視野は、U群よりもN群のほうが有意に良好であった（$p=0.003$）。
- 挿管時の客観的・主観的な頸部や腰の屈曲度はX群とN群よりもU群で有意に大きかった（それぞれ、$p<0.01$）。
- 姿勢変更に起因する喉頭視野の改善度は、姿勢変更前の麻酔科医の不快スコアと相関した（$p<0.01$）。
- マスク換気中の快適さは、患者の額が麻酔科医の腹部中央の高さにある場

合に最適であった。

- 高い手術台（麻酔科医の剣状突起と乳頭の高さ）のほうが良好な視野を提供し、気管挿管中の不快感が少ない。

と報告しています（関連記事1、図7-16）。

Lee HC, et al. Higher operating tables provide better laryngeal views for tracheal intubation. Br J Anaesth. 2014 Apr;112(4):749-55.

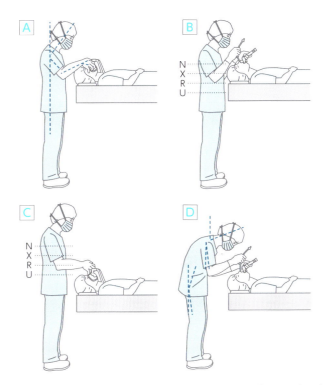

図7-16 マスク換気（A・C）と気管挿管（B・D）時の乳首レベル（A・B）と臍レベル（C・D）の手術台の高さを示す図

腕の挙上、頸部、腰部、膝の屈曲、手首の偏位の測定角度を色破線で示す。
ランドマークのレベルは黒点線で示す。
N：乳頭、X：剣状突起、R：肋骨最下縁、U：臍

(Lee HC, et al. Higher operating tables provide better laryngeal views for tracheal intubation. Br J Anaesth. 2014 Apr;112(4):749-55. を基に作成)

マスク換気は、手術台が低めで患者の額が麻酔科医の腹部中央レベルにある場合が快適であり、通常の直視型喉頭鏡による気管挿管は、麻酔科医の剣状突起か乳頭レベルで喉頭視野が改善するため、麻酔科医の不快感が少ないようです。

従来、肥満患者の麻酔導入に適しているとされていたランプ体位ですが、近年、非肥満患者でも気管挿管時の喉頭視野が改善し気管挿管の成功率が向上すると報告されています。しかし、ランプ体位を取ると、患者の頭部の高さが変化するため、患者と挿管者の相対位置も変化します。

このため、気管挿管の効率に影響を与える可能性があることから、2022年にKangらは、ランプ体位でのMcGRATH™ MACビデオ喉頭鏡による気管挿管に際して、手術台の異なる高さ（乳頭群 vs 臍群）で挿管時間および挿管条件について検討する前向きRCTを実施しており、

- 臍群は乳頭群に比べ、喉頭鏡検査時間（10±3 vs 16±4秒）、チューブ挿入時間（18±4 vs 24±6秒）、全挿管時間（28±5 vs 40±7秒）が有意に短かった。
- マスク換気の難易度は両群間に有意差は認められなかった。
- IDSスコアは臍群よりも乳頭群で高かった。
- 手術台の高さが低い（臍群）場合のほうが、高い（乳頭群）場合に比べて挿管時間およびビデオ喉頭鏡の難易度が軽減された。

と報告しています（関連記事2、図7-17）。

Kang D, et al. A prospective randomized study of different height of operation table for tracheal intubation with videolaryngoscopy in ramped position. BMC Anesthesiol. 2022 Dec 7;22(1):378.

この研究では、前出のLeeらの研究と同様に、手術台の高さと言いながら、実際には、患者の顔面〜顎の高さを、術者の臍、あるいは乳頭レベルに合わせています。直視型喉頭鏡の場合には、患者の口腔内だけが視野に収まればよいのですが、ビデオ喉頭鏡の場合には、ビデオ画像と実開口部が1視野内に収まったほうが挿管は容易になると考えられ、直視型喉頭鏡を使用する場合より

も手術台は低く設定して、患者の顔が術者の臍の高さ程度になるようにしたほうが挿管の効率は上がるようです。

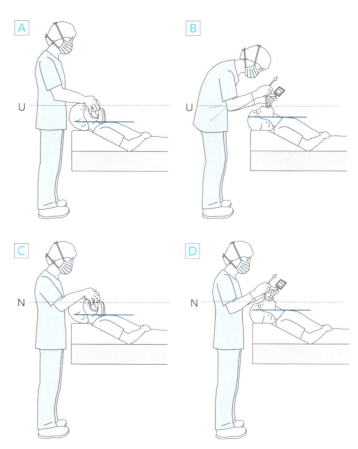

図7-17　手術台の高さと挿管者の関係の図解

A：臍の高さ(U)でのマスク換気、B：臍の高さ(U)での気管挿管、C：乳頭の高さ(N)でのマスク換気、D：乳頭の高さ(N)での気管挿管

(Kang D, et al. A prospective randomized study of different height of operation table for tracheal intubation with videolaryngoscopy in ramped position. BMC Anesthesiol. 2022 Dec 7;22(1):378. を基に作成)

2 脊椎麻酔の場合

2018年に、Sohnらは、脊椎麻酔中に90°の角度での脊椎麻酔針の刺入を容易にし、麻酔科医の不快感を軽減するのに最適な手術台の高さを見出すために、60人の患者を麻酔科医の体上のランドマークである臍（U群）、肋骨最下縁（R群）、剣状突起（X群）、乳頭（N群）に従ってランダムに割り付ける前向き無作為化単盲検研究を実施しており、

- 患者の皮膚と脊椎麻酔針の間の角度は、U群とR群では鈍角、X群では90°であった。
- 剣状突起と乳頭レベルの高い手術台が、脊椎麻酔中の麻酔科医の不快感や関節屈曲を軽減しながら、より最適な針の挿入角度を促す。

と報告しています（関連記事3、図7-18）。

Sohn HM, et al. Higher Operating Table for Optimal Needle-Entry Angle and Less Discomfort During Spinal Anesthesia. Anesth Analg. 2018 Apr；126(4)：1349-52.

脊椎麻酔の刺入対象である患者の脊椎が低い位置にあると、術者は頸椎や腰椎といった脊椎関節や股関節、膝関節を前屈させて、視線の高さを下方に移動させなくてはならず不快感が増し、針を床面と水平に刺入するのが難しくなります。これに対して、穿刺対象が剣状突起や乳頭レベルの高い位置にあると、術者は脊椎を真っ直ぐに伸展したまま刺入することができるので不快感が少なく、また、視線と針の刺入方向の成す角度を小さくすることができるので針を床面と水平に進めることが容易になります。

3 ラリンジアルマスクの場合

Lowらは、2022年に全身麻酔を必要とする手術患者138人を対象に、患者の額が術者の臍、肋骨最下縁、剣状突起の3つの解剖学的ランドマークの高さになるように無作為に手術台の高さを調整して、LMA ProSeal™（PLMA）を挿入し初回留置成功率を評価したところ、

- 手術台の高さを肋骨最下縁に位置させた場合に、PLMAの留置成功率が有意に向上した（$p=0.002$）。
- 所要時間、挿入の容易さ、気道合併症率については、3つの手術台の高さとも同等であった。
- PLMAの挿入に最適な手術台の高さを決める際に、解剖学的ランドマーク

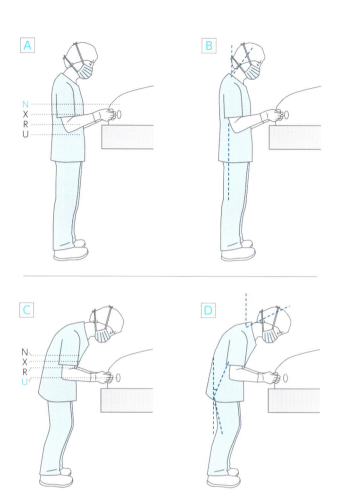

図7-18 脊椎麻酔時の乳頭レベル（A・B）、臍レベル（C・D）の手術台の高さの説明図

破線は頸部、腰部、膝の屈曲角度（B・D）、麻酔科医の身体部位の手術台調整用ランドマーク（A・C）を示す。
N：乳頭、X：剣状突起、R：肋骨最下縁、U：臍

(Sohn HM, et al. Higher Operating Table for Optimal Needle-Entry Angle and Less Discomfort During Spinal Anesthesia. Anesth Analg. 2018 Apr；126(4)：1349-52. を基に作成)

6 Q いろいろな麻酔処置時の最適なベッドの高さは？

である肋骨最下縁がガイドとして使用できる。

と報告しています(関連記事4、図7-19)。

Low SL, et al. Evaluating the Optimal Operating Table Height for ProSeal-LMA™ Insertion. Int J Clin Pract. 2022 Nov 17;2022:5118362.

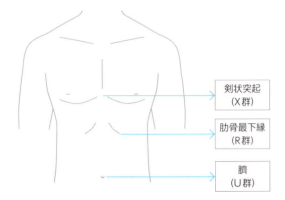

図7-19 術者の剣状突起(X群)、肋骨最下縁(R群)、臍(U群)に対応する手術台の高さ

(Low SL, et al. Evaluating the Optimal Operating Table Height for ProSeal-LMA™ Insertion. Int J Clin Pract. 2022 Nov 17;2022:5118362. を基に作成)

ラリンジアルマスク(laryngeal mask airway：LMA)の場合は、直視型喉頭鏡を使用した気管挿管と違って喉頭を直視する必要はないですが、口腔内に指を挿入するので、手術台は気管挿管時に比べてやや低めのほうが挿入しやすいと考えられます。

麻酔処置時の最適な手術台の高さ

- マスク換気：腹部中央
- 直視型喉頭鏡による気管挿管：剣状突起と乳頭の高さ
- ビデオ喉頭鏡による気管挿管：臍の高さ
- 脊椎麻酔：剣状突起と乳頭の高さ
- LMA挿入：肋骨最下縁

Point 麻酔処置の種類によって最適な手術台の高さは異なるので、処置の前には自分に最適な手術台の高さに調節しておくべし！

ブログ内の関連記事

1 高い手術台の方が気管挿管に際し良好な視野を提供する
- 対象論文：Br J Anaesth. 2014 Apr；112(4)：749-55.
  https://knight1112jp.seesaa.net/article/201401article_13.html

2 ランプ体位でのビデオ喉頭鏡による気管挿管における手術台の異なる高さについての前向き無作為化試験
- 対象論文：BMC Anesthesiol. 2022 Dec 7；22(1)：378.
  https://knight1112jp.seesaa.net/article/494619939.html

3 脊椎麻酔時の最適な針入角度を実現し不快感を軽減するには手術台は高い方がよい
- 対象論文：Anesth Analg. 2018 Apr；126(4)：1349-52.
  https://knight1112jp.seesaa.net/article/499300823.html

4 ProSeal-LMA挿入のための最適な手術台の高さの評価
- 対象論文：Int J Clin Pract. 2022 Nov 17；2022：5118362.
  https://knight1112jp.seesaa.net/article/499150244.html

Further Reading

手術台の高さが声門上器具(I-gel)挿入に及ぼす影響：無作為化比較試験
- 対象論文：J Anaesthesiol Clin Pharmacol. 2024 Oct-Dec；40(4)：641-4.
  https://knight1112jp.seesaa.net/article/508338381.html

Q 頭部を左回転するだけで喉頭視野が改善するのか？

A 近年、直視型喉頭鏡を使用した際に良好な喉頭視野を得るための体位として、従来からのゴールドスタンダードとしてのスニッフィング体位に代わる喉頭鏡検査時の体位として、外耳道と胸骨切痕が水平面で揃うように頭部と上体を挙上したランプ体位によって喉頭鏡の視野が大幅に改善されることが報告されています。しかし、この体位によっても必ずしも良好な喉頭視野が得られない場合もあり、その際に、頭部左回転法(left head rotation：LeHeR)という簡単な操作を追加すると喉頭視野が改善すると報告されています。

Uedaらは、2016年から2017年に、ランプ体位でBURPなどの外的喉頭操作(external laryngeal manipulation：ELM)を行っても良好な喉頭視野が得られなかった62例の患者を対象にして、麻酔科医は頭部を左側に35〜45°回転し(図7-20A)、助手は左手で頭部回転の保持を手伝い、右手で喉頭を右に移動させる操作(図7-20B)を実施することによって、この処置の前後でCormack-Lehane分類で評価した喉頭視野が改善するかどうかを調査しており、この処置を行うと喉頭視野が有意に改善し(Cormack-Lehane分類：処置前＝3.0 vs 処置後＝2.03、対応のあるt検定で$p<0.001$)、術後に喉頭の障害を引き起こすことはなかったと報告しています。

Ueda W, et al. The Addition of a Head Rotation When the Ramped Position Fails to Provide Good Laryngeal Visualization: A Preliminary Study. Anesth Pain Med. 2018 Feb 21;8(1):e63674.

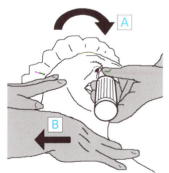

図7-20 頭部を約40°左回転して、喉頭を右に移動

Yezidらは、2017年から2018年に地区病院で発生した気道確保困難の4例で、仰臥位で頭部を左側に回転する「LeHeR」で挿管が行われ、これらすべての症例において、LeHeR操作は、Cormack-Lehane分類の喉頭視野がⅢBおよびⅣから、ⅠおよびⅡに有意に改善されたと報告しています。

Yezid NH, et al. LeHeR, a simple novel approach for difficult airway in non-trauma patients. BMJ Case Rep. 2019 Aug 10;12(8):e230201.

意識のない患者では、舌の筋肉は弛緩しており、重力の影響で舌は後方に下がりやすく、単なる仰臥位では気道を閉塞してしまいます。しかし、仰臥位のLeHeR法では、舌の弛緩と重力というまったく同じ問題を利用して、舌は重力によって後方に移動しますが、患者の口腔内では左側に移動することになり、舌の右側に喉頭鏡用の視野を確保することができるのです。

また、こうすることによって喉頭鏡のブレードを舌の右縁に沿って挿入することができ、容易に舌を左に避けることができます。ブレードを使って舌を左に移動させるというよりも、舌は重力によって自然に口腔内で左側に移動してくれるといったほうがよいかもしれません。

仰臥位でのLeHeR操作のステップは、以下のように説明されています。

ステップ1：患者を通常の仰臥位にし、頭部は単純な頸部伸展位とする（図7-21 1）。

ステップ2：次に、頭を左側に45°以上回転させる（図7-21 2）。

ステップ3：喉頭鏡ブレードを中央から挿入する（図7-21 3）。

ステップ4：別の方法として、右臼歯部から喉頭鏡ブレードを挿入し、舌を左側にスライドさせる（図7-21 4）。以後、通常通り挿管操作を続ける。

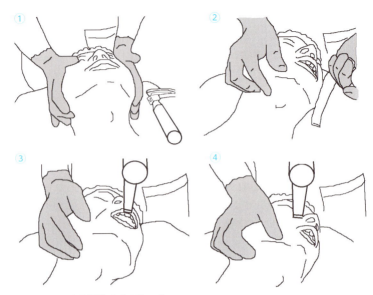

図7-21　LeHeR操作の4ステップ

さらに学習ポイントとして以下を挙げています。

- 簡単な操作（仰臥位LeHeR）で、Cormack-Lehaneを少なくとも1グレード改善し、直視型喉頭鏡の視界を著しく改善することができる。
- BURP操作、ELMを伴う単純な頸部伸展は、患者によっては視界の改善に役立たないかもしれない。
- 重力や筋肉の緊張は、仰臥位でのLeHeR操作に関与しているかもしれない。しかし、それを証明するためにはさらなる研究が必要である。
- 外傷のない患者の困難気道の管理では、他の外科的気道確保に進む前に、この簡単で非侵襲的な操作を試みることができる。

Chanらは、

2020年から2021年に、全身麻酔下で気管挿管を必要とする待機的外科手術を受ける成人患者52人を対象に、直視型喉頭鏡を使用した気管挿管に際して、スニッフィング体位（$n=26$）と頭部左回転位（$n=26$）とで、Cormack-Lehane分類で評価した喉頭視野とIDSで評価した挿管状態

を比較する無作為化非盲式臨床試験を実施しており、

- Cormack-Lehane分類は統計的に有意差がなく、両群とも85％の患者がグレードⅠおよびⅡに分類された。
- 頭部左回転位とスニッフィング体位で挿管された患者のIDSスコアにも統計的な有意差はなく、両群とも30.7％が容易に挿管されたのに対し、頭部左回転位では53.8％、スニッフィング体位では57.6％がやや挿管困難であった。
- 同様に、IDSの7つのパラメータにおいても、両群間に有意差はなかったが、頭部左回転位で挿管した場合、追加の挙上力〔7（26.9）vs 11（42.3％）〕や喉頭圧迫〔3（11.5）vs 7（26.9％）〕を必要とした患者数は少なかった。
- 頭部左回転位の挿管成功率は92.3％であったのに対し、スニッフィング体位では100％であったが、この差は統計的に有意ではなかった。

と報告しています。

頭部左回転位

は、従来のスニッフィング位と同等の喉頭露出と挿管容易性をもたらすものであり、ビデオ喉頭鏡や気管支ファイバーなどの高度な技術が利用できない病院において、スニッフィング体位で挿管できない患者の代替手段となり得るとしています（関連記事1）。

Chan DP, et al. Left Head Rotation as Alternative to Difficult Tracheal Intubation: Randomized Open Label Clinical Trial. Interact J Med Res. 2023 Aug 4;12:e42500.

頭部左回転位の利点

- 舌を喉頭鏡ブレードで避けなくても重力で左側に移動してくれる。
- 特別な補助具は何も使用しなくて良い。

> **Point** スニッフィング体位やランプ体位でも良好な喉頭視野が得られない場合は、頭部左回転位を追加してみよう！

ブログ内の関連記事

1 気管挿管困難時の代替手段としての頭部左回転：無作為化非盲式臨床試験

- 対象論文：Interact J Med Res. 2023 Aug 4;12:e42500.
https://knight1112jp.seesaa.net/article/499772983.html

Column 　平成の麻酔薬に関連した事件簿：その3

京北病院安楽死事件
平成8年（1996年）

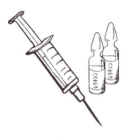

　平成8年（1996年）、京都府の京北町立・国保京北病院で、病院長のT氏が末期がん患者に筋弛緩薬を投与して安楽死させていた事件が発覚。匿名の電話で通報されたことから事件が明るみに出た。

　事件は平成8年（1996年）4月27日に起きた。末期がん患者である48歳の男性が入院中で、T院長は患者にモルヒネや鎮静薬を投与しても苦痛が軽減されなかったため、安楽死を考えるようになった。T院長は看護師に筋弛緩薬のレラキシン（注射用スキサメトニウム塩化物、現在販売中止）を投与するよう指示し、点滴を行って患者は死亡した。当初、T院長は「医師の務めは生から死への移行をスムーズにすること」と発言し、安楽死の法整備を訴えたが、後に主治医の協力なく安楽死を決定していたことや患者からの同意がなかったことが判明し、発言に矛盾が生じた。

　看護師や遺族の証言により、患者の苦痛が明確でなかったことや主治医の意向を無視して単独で行動したことが明らかになった。患者本人への告知もなく、家族への説明もなかった。事件の後、T院長が解任される動きが起きた。町内の署名運動や看護師の反対意見により、T院長の復帰は受け入れられなかった。事件は社会的な論議を引き起こし、京都府警が殺人容疑で捜査を行い、T院長を書類送検した。

　しかし、平成9年（1997年）12月、京都地検は死因と殺意の関連性を立証するのが難しいとして、T院長を不起訴処分とした。この判断は、安楽死の法的な扱いを回避する意図があったとされる。これにより、T院長の刑事責任は問われなかったが、社会的な議論は続いた。

Column 「1秒」という必然

以前に、「偶然の一致！?」という記事*を書いた。その内容は、「1秒間に1回心臓が拍動する」ことについて、「きっと1秒という単位は、安静時の人間が脈をとって時間を数えるのにちょうど都合のよい時間間隔なので、古代文明の時代に、心臓の拍動を元にして、1秒という単位ができたに違いないと確信した」というようなものだった。

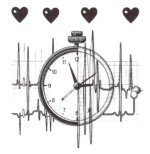

＊：偶然の一致！?
https://knight1112jp.seesaa.net/article/201201article_20.html

※上記の記事は、『麻酔パワーアップ読本 エッセンシャルズ』(日本医事新報社、2022、p.61 Column)にも収載されています。

しかし、この記事における「偶然の一致」は、1秒という時間間隔と、心臓の拍動の間隔が、偶然にも一致しているということではなくて、ドイツ語で心臓を意味するヘルツ(hertz)と、1秒間に1回拍動することを1Hz(ヘルツ)と表現すること、つまり振動数の単位がヘルツ(hertz)であることの偶然の一致をもって、この記事のタイトルにしたものだった。この記事を書いた頃は、おそらく、「1秒間という時間間隔と心臓の拍動の間隔が偶然にも一致している」と漠然と感じていたのだろう。

その後、いろいろと思いを巡らせた結果、「1秒」という時間間隔は、偶然に心臓の拍動の間隔と一致しているのではなくて、必然的にそうなったのだと確信するようになった。

というのは、1年、1か月、1日という長い時間間隔は、この地球という惑星上に人類という知的生命体が存在しようがしまいが、恒星、惑星、衛星の周期的運動によって生み出されているものであるが、1秒、1分、1時間という短い時間間隔は、人類固有の時間間隔であって、他の哺乳類や爬虫類、昆虫や魚類にも共通した時間概念ではない。ましてや、生命体とは無関係に存在する時間概念ではあり得ない。

人間は自分たちが存在する4次元時空間において、空間的な距離を測定する場合には、自分の体の一部を使って測ってきた。例えば、フィートという単位は、足(脚ではない)の長さに由来し、インチという単位は、元々男性の親指の幅に由来するものであったし、古代から西洋の各地で使われてきた長さの単位キュービットが肘から中指の先までの間の長さに由来する身体尺であったことが広く知られている。

7 Q 頭部を左回転するだけで喉頭視野が改善するのか?　247

また、物の個数を数えたり、長さを測ったり、時間を計ったりするのに、人類は、8進法や12進法ではなく、10進法を採用したのは、人間の片手の指の本数が5本、両手で10本あるからだとされている。

　「秒」という時間間隔も、これら「フィート」「インチ」「キュービット」といった空間的距離を測る身体尺や、10進法と同様に、時間的な距離（時間間隔）を測定する場合に、自分の安静時の脈拍（不整脈がない限り心拍に一致する）数を数えることによって表そうとした時間概念における身体尺の一種であろう。

　しかし、「秒」の上の単位「分」（＝60秒）については、人間の平常時の循環時間（血液が身体を一巡するのに要する時間）にほぼ一致しているというのは、必然ではなく、これこそ「偶然の一致」かもしれない。

　ちなみに、「秒」は、現代的には物理学的に定義されているが、それは人間が定義したものであって、人間が存在しなければ存在しない定義である。そもそも『「1秒」はなぜ1日の長さの1／8万6,400分という難解な時間間隔でなくてはいけなかったのか？』というのも大いなる疑問である。

　1日＝10時間、1時間＝100分、1分＝100秒にしてしまえば、1日＝10万秒ということになって、時間の測定に10進法だけで事足りるようになる。なぜ、60秒で1分になり、60分で1時間になる60進法（？）、24時間で1繰り上がる、24進法（？）と複雑な時間単位系を使う必要があったのか・・・。身体尺の一種である「秒」という感覚（そして、間隔）を大事にしたかったからに違いない。

第**8**章

気管挿管

1.**Q** 気管挿管直後に確認すべきことは?	250
2.**Q** 気管チューブのベーベルはなぜ左向きなのか? その応用法とは?	255
3.**Q** 気管挿管の補助具は何が良いのか?	266
4.**Q** スタイレットを装填した気管チューブの形状はどうする?	277
5.**Q** スタイレットはどの方向に抜くのが良いか?	282
6.**Q** 気管チューブのテーパー型カフはどこがいいのか?	288
7.**Q** パーカー気管チューブはどこがいいのか?	296

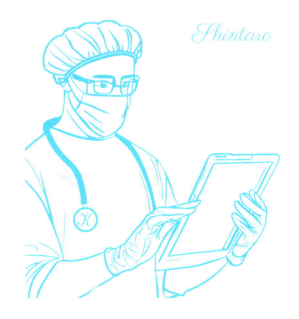

第8章 1

Q 気管挿管直後に確認すべきことは?

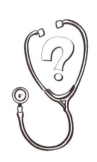

A 「胸部聴診をして食道挿管を否定すること」という答えならば、もう一度麻酔科研修をやり直すべきです。

「いつまでもそんなことやってるから、食道挿管がなくならないんだよ！！」

正解は「数呼吸の漸減しないカプノグラムの波形を確認すること」です。

カプノグラム内蔵の生体監視モニターが普及する以前の西暦2000年以前なら、気管挿管後ただちに実施するべきことは、「胸部聴診をして食道挿管を否定すること」が正解だったかもしれませんが、日常的に気管挿管という処置が実施されている現代的手術室においては、気管挿管直後に最も優先的に確認するべきことは、「数呼吸の漸減しないカプノグラムの波形を確認すること」です(図8-1)。

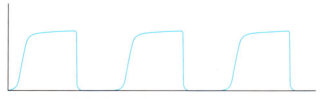

図8-1 正常なカプノグラム波形

もしも、手術室外での気管挿管であって、カプノグラムが利用できる環境でない場合であっても、せめて「呼気二酸化炭素（CO_2）検出器」によって、気管チューブから客観的にCO_2が含まれた呼気が排出されることを最優先で確認しなくてはいけません。

呼気CO_2検出器は、呼気中のCO_2を検出し、色の変化でガス交換の有無や呼気中のCO_2濃度を判断する装置で、気管チューブや呼吸補助具に接続して使用します。呼気中のCO_2を検出すると、表示部の色が可逆的に変化します。中央表示部の色と周囲のカラーチャートを比べることで、ガス交換の有無や呼気中のCO_2濃度を判断できます。呼気CO_2検出器には、イージーキャップ™、ペディキャップ™（図8-2）、スタットキャップ、フロキャップなどがあります。

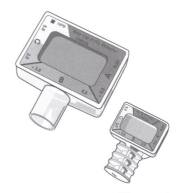

図8-2 イージーキャップ™（成人用）、ペディキャップ™（小児用）

いくら自分の目で「気管チューブは声門を通過した」（と思った）、「胸部聴診をして呼吸音が聴こえた」（と思った）としても、それは、あくまでも、気管挿管を実施した**担当者個人の主観**でしかありません。「100％絶対確実に気管チューブは気管内に入っており、食道には挿入されていない」という**客観的な証拠**にはなり得ません。必ずカプノグラムか、呼気CO_2検出器を使用して、気管チューブが絶対確実に気管内に留置されていることを確認しましょう。

また、近年では、ビデオ喉頭鏡による気管挿管をルーチンに行っている施設であれば、必ず介助者が、ビデオ画像で、気管チューブが声門を通過するのを処置担当者と同時に確認して、ダブルチェックすれば、客観的な証拠になり得ます。

麻酔科や救急科で臨床実習中

の医学生や臨床研修医に、気管挿管の手ほどきをしている麻酔科医や救急医たちの中には、いまだに、気管挿管直後に「両肺と心窩部の3点（あるいは心窩部、両下肺野、両側胸部の5点）の胸部聴診をしなさい」という指導をしている人がいるかもしれま

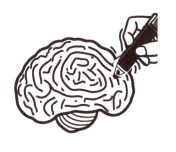

せんが、こうした指導行為自体が、「気管挿管」という、下手をすると致死的ともなる処置に際して、暗に「食道挿管を否定するためのゴールドスタンダードは胸部聴診である」という「刷り込み・洗脳」をしてしまっているのではないでしょうか？　いつまでも胸部聴診に頼っているから、食道挿管がなくならないのだと思います。

　筆者はおそらく十数年前から、学生や研修医には、「挿管直後に胸部聴診をするように」とは指導していません。なにしろ、挿管直後の胸部聴診は自分自身がやっていないからです。現在は、学生や研修医が自主的に胸部聴診をやっている分には、「そんなことしなくていい」とまでは言いませんが、気管挿管が終了したら、「麻酔回路を接続して何回かバッグを揉んで換気して、漸減しないカプノが出るのを確認して！」と指導しています。

　「胸部聴診をすることで食道挿管と片肺挿管を否定することができます。カプノグラムだけでは片肺挿管になっていないことが確認できません」と反論する人もいるかもしれませんが、食道挿管の見逃しは致死的となる可能性がありますが、片肺挿管で致死的となることはほとんどないでしょう。まずは、絶対確実な客観的な方法で、食道挿管を否定しておくことが先決です。

カプノグラムが臨床で実用的に利用できるようになり出した頃、米

国では日本に比べて格段に急速に普及しました。その原因は、日本と米国での肥満患者の比率の差にありました。米国では日本よりも圧倒的に肥満患者の割合が多く、気管挿管直後に、聴診だけで食道挿管になっていないことを確認す

ることが困難だったからです。高度の肥満患者では胸壁や腹壁に付いた厚い脂肪層のために、聴診器で呼吸音を確認すること自体が困難だったのです。

日本では、米国ほど肥満患者の割合は多くなく、「とりあえず胸部聴診で確認しておき、たとえ食道挿管になっていたとしても、遅かれ早かれ酸素飽和度が低下してきて気付くだろう」ということで、米国ほどカプノグラムは急速には普及しなかった経緯があります。

また、麻酔導入前の前酸素化に際して、「麻酔マスクは患者さんの顔に隙間がないようにぴったり付けると、患者さんが苦しがるから、麻酔マスクを顔面に密着させないようにしている」という「お優しい」医師もいるかもしれませんが、そんなことをしていると、前酸素化が不十分になるだけでなく、通常はこの前酸素化の時点で、カプノグラムの正常作動が確認できるはずなのに、その機会を失ってしまいます。そのために、気管挿管後に麻酔回路を接続してもカプノグラムが確認できない時になって、「カプノグラムがおかしい」と、食道挿管になっているのに気付くのが遅れてしまうことにもなりかねません。患者の立場だったら、**「小さな親切、大きなお世話」**の最たるものです。

食道挿管を否定するためのゴールドスタンダード
×：胸部聴診
◎：漸減しないカプノグラム
◎：呼気CO_2検出器

とある集中治療室でのことです。急性呼吸不全で人工呼吸管理を受けていた患者が、呼吸状態が改善してきたので呼吸器からの離脱を試みられて抜管されました。しばらく酸素マスクで様子を見ていましたが、次第に呼吸状態が悪化して酸素飽和度も低下してきたために、再度の気管挿管が行われました。胸部聴診で呼吸音が聴取できたのですが、患者の酸素化は改善されませんでした。1時間後に返ってきた胸部X線写真の結果では、気管チューブは気管

内には留置されておらず食道挿管となっていました。患者に弱くとも自発呼吸がある場合は、当然のことながら気管チューブが気管内に留置されていなくても呼吸音が聴取されることがあります。

とある病院でのことです。急性心筋梗塞の診断で経皮的冠動脈形成術（percutaneous coronary intervention：PCI）の最中に、患者の呼吸状態が悪化したために気管挿管が実施されました。その後、心肺停止となり積極的な心肺蘇生（cardiopulmonary resuscitation：CPR）にも反応はなく死亡に至りました。心臓以外に致死的な病態がないかを調べるために死亡時画像診断として頭部〜腹部のCTが実施されました。気管チューブは食道に留置されていました。医療ミスの証拠がCT画像上に明確に記録されていました。

 気管挿管直後の食道挿管の否定には「漸減しないカプノグラム」か「呼気CO₂検出器」が必須だ！

Further Reading
喉頭鏡検査で食道挿管を確認することはできるが、除外することはできない
- 対象論文：Anaesthesia. 2024 Dec 10. doi：10.1111/anae.16520. Online ahead of print.

https://knight1112jp.seesaa.net/article/506206469.html

第8章 2
Q Question 気管チューブのベーベルはなぜ左向きなのか? その応用法とは?

　気管切開チューブの先端はチューブの軸に対して垂直にカットされていて、チューブの構造は左右対称にできていますが、気管チューブの先端は斜めにカットされており、しかもその断面(これを「ベーベル」と呼びます)は、気管チューブ独自の曲率に従って、気道に留置された場合必ず左向きになっています(図8-3。設問の意味が理解できたでしょうか?)。なぜ気管チューブは左右対称に作られていないのでしょうか。

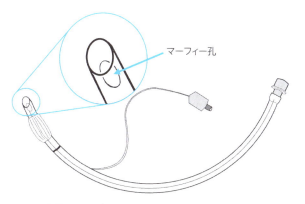

図8-3　気管チューブの先端の構造

　設問は、「どうして気管チューブはベーベルが左を向くように作られているのでしょうか?」と言い換えることもできます。人間の内臓臓器は左右対称ではありませんが、上気道の解剖はほぼ左右対称にできているので、解剖学的な理由ではなさそうです。また、「なぜベーベルが右を向いていてはいけないのでしょうか?」とも言い換えられます。

2 Q 気管チューブのベーベルはなぜ左向きなのか?　その応用法とは?　**255**

1 喉頭鏡ブレードの構造

　喉頭鏡ハンドルに装着して使用するブレードは左右対称ではありません。通常使用されているマッキントッシュ直視型喉頭鏡の曲ブレードは、舌に接するヘラ状の部分（スパチュラ：spatula）に、これと垂直なウェブ（web）、スパチュラに平行なフランジ（flange）という部分が付いており、これらの部分で舌を左側に避けるように作られています（図8-4）。McGRATH™ MACビデオ喉頭鏡で使用するディスポーザブル・ブレードも、やはり同様の形状をしています。

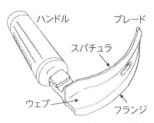

図8-4　喉頭鏡とブレードの構造

2 通常の経口気管挿管

　直視型であれ間接視（ビデオ）型であれ、基本的に喉頭鏡を使用して気管挿管を行う場合、左手で喉頭鏡を保持して喉頭展開を行い、舌を左側に避けて、右手で気管チューブをブレードの右側（通常は、口角の最右端）から挿入します。

　右口角から挿入したチューブ先端のベーベルが左向きになっていることによって、喉頭入口部を直視している視線とベーベル面が平行になって、視線が遮られることなく、気管チューブを喉頭に挿入しやすくなっています（図8-5A）。もしもベーベルが右向きになっていると、ベーベル面は視線と直交するようになり、気管チューブを同じ距離だけ進めた時に視線を遮りやすくなってしまいます。また、チューブ先端のベーベル面が喉頭入口面と平行に近くなってしまって、チューブを喉頭に挿入しにくくなってしまいます（図8-5B）。

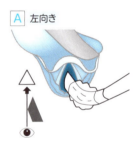
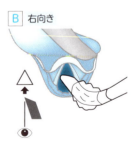

図8-5　気管挿管時のベーベルの向き

喉頭鏡を使用した気管挿管に際して、気管チューブのベーベルが左向きであることによって、右口角から挿入した気管チューブが視界を遮ることなく、チューブ先端を容易に喉頭へ挿入することが可能になっており、左向きのベーベルは、気管挿管に際して大いに役立っていると言えます。

3 経鼻気管挿管

　経鼻挿管では、中鼻甲介と下鼻甲介の間の中鼻道と、下鼻甲介と鼻腔底の間の下鼻道の2つの経路が利用可能です（図8-6）。気管チューブが中鼻道を通過する際、中鼻甲介など鼻腔内の構造物に過大な力が加わり、中鼻甲介の偶発的切除や中鼻甲介の骨構造の骨折などの合併症を引き起こす可能性があるため、経鼻挿管時の気管チューブの経路は下鼻道が良いとされています。また、下鼻道に気管チューブを進めることは、鼻出血のリスクを軽減することにもつながります。

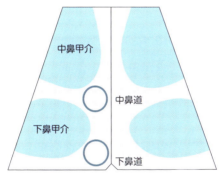

図8-6　鼻腔内断面図：中鼻道と下鼻道

(Won D, et al. Effect of bevel direction on the tracheal tube pathway during nasotracheal intubation: A randomised trial. Eur J Anaesthesiol. 2021 Feb 1;38(2):157-63. より引用改変)

　経鼻挿管に際して、気管チューブを反時計軸方向に回転して、通常は左に向いているベーベルを、上向き（術者から見て患者頭側）に変更しておくことで、鼻腔内と上咽頭での通過が容易となり、鼻出血の危険性を低減することができます。

気管チューブのベーベルが左に向いたままでチューブを鼻腔内に挿入すると、下鼻甲介に衝突したり、中鼻道に入りやすくなったりします(図8-7A)が、チューブの進行方向に対してベーベルを上向き(術者から見て患者頭側)にしておくと、下鼻甲介に衝突することなく、下鼻道を通って挿入されやすくなります(図8-7B)。

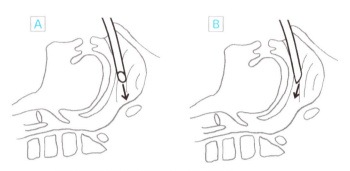

図8-7　経鼻挿管時の鼻腔内でのベーベルの向き
A：左向きは鼻甲介に衝突しやすい。
B：上向き(術者から見て患者頭側)は下鼻道を通りやすい。

　気管チューブを鼻腔内から、さらに深く挿入していった際にも、気管チューブのベーベルが左に向いたままだと上咽頭への入射角が大きいために、上咽頭を傷つけてしまったり、最悪の場合、上咽頭粘膜下に迷入してしまう危険性がありますが(図8-8A)、ベーベルを下向き(頭側)にしておくと、上咽頭で咽頭壁に対する入射角が緩やかになり咽頭壁を損傷したり粘膜下に潜り込んだりする危険性が減少します(図8-8B)。

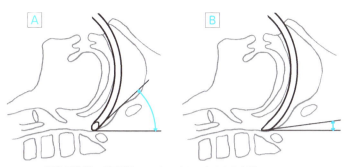

図8-8　経鼻挿管時の鼻咽頭でのベーベルの向きと入射角
A：左向きは入射角（矢印）が大きい。
B：下向き（頭側）は入射角（矢印）が小さい。

2014年に Sugiyamaらは、経鼻挿管を受ける患者200人を対象に、ベーベルの向き（左向きと下向き）が異なる2種類の気管チューブ（ポーテックスとパーカー）の2群と、さらにそれぞれにスタイレットを使用して先端を60°曲げた計4群で、挿入のしやすさと鼻出血の程度を評価する無作為化比較試験（RCT）を実施しており、ベーベルを下向きにしたスタイレット入りの気管チューブは経鼻挿管時の鼻出血を減少させる、と報告しています(関連記事1)。

Sugiyama K, et al. A stylletted tracheal tube with a posterior-facing bevel reduces epistaxis during nasal intubation: a randomized trial. Can J Anaesth. 2014 May;61(5):417-22.

2021年に Wonらは、歯科口腔外科手術を受ける成人患者68人を対象として、気管チューブのベーベルを頭側に向けて経鼻気管挿管を受ける群（介入群）と左側に向けた群（従来群）に無作為に割り付けて、ベーベルの向きが鼻腔内のチューブの通過経路に及ぼす影響、および鼻出血の発生率を気管支ファイバーで評価するRCTを実施しており、

- 気管チューブが下鼻道を通過する成功率は、介入群（ベーベルは頭側）が従来群（ベーベルは左側）より有意に高かった（79.4 vs 55.9%、リスク比（RR）1.421、95%信頼区間（CI）1.007–2.005、$p = 0.038$）。
- 鼻出血の発生率も、介入群が従来群より有意に低かった（41.2 vs 73.5%、RR 0.560、95%CI 0.357–0.878、$p = 0.007$）。

- 気管チューブのベーベルを患者の頭側に向けることで、下鼻道通過が容易になり鼻出血の発生率が減少した。

と報告しています(関連記事2)。

Won D, et al. Effect of bevel direction on the tracheal tube pathway during nasotracheal intubation: A randomised trial. Eur J Anaesthesiol. 2021 Feb 1;38(2):157-63.

4 ファイバー挿管およびガムエラスティック・ブジー

ファイバーガイド下気管挿管やガムエラスティック・ブジーの挿入後にブジーに気管チューブを被せて気管内へと挿入する際、気管チューブの先端と気道組織との間に衝突が生じると、チューブ挿入困難やチューブの前進時に組織損傷が生じることがあります。前述の通り一般的な気管チューブは独自の曲率を持つため、気管支ファイバーやブジーに被せてチューブを進めると、多くの場合チューブのベーベルは患者の左側を向き、遠位先端は患者の右側に位置します。

以前の報告では、標準的な気管チューブの先端が、経鼻挿管では喉頭蓋に、または経口挿管では披裂軟骨に衝突することが多いことが示唆されていました(図8-9)。喉頭蓋と咽頭後壁との間が狭い場合も、気管チューブを通過させることができない原因として示唆されています。

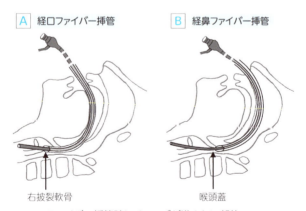

図8-9 ファイバー挿管時にチューブが進まない部位
A:経口ファイバー挿管時には右披裂軟骨に引っ掛かる。
B:経鼻ファイバー挿管時には喉頭蓋に引っ掛かる。

Ovassapian A, et al. Fiberoptic nasotracheal intubation--incidence and causes of failure. Anesth Analg. 1983 Jul;62(7):692-5.

Schwartz D, et al. A maneuver to facilitate flexible fiberoptic intubation. Anesthesiology. 1989 Sep;71(3):470-1.

Katsnelson T, et al. When the endotracheal tube will not pass over the flexible fiberoptic bronchoscope. Anesthesiology. 1992 Jan;76(1):151-2.

2005年にJohnsonらは、覚醒下ファイバー気管挿管における気管チューブの気管への通過を阻害する部位とメカニズムを明らかにすべく、覚醒下ファイバー気管挿管を受ける45人の患者を対象に、気管支ファイバーの留置とファイバーに被せた気管チューブの前進を、経鼻的に挿入した2本目のファイバーによってビデオ撮影しており、

- 気管チューブの前進を阻害したのは、右披裂軟骨または披裂軟骨間組織で、それぞれ全患者の42%と11%であった。
- 気管支ファイバーが喉頭右側にあった全例で、気管チューブの前進阻害はほとんど右披裂軟骨で起こった。
- 気管チューブを後退させて、反時計回りに90°回転させると、2回目、3回目、4回目の挿管で、それぞれ26.6%、20%、0.7%で成功した。

と報告しており、内視鏡的に右披裂軟骨で気管チューブが進行を妨げられることが確認されています。著者らは、最初の挿管時に、気管支ファイバーを喉頭の中央に位置させ、気管チューブのベベルを後方へ向けることを推奨しています(関連記事3)。

Johnson DM, et al. Endoscopic study of mechanisms of failure of endotracheal tube advancement into the trachea during awake fiberoptic orotracheal intubation. Anesthesiology. 2005 May;102(5):910-4.

Choudhryらは2016年に、小児40人を対象に経鼻ファイバー挿管時に気管チューブの90°反時計軸回転が喉頭通過に及ぼす効果を調査するために、S群(ベベルは左向き)とR群(ベベルは下向き)の2群に割り付けてRCTを実施しており、

- S群小児の50%で引っ掛かったが、R群小児ではわずか10.5%が引っ掛かっただけだった。
- 小児経鼻アプローチでは90°反時計軸回転によってベベルを左向きから下向きに変えたほうが、初回試技での成功率が有意に高くなった。

と報告しており、喉頭入口部で90°回転させようとしても、うまく回転できないこともあり、気管チューブの鼻孔挿入時からベベルが下向きになるように挿入したほうが確実だと主張しています(関連記事4)。

Choudhry DK, et al. Effect of 90° counterclockwise rotation of the endotracheal tube on its advancement through the larynx during nasal fiberoptic intubation in children: a randomized and blinded study. Paediatr Anaesth. 2016 Apr;26(4):378-83.

Kim ら

は、2022年に気管チューブのベベルの向きが、ファイバーガイド下気管挿管を行う際の気道損傷に関連した合併症に及ぼす影響を調査するために、対象者をL(対照)群とD(研究)群の2群に分けて、気管支ファイバーに被せたチューブを進める際、チューブのベベルをL群では左側に、D群では背側に向くようにして、チューブ挿入時の抵抗の程度を3段階評価し、術後に患者の咽喉痛と嗄声の重症度を評価するRCTを実施しており、

- 術後咽喉痛の重症度は、術後3時間と24時間後でD群よりL群で有意に高かった(それぞれ$p=0.008$、$p=0.023$)。
- チューブ挿入スコアと術後嗄声の重症度は両群間で有意差はなかった。
- ファイバーガイド下気管挿管時にベベルを患者の背側方向に向けて気管チューブを挿入すると術後咽喉痛の重症度が軽減された。

と報告しています(関連記事5)。

Kim H, et al. Effects of bevel direction of endotracheal tube on the postoperative sore throat when performing fiberoptic-guided tracheal intubation: A randomized controlled trial. Medicine (Baltimore). 2022 Sep 2;101(35):e30372.

本研究では、気管内チューブのベベルを患者の背側に向けて挿入することで、喉頭入口部での組織の損傷が少なくなり、術後咽喉痛が軽減されたのではないかと推察されています。

図8-10Aは、声門経由で気管支ファイバーを気管内に留置した状態を示しています。ファイバーに被せて気管チューブをそのまま進めると、チューブの最先端(右側になっている)は喉頭入口部で右披裂軟骨に衝突してスムーズに進めることができません(図8-10B)。ところが、反時計軸方向に90°回転させ、ベベルを背側(下側)に向けると、チューブ先端は声門の右側ではなく腹側(上側)に位置するため、組織への衝突が最も少ない状態で挿入することができます(図8-10C)。

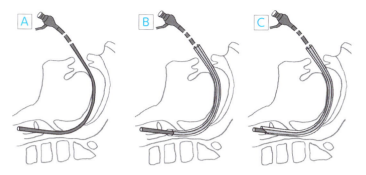

図8-10 ファイバー挿管におけるベーベルの反時計軸回転の効果

5 ビデオ喉頭鏡

　ビデオ喉頭鏡を使用して気管挿管を行う際、特に、高弯曲ブレードを使用したビデオ喉頭鏡の場合には、スタイレットを使用してチューブをブレードのカーブの形状に合わせて形成する必要があり、直視型喉頭鏡を使用する場合に比べて、スタイレット先端の曲げ角度が高度になります。このような時に、声門の確認はできて気管チューブが喉頭を通過しても、チューブの先端が気管前壁の気管輪にぶつかってそれ以上気管内に進んでくれないことがあります（図8-11A）。同様の現象は、直視型喉頭鏡を使用していてもスタイレットの曲げ角度が35°以上になると発生率が高くなります〔第8章「気管挿管」4「Q：スタイレットを装塡した気管チューブの形状はどうする？」(p.277) を参照してください〕。

　このような時は、気管チューブを時計軸方向に90°回転させることによって、左を向いていたベーベルが上向きになり、先端がわずかに下方に降りて気管輪から外れます。そして、チューブ先端と気管壁の成す入射角が小さくなってチューブが進みやすくなります（図8-11B）。

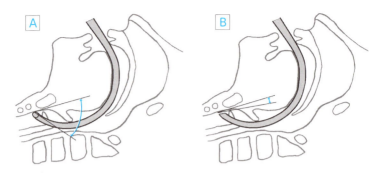

図8-11 ビデオ喉頭鏡でのベーベルの90°時計軸方向回転の効果
A：ベーベルが左向きで入射角（矢印）が大きい。
B：ベーベルが上向きで入射角（矢印）が小さい。

ベーベルの向きを利用したテクニック

- 経鼻挿管：90°反時計軸回転
- ファイバー挿管やガムエラスティック・ブジーに被せて
  気管チューブを進める場合：
   喉頭蓋は90°時計軸回転
   披裂軟骨は90°反時計軸回転
- ビデオ喉頭鏡：90°時計軸回転

Point 気管チューブが進みにくい時は、ベーベルの向きを意識しよう！

ブログ内の関連記事

1 ベーベルを後方に向けたスタイレット入りの気管チューブは経鼻挿管時の鼻出血を減少させる：無作為試験

- 対象論文：Can J Anaesth. 2014 May；61(5)：417-22.

https://knight1112jp.seesaa.net/article/201404article_81.html

2 経鼻気管挿管時の気管チューブ経路に及ぼすベーベルの向きの影響：無作為化試験

- 対象論文：Eur J Anaesthesiol. 2021 Feb 1；38(2)：157-63.

https://knight1112jp.seesaa.net/article/499480210.html

3 覚醒下ファイバー気管挿管における気管チューブの気管内への進入失敗のメカニズムに関する内視鏡的検討

- 対象論文：Anesthesiology. 2005 May；102(5)：910-4.

https://knight1112jp.seesaa.net/article/499494042.html

4 小児の経鼻ファイバー挿管時に気管チューブの90°反時計軸回転が喉頭通過に及ぼす効果：無作為盲検試験

- 対象論文：Paediatr Anaesth. 2016 Apr；26(4)：378-83.

https://knight1112jp.seesaa.net/article/201601article_39.html

5 ファイバーガイド下気管挿管を行う際の気管チューブのベーベル方向が術後咽頭痛に及ぼす影響について：無作為化比較試験

- 対象論文：Medicine (Baltimore). 2022 Sep 2；101(35)：e30372.

https://knight1112jp.seesaa.net/article/499482254.html

Further Reading

気管挿管：ベーベルの向きの重要性

- 対象論文：J Emerg Med. 2018 Dec；55(6)：821-6.

  [要旨] ブジーやファイバーによる気管挿管は、気管チューブ先端が喉頭構造に引っ掛かることで妨げられることがある。気管チューブを喉頭に向けて前進させる前に（ベーベルが後方を向くように）90°反時計回りに回転させると、初回通過成功率は100％になる。同様に、経鼻気管挿管を行う際にも、ベーベルを後ろ向きにすると、鼻腔の奥を通りやすくなる。ビデオ喉頭鏡による気管挿管で喉頭を越えた気管輪に衝突する場合は、気管チューブを時計回りに回転させてベーベルを腹側に向けると気管への挿入が容易になる。またベーベルを後方に向けると、気管食道瘻に挿管する可能性が最も低くなる。

https://knight1112jp.seesaa.net/article/499473632.html

気管挿管の補助具は
何が良いのか？

A 一般的にはスタイレットやガムエラスティック・ブジー*（gum elastic bougie、以下「ブジー」と略します）が使用されています。自分が使い慣れたものを使用するのが一番なのですが、そう言ってしまっては**身も蓋もない**ので・・・。

＊：正式な名称は「気管挿管用イントロデューサー」

6か月間にわたって待機的手術中に8人の麻酔科医によって管理される患者群で、気管挿管困難の程度を明らかにするための前向き観察研究で、

- 挿管困難は、7変数に基づく定量的スコアである挿管困難スケール（intubation difficulty scale：IDS）によって評価された。IDS点数＝0点は難なく挿管できる場合、IDS＞5点は、中等度から高度の困難を伴う場合である。
- 気管挿管を受けた患者1,171人のうち55％の症例でIDS＝0点、8％の症例では、IDS＞5点であった。
- 外部からの喉頭圧迫、患者の体位変更、スタイレットの追加使用が、気管挿管を容易にするために選ばれた最も頻度の高い方法であった。
- 定時手術で挿管がやや難しい症例の発生率は高かった（37％）。

と報告されています（**関連記事1**）。

Adnet F, et al. A survey of tracheal intubation difficulty in the operating room: a prospective observational study. Acta Anaesthesiol Scand. 2001 Mar;45(3):327-32.

この研究は20年以上も前のものなので、気管挿管にはマッキントッシュ直視型喉頭鏡が使用されています。現在では、多くの施設でビデオ喉頭鏡が日常的に使用されており、気管挿管が困難な症例はかなり減少してきているものと思われますが、直視型喉頭鏡を使用した場合には、気管挿管が簡単ではない症例

は実際のところはかなり多いのです。

直視型喉頭鏡で喉頭展開して、教科書に載っているような声門がばっちり見えることのほうが実際は少ないとも言えます。そして、このような時に使用するのが、外的喉頭操作（external laryngeal manipulation：ELM）としての「BURP」だったり、頭頸部体位である「スニッフィング・ポジション」の取り直しだったりするのですが、これらに加えて挿管補助具を使用することもしばしばあります。

気管挿管という手技は3つのステップに分けることができます。
ステップ1：喉頭の露出
ステップ2：気管チューブの声門への誘導
ステップ3：気管チューブの気管への挿入
ELMや頭頸部体位の変更はステップ1の喉頭視野を改善するために行うものですが、挿管補助具であるスタイレットやブジーは、喉頭展開を補助して喉頭視野を改善できるわけではありません。気管チューブ（endotracheal tube：ETT）の先端を声門に誘導し（ステップ2）、気管チューブを気管に挿入する際（ステップ3）に役立つものです。

ビデオ喉頭鏡の使用が一般化して挿管困難が減少してはいますが、ビデオ喉頭鏡を使用することによって間接視野による喉頭露出は改善されていても、ETTの喉頭への誘導と、さらに気管への挿入が困難というケースは逆に増えているのではないでしょうか。また、ビデオ喉頭鏡を使用してもなお喉頭視野が不良で、披裂軟骨のみがかろうじて確認できるような困難な症例も少なからず存在します。

　直視型喉頭鏡の場合には、十分な喉頭露出ができていれば、それはすなわち、口腔外の視点から喉頭までの直線的な経路とスペースが確保できていることに他ならず、通常は気管チューブを容易に喉頭まで誘導して、さらに気管に挿入することができます。ところが、ビデオ喉頭鏡の場合には、直視による喉頭露出を行わないため、直視型喉頭鏡のような口腔外から喉頭に至る直線的な経路

は確保できていません。したがって、ETTを口腔軸から咽頭軸・喉頭軸へと曲線的な経路を通って、喉頭に誘導しなくてはなりません。そのためには、直視型喉頭鏡を使用する場合よりも、高い頻度でスタイレットやブジーを使用せざるを得なくなっています。したがって、挿管補助具の重要性は以前よりも増していると言えます。

挿管補助具として一般的に使用されているのは、日本ではおそらくスタイレットで、英国やフランスなどではブジーが主に使用されているそうです。しかし、実際のところはどちらが良いのでしょうか。また、スタイレットにも比較的柔らかい素材のものもあれば、かなり硬い材質のものもあります。同じく、ブジーについても、メーカーによってはイントロデューサーという名称で販売しているものもありますし、メーカーごとに使用されている素材や材質はまちまちです。

Kingmaらは、救急医、麻酔科医、病院外医療従事者など、経験豊富な17人の医師を対象に、補助具なしの裸のETT、スタイレットを挿入したETT、ブジー挿入してからブジーに被せてETTを挿入する方法、あらかじめETTにブジーを通しておく方法の4種類の方法を使って、「簡単気道」と「困難気道」のマネキンに8回の気管挿管を行ってもらい、ETTの初回通過成功までの時間を比較する研究を実施しており、

- 困難気道では、裸のETTの初回通過成功率は30.8％であった。これは、スタイレットを挿入したETT（95.7％）、ブジーにETTを被せて挿入する方法（75.2％）、あらかじめETTにブジーを通しておく方法（89.7％）よりも有意に低かった。
- 困難気道では、挿管までの時間（中央値）は、スタイレットを挿入したETTが最も短く（25.0秒）、ブジーにETTを被せて挿入する方法が最も長かった（43.2秒）。
- 参加者の79％が、本研究の対象となったことを契機に、自分のやり方を変えると回答した。
- 参加者は、あらかじめブジーにETTをセットしておく方法を好む割合が30.6％から69.4％に増加した。

- このデータから、スタイレットを入れたETTまたはあらかじめブジーにETTをセットしておく方法は、初回通過成功率、挿管までの時間の短縮、研究後の好みの割合の高さという点で優れていることがわかる。
- 裸のETTは、他の方法より明らかに劣っている。
- 挿管困難が予測される場合にはスタイレットか、ブジーを使用することを推奨する。

と報告しています(関連記事2)。

Kingma K, et al. Comparison of four methods of endotracheal tube passage in simulated airways: There is room for improved techniques. Emerg Med Australas. 2017 Dec;29(6):650-7.

本研究は、気管挿管の経験が豊富な医師を対象とした研究であるにもかかわらず、何と参加者の79%が、今後は自分のやり方を変えると回答しています。いつも、自分好みの(慣れていると思っている)方法を優先的に使用しているため**食わず嫌い**が生じてしまっているようです。

Jaberらは、集中治療室(ICU)32室で患者999人を対象として、ETT単独の場合とスタイレットを併用した場合とで気管挿管成功率に及ぼす効果を調査する多施設共同RCT(STYLETO試験)を実施しており、

- スタイレット併用群に501人(50%)、ETT単独群に498人(50%)、合計999人を対象とした。
- スタイレット併用群では392例(78.2%)、ETT単独群では356例(71.5%)で初回挿管に成功した(絶対リスク差 6.7、RR 1.10、$p=0.01$)。
- 気管挿管に伴う合併症率と、重篤な有害事象の発生率には有意な群間差はなかった。
- 気管挿管を受ける重症成人において、スタイレットの使用は合併症をもたらすことなく初回挿管成功率を向上させる。

と報告しています(関連記事3)。

Jaber S, et al. Effect of the use of an endotracheal tube and stylet versus an endotracheal tube alone on first-attempt intubation success: a multicentre, randomised clinical trial in 999 patients. Intensive Care Med. 2021 Jun;47(6):653-64.

本研究は、ICUの重症患者を対象としたものですが、待機的手術患者とは違って、呼吸循環器系の予備力が高度に低下している患者であるので、初回挿管成功率をできるだけ高くする必要があり、挿管困難が予想されなくてもやはりスタイレットは使用するべきと考えられます。

Driverらは、ブジーの使用が日常的である、ミネソタ州ミネアポリスにある医療センター救急部で、呼吸停止、呼吸困難、または気道保護のために救急医によってマッキントッシュ喉頭鏡による緊急挿管を受ける困難気道患者の初回挿管成功率に及ぼすブジー vs スタイレット使用の効果を調査したRCT［BEAM（Bougie Use in Emergency Airway Management）試験］を実施しており、

- 無作為化された757人の患者（ブジー群：$n=381$、スタイレット群：$n=376$）のうち、1つ以上の気道困難特性（体液で喉頭視野が不明瞭、気道閉塞または浮腫、肥満、短頸、小下顎、巨舌、顔面外傷、頸椎固定が必要）を有する患者380人において、初回挿管成功率はブジー群（96％）がスタイレット群（82％）よりも高かった（群間差の絶対値14％）。
- 全患者において、ブジー群（98％）の初回挿管成功率は、スタイレット群（87％）よりも高かった（絶対差11％）。
- 初回挿管所要時間の中央値（38 vs 36秒）および低酸素血症の発生率（13 vs 14％）に群間差はなかった。

と報告しています（関連記事4）。

Driver BE, et al. Effect of Use of a Bougie vs Endotracheal Tube and Stylet on First-Attempt Intubation Success Among Patients With Difficult Airways Undergoing Emergency Intubation: A Randomized Clinical Trial. JAMA. 2018 Jun 5;319(21):2179-89.

　これはブジーの使用が日常的である救急科での研究なので、ブジーのほうに軍配が上がっています。しかし、ブジーはスタイレットに比べて、全長が長いために取り回しが比較的困難であり、気管挿管の補助のために短い喉頭ファイバーではなく、冗長な気管支ファイバーを使用している時のような**まどろっこしさ**があるのは否めないと思います。

2013年に Hungらは、「用手正中固定」で頸椎固定したマネキンによる困難気道のシミュレーションモデルで、マッキントッシュ喉頭鏡にブジーを併用した場合と併用しなかった場合とで、気管挿管中に喉頭鏡が頭頸部に及ぼす外力を比較する無作為化クロスオーバー試験を実施しており、

- マッキントッシュ喉頭鏡にブジーを併用した場合のほうが、喉頭鏡単独の場合と比較して、加えられた外力は有意に少なかった（24.9 vs 44.5N, $p<0.001$）。
- ブジーを使用しても、気管挿管の所要時間は有意に減少することはなかった。
- 頸椎外傷の可能性がある場合、喉頭鏡による外力と頸椎の運動を最小限にするために、ブジーの早期使用を考慮するべきである。

と報告しています（関連記事5）。

Hung RKY, et al. Does the use of a bougie reduce the force of laryngoscopy in a difficult airway with manual in-line stabilisation?: a randomised crossover simulation study. Eur J Anaesthesiol. 2013 Sep;30(9):563-6.

通常の直視型喉頭鏡の場合には、しっかりと頭部後屈を行って口腔軸と咽頭・喉頭軸の成す角度を小さくして、なおかつ喉頭鏡ブレードでしっかり舌軟部組織と下顎を上方に挙上することで、十分な喉頭露出が可能となるのですが、頸椎外傷の可能性があって頭頸部の運動を最小限にしたい場合には、十分な喉頭露出が達成できていなくても、ブジーを併用することによって、頭頸部に過大な力を及ぼすことなく挿管が可能になります。

挿管困難が予想される場合には、ブジーやスタイレットなど補助的に使用できる器具を積極的に併用することによって、患者の頭頸部に過大な外力を及ぼすことなく、喉頭露出が不十分な場合でも気管挿管を行うことができます。しかし、一見するとほとんど同じ器具に見えてしまうブジーですが、実際に挿管が困難な時に使用して、本当に役立つかどうかは製品によってその性能はまちまちのようです。

Janakiramanらは、さまざまなメーカー製のブジーの評価を行うために、72人の麻酔科医が、喉頭蓋先端のみが見えるCormack-Lehane

分類のグレードⅢの喉頭視野を模擬したマネキンの気管にPro-Breathe、new Portex、Frova単回使用気管チューブイントロデューサー、Eschmann多回使用イントロデューサーの留置を試みる無作為化クロスオーバー試験を実施しており、

- 留置成功率（比率、95％CI）は、Frova（78、67-86％）またはEschmann（64、52-74％）は、Pro-Breathe（4、1-12％）またはnew Portex（13、7-22％）に比べて有意に高かった（$p<0.0001$）。
- 別の実験では、Pro-Breathe、new Portex、Frovaが発揮できる最高力は、Eschmannが発揮できる最高力の3～6倍であった（$p<0.0001$）。
- 単回使用イントロデューサーは、特に先端近くを保持すると、留置時に組織外傷を引き起こす可能性が高い。

と報告しています（関連記事6）。

Janakiraman C, et al. Evaluation of tracheal tube introducers in simulated difficult intubation. Anaesthesia. 2009 Mar;64(3):309-14.

同じような形状に見えても、実際の留置成功率はずいぶんと異なっています。また、強い力が加わってしまうことには注意するべきです。自施設への導入時にはこういったデータを参考にして、外傷をきたす危険性が少なく挿入成功の高い性能の優れたものを導入するようにしましょう。

Driverらは、
2019年から2021年に米国内の7つの救急部と8つのICUで、緊急気管挿管を受ける重症成人患者1,102例を対象にして、初回挿管成功に及ぼすブジー使用群（$n=556$）とスタイレット入りETT群（$n=546$）の効果を比較する多施設共同RCT〔BOUGIE（The Bougie or Stylet in Patients Undergoing Intubation Emergently）試験〕を実施しており、

- 初回挿管成功はブジー群447例（80.4％）、スタイレット群453例（83.0％）であった（絶対リスク差 −2.6％ポイント、$p=0.27$）。
- ブジー群では合計58例（11.0％）が重症低酸素血症をきたしたのに対し、スタイレット群では46例（8.8％）であった（絶対リスク差 2.2％ポイント）。
- 食道挿管はブジー群 vs スタイレット群で、4（0.7）vs 5例（0.9％）、挿管後の気胸は、14（2.5）vs 15例（2.7％）、口腔・声門・胸郭構造の損傷は、0 vs 3例（0.5％）であった。
- 気管挿管を受ける重症成人において、ブジーの使用はスタイレット入りETT

の使用と比較して、初回挿管成功率を有意に増加させることはなかった。
と報告されています(関連記事7)。

Driver BE, et al. Effect of Use of a Bougie vs Endotracheal Tube With Stylet on Successful Intubation on the First Attempt Among Critically Ill Patients Undergoing Tracheal Intubation: A Randomized Clinical Trial. JAMA. 2021 Dec 28;326(24):2488-97.

ブジーの良い点は、スタイレットほど硬くなくて、独特の弾力性があるために気管内に直接挿入しても気管粘膜を損傷する危険性が低いのと、先端の2〜3cmのところに150°の曲がりが付いていて、喉頭蓋しか視認できない場合でも、盲目的に気管に挿入して、被せて気管チューブを挿入することで気管挿管に成功する率が比較的高いという点です。

ブジーは形状記憶ができないものの硬過ぎないので、気管内にまで挿入して使用しても気道損傷の危険性が少ないのに対して、スタイレットは形状記憶ができますが、柔らかさに欠けるため、深過ぎたり、引き抜く際に大きな力がかかり過ぎたりすると気道損傷の危険性が高くなります。ブジーとスタイレットはどちらが優れているかではなくて、機能的には補完的であるので、必要時にはどちらも使用できるように日頃から使い慣れて準備しておくことが必要であると思います。

挿管補助具は役に立つ

- 外的喉頭操作と体位の変更の次には補助具の出番。
- スタイレットとブジーの両方に使い慣れておこう。
- 挿管困難が予想される場合には積極的に併用しよう。
- 挿管の合併症を増加させる危険性については注意すべし。

Point　スタイレットやブジーはうまく併用することで、気管挿管を容易にしてくれる「縁の下の力持ち」かもしれない。

ブログ内の関連記事

1 手術室での気管挿管困難性の調査：前向き観察研究
- 対象論文：Acta Anaesthesiol Scand. 2001 Mar;45(3):327-32.
  https://knight1112jp.seesaa.net/article/201105article_50.html

2 模擬気道における気管チューブ通過の4種類の方法の比較：技術向上の余地がある
- 対象論文：Emerg Med Australas. 2017 Dec;29(6):650-7.
  https://knight1112jp.seesaa.net/article/499546321.html

3 気管挿管成功率に対する気管チューブとスタイレットの使用 vs 気管チューブ単独使用の効果：999名の患者を対象とした多施設共同無作為化臨床試験
- 対象論文：Intensive Care Med. 2021 Jun;47(6):653-64.
  https://knight1112jp.seesaa.net/article/499577798.html

4 緊急挿管を受ける困難気道患者の初回挿管成功率に及ぼすブジー使用 vs スタイレット使用の効果：無作為化臨床試験
- 対象論文：JAMA. 2018 Jun 5;319(21):2179-89.
  https://knight1112jp.seesaa.net/article/499546712.html

5 頸椎固定したマネキンによる困難気道で、ブジーの使用は喉頭鏡が及ぼす外力を低減するか？
- 対象論文：Eur J Anaesthesiol. 2013 Sep;30(9):563-6.
  https://knight1112jp.seesaa.net/article/201308article_63.html

6 気管挿管困難のシミュレーションにおける気管挿管用イントロデューサーの評価
- 対象論文：Anaesthesia. 2009 Mar;64(3):309-14.
  https://knight1112jp.seesaa.net/article/499555826.html

7 気管挿管を受ける重症患者の初回挿管成功に及ぼすブジー使用とスタイレット付き気管チューブの比較効果：無作為臨床試験
- 対象論文：JAMA. 2021 Dec 28;326(24):2488-97.
  https://knight1112jp.seesaa.net/article/499795522.html

> **+Plus**　「ガムエラスティック・ブジー」という
> 不正確で混乱を招く用語
>
> 麻酔科領域で「ガムエラスティック・ブジー」という用語で親しまれている挿管補助用具は、正式には「気管内チューブ・イントロデューサー」というべき用具であって、実際には「ガムエラスティック」(ゴムのような弾性のある)でも、「狭い場所を押し広げるためのブジー」でもない。歴史的にそのような名前が定着してしまったために、不適切であると認識されつつも、今でもそのように呼ばれ続けている。

Column　手術室の廊下でラジオ体操からテレビ体操へ!

　出勤日は毎日、職場(手術室)で手術室と麻酔科の有志スタッフと共にラジオ体操をやっていた。手術室受付にある電子カルテ用のデスクトップPCに外付けスピーカを接続してラジオ体操のメロディを流していた。もうかれこれ9年も前からだ。

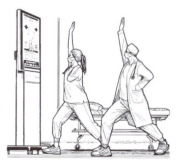

　以前は、20畳くらいの広さの手術室前室(手術患者さんが病棟ベッドから手術室内のストレッチャーに乗り換える場所)でやっていたのだが、新しい手術室に移転してからは、前室でのベッド移動がなくなり病棟ベッドでそのまま各手術室まで入室するようになったため、前室が狭く(10畳以下)設計してあり、参加人数が多いと「コロナ禍」にもかかわらず、「密」にならざるを得なくなっていた。そこで、何とか「密」にならないようにラジオ体操ができないかと思案した。

　手術室受付のデスクトップPCにはディスプレイ分配器が接続してあり、PCのセカンドディスプレイに表示してある手術予定表が、手術室廊下の壁に取り付けた2台の大型ディスプレイにも同時表示されるようになっているので、これらを活用することにした。

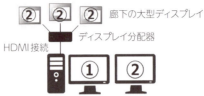

　幸いなことに、廊下のディスプレイはHDMI対応のディスプレイ分配器を介してHDMIケーブル（画像と音声が同時に伝送できる）で接続されていたので、手術室受付のPCでラジオ体操の動画を再生してセカンドディスプレイに表示させれば、廊下の2台の壁掛けディスプレイにも同時に表示できる。

　朝8:05になれば自動的に、ラジオ体操第1か、第2のテレビ体操動画が、日ごとにランダムに再生されるようにした。従来は、スピーカから流れる音楽だけで思い思いの体操をしていたが、今回の改変で、「正しいラジオ体操」の模範動画を見ながらラジオ体操ができるようになった。

　ちょっと工夫しているのは、いきなり「ラジオ体操」の音楽が流れ始めるのではなく、ラジオ体操の歌「新しい朝が来た！　希望の朝。喜びに胸を開け大空あおげ～・・・」という動画が流れて、数秒後に「テレビ体操」の動画が再生されるようにしたことだ。つまり、8:05になって、「ラジオ体操の歌」が流れると、その歌を合図に、有志が手術室廊下に集まれるようにしたという点だ。

　習慣化するためのポイントは、

1. ほんのちょっとの努力
2. それを支援するための環境のカスタマイズ

ではないかと思っている。良い習慣なので、これからも続けていけたらいいなあ、と思っている。

スタイレットを装填した気管チューブの形状はどうする?

気管チューブに挿入したスタイレットと気管チューブ自体の形を整えるには、伝統的には舌の輪郭に沿うように円弧状（ディスポーザブルの気管チューブが整形されている形状、図8-12）にするのが一般的でしたが、スタイレットの入った円弧状の気管チューブは、術者の目から患者の喉頭に向けられた一直線の視線を遮ることが多く、チューブの先端を咽頭から喉頭に向けて操作することが困難になります。

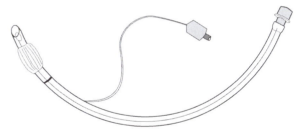

図8-12 一般的な気管チューブの形状

また、喉頭展開することによって視線の右隣にどうにか確保した気管チューブ挿入用の直線状の導管のようなスペースに、円弧状の気管チューブを挿入しようとすると、チューブ先端が口腔内で円弧を描くように進めなくてはならないため右手の操作自体もやや煩雑になり、また、避けきれなかった舌などの口腔内軟部組織や歯牙に接触してうまくチューブ先端を喉頭入口部に誘導できないこともあります。

そもそも、ディスポーザブルの気管チューブは、あらかじめ「弓」のような円弧状の形状に整形されていますが、この形状が直視型喉頭鏡を使用した気管挿管に際して最も適した形状であることが保証されているわけではありません。誤解してはいけないのは、気管チューブの製造業者は、けっして気管チューブを気管挿管しやすいような最適の形状や、あるいは生体内に留置された時に最も生体適合性が高い形状に仕上げた上で出荷してくれているわけではない、ということです。

その昔、現代的なディスポーザブルの気管チューブが使用される以前に使用されていた赤ゴム製のオックスフォード気管チューブは、L字型の形状をしていました(図8-13)。この形状は、口腔軸と咽頭・喉頭軸がほぼ直交していることから、経口気管挿管した際に、最終的に軟部組織に強い圧迫を加えることなく留置できるように生体適合性が高い形状に作られていました。

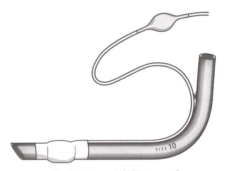

図8-13 オックスフォード気管チューブ

「さあ、ご飯を食べよう」と思った時に、目の前に普通の「真っ直ぐな箸」と「曲がった箸」があったとすると、あなたはどちらの箸を選びますか？ 当然、「真っ直ぐな箸」を選びますね。全体に弯曲したような形状の箸を使うのは、なかなか難しいです。ダイエット用にわざと弯曲した箸もあるようで、料理が取りづらいことから、時間をかけて食べることによりダイエット効果が期待できるとされて販売されています。

気管チューブを扱う時も同じです。曲がっているものよりも真っ直ぐなもののほうが扱いやすいのです。円弧状に曲がったものよりも直線状のもののほうが、チューブ先端を目的とする場所(喉頭入口部)に誘導しやすいはずです。スタイレットと気管チューブをカフの手前まで真っ直ぐに伸ばし、残りの長さを30～35°曲げてホッケースティックのような形状にします(図8-14)。このような形状に整形することで、気管チューブを右側口角から挿入して、その先端を喉頭入口部に向けて簡単に誘導することができます。

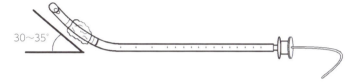

図8-14 スタイレットを入れた気管チューブの先端を30～35°曲げた状態

スタイレットの曲げ角度については、2006年にLevitanらは、カフの手前までは真っ直ぐにして曲げ角度(25°、35°、45°、60°)の異なる4種類のスタイレットを入れた気管チューブを8体の死体に挿入して、その通過困難性を、「抵抗なし」、「抵抗あり」、「挿入不能」の3段階で主観的に評価しており、

- 25°では69.1%(177/256)、35°では63.7%(163/256)、45°では39.4%(101/256)、60°では8.9%(22/256)で抵抗なしと報告された。
- 25°では2.3%(6/256)、35°では3.5%(9/256)、45°では11.3%(29/256)、60°では53.9%(138/256)がチューブ挿入不可能であった。
- 35°、45°、60°と25°の比較におけるチューブ挿入不可能のオッズ比(OR)は、それぞれ1.52(95%CI 0.55-4.16)、5.32(95%CI 2.22-12.71)、48.72(95%CI 21.35-111.03)であった。
- カフまでは真っ直ぐな形状にした気管チューブの屈曲角度が35°を超えると、チューブ先端が気管前壁に衝突してチューブの挿入が困難になったり、不可能になったりするリスクが高くなる。

と報告しています（図8-15、関連記事1）。

Levitan RM, et al. Stylet bend angles and tracheal tube passage using a straight-to-cuff shape. Acad Emerg Med. 2006 Dec;13(12):1255-8.

なお、このように「カフの手前まで真っ直ぐにして35°曲げた形状」のスタイレットを装填した気管チューブの挿入の仕方について、Levitanらは、以下のように述べています。

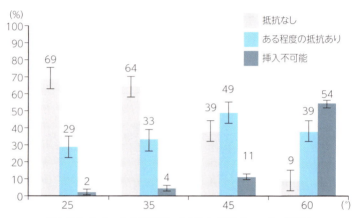

図8-15 異なるスタイレット曲げ角度で比較した気管チューブの通過率
各曲げ角度のパーセンテージとエラーバー（95％信頼区間）を示す。

(Levitan RM, et al. Stylet bend angles and tracheal tube passage using a straight-to-cuff shape. Acad Emerg Med. 2006 Dec;13(12):1255-8. より引用改変)

喉頭展開

して喉頭入口部を可視化した後、気管挿管のステップ2として、チューブを喉頭入口部まで送り込みます。マッキントッシュブレードはフランジが高いので、舌を左方向に掃引することができ、可視化とチューブ挿入のための広い領域を提供してくれます。曲ブレードでも直ブレードでも、チューブの先端を喉頭入口部へ移動させると、喉頭入口部を直視している視線を妨げる可能性があります。チューブを口の最右端から挿入し、視線の下からチューブの先端を喉頭入口部に移動させるのがベストです。こうすることによって、チューブの先端が喉頭後部披裂軟骨の手前を通って喉頭に入るのを見届けるこ

とができます。直視型喉頭鏡を使用する場合には、「カフの手前まで真っ直ぐにしてそれ以降を35°曲げた形状」のスタイレットは、視線を遮ることなく気管チューブを挿入するための最適な環境を提供します。

> Levitan RM et al. The complexities of tracheal intubation with direct laryngoscopy and alternative intubation devices. Ann Emerg Med. 2011 Mar;57(3):240-7.

直視型喉頭鏡使用時のスタイレットの形状

- 近位側はカフの手前まで真っ直ぐにする。
- それより遠位端を35°曲げた形状にする。
- チューブを右口角から挿入し視界の下方向から喉頭入口部に進める。

Point デフォルトの気管チューブの形状はけっして最適ではない！

ブログ内の関連記事

1 カフまでは真っすぐにして曲げたスタイレットの曲げ角度と気管チューブの通過性
- 対象論文：Acad Emerg Med. 2006 Dec;13(12):1255-8.
  https://knight1112jp.seesaa.net/article/202202article_4.html

+Plus 「ドライタップ」とは？

「dry tap（ドライタップ）」とは無効穿刺のことである。麻酔科領域以外では、骨髄穿刺に際して髄液が吸引できないことを指すが、麻酔科領域では、脊椎麻酔や腰椎穿刺に際して、針を椎間間隙に刺入して硬膜を穿刺したつもりでも、髄液が穿刺針内に逆流してこない現象を指して使用される用語である。

スタイレットは
どの方向に抜くのが良いか?

　気管チューブ内にスタイレットをセットして使用した場合には、合併症が増加するという報告があります。スタイレットを装填したまま喉頭の奥深くまで気管チューブを進めてしまうと、チューブの先端で気管前壁を擦ってしまい粘膜損傷をきたす可能性があります。チューブ自体による外傷です。

　しかし、あまり深く挿入せずに、チューブ先端が声門を数cm超えたらスタイレットを抜くようにしていても、その際に、気管チューブが一時的に強い変形をきたして、声門〜声門上気道の粘膜を(スタイレットそのものではなく)気管チューブ外壁が強く擦過して損傷する可能性があります。

Komasawaらによる、気管挿管時のスタイレット使用が麻酔患者の術後咽喉痛(postoperative sore throat:POST)に及ぼす影響を検討したRCTでは、

- POSTの発生率は、スタイレット群(10/20例)のほうが対照群(2/20例)より有意に高かった。

としており、スタイレットの使用自体がPOSTの発生原因となっていることが示されています(関連記事1)。

Komasawa N, et al. Effects of stylet use during tracheal intubation on postoperative pharyngeal pain in anesthetized patients: A prospective randomized controlled trial. J Clin Anesth. 2017 May;38:68-70.

さらに、Kusunokiらの、気管挿管に際してのスタイレット除去時の引き抜く力とPOSTとの相関関係を検討した結果から、

- POSTは、スタイレット抜去時の引き抜く力の増加と関連していた。
- 特に、スタイレット抜去時の引き抜く力>10.3Nは、POSTと相関していた。

としています(関連記事2)。したがって、スタイレット抜去は愛護的にゆっくりと行い、引き抜く力が最小限となるようにするべきです。

> Kusunoki T, et al. Correlation between extraction force during tracheal intubation stylet removal and postoperative sore throat. J Clin Anesth. 2016 Sep;33:37-40.

2019年に Kotodaらは、気管チューブにセットしたスタイレットを引き抜く際に、どのようにすれば気管チューブの動きを最小限に抑えることができるかについて、マネキンを用いた体外実験と数理解析を用いて検討しており、

- スタイレットをスタイレット端に向かって直線的な経路で抜去した場合、曲げ角度が大きくなるにつれてチューブ先端の変位距離が有意に増加した(図8-16、8-17)。

[図8-16の解説]

スタイレットをチューブ近位側の長軸に沿って直線的に引き抜くと(図8-16A矢印)、チューブの先端は大きく変位しようとします(図8-16B矢印)。

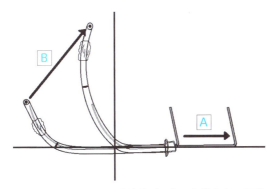

図8-16 スタイレットの直線的引き抜き操作(A)と気管チューブ先端の変位(B)の関係

(Kotoda M, et al. Removal methods of rigid stylets to minimise adverse force and tracheal tube movement: a mathematical and in-vitro analysis in manikins. Anaesthesia. 2019 Aug;74(8):1041-6.を基に作成)

[**図8-17の解説**]

　スタイレットの曲げ角度が大きくなるにつれて、気管チューブ先端の変位距離が増大します。また、リンフォースチューブよりも通常のチューブのほうが変位距離は大きくなります(図8-17)。

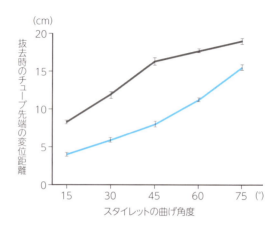

図8-17　スタイレット抜去時のチューブ先端の変位距離の平均値（SD）
黒(上側)の曲線：通常のチューブ
青(下側)の曲線：リンフォースチューブ

(Kotoda M, et al. Removal methods of rigid stylets to minimise adverse force and tracheal tube movement: a mathematical and in-vitro analysis in manikins. Anaesthesia. 2019 Aug；74(8)：1041-6. より引用改変)

- 数理解析の結果、スタイレットはスタイレット端の方向に向かって直線的に抜去するのではなく、適切な角度で斜めに(矢状面内で)抜去することが必要であることがわかった(図8-18)。
- 気管挿管のシミュレーションでは、抜去力、声帯にかかる力共に、曲げ角度が大きくなるにつれて有意に増加した(図8-19A〜C)。
- ホッケースティック型スタイレットと比較すると、円弧型スタイレットは力が減少した。
- これらの結果は、曲げ角度の大きいホッケースティック型のスタイレットを使用した場合、声帯損傷のリスクがあることを示している。

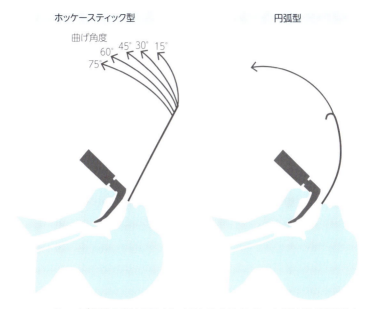

図8-18 チューブ先端の変位を最小にするためのスタイレット近位端の理想的なコース

曲線の矢印はスタイレットの抜去方向を示し、さまざまな曲げ角度のホッケースティック型スタイレットのそれぞれの理想的なコースを表している。

(Kotoda M, et al. Removal methods of rigid stylets to minimise adverse force and tracheal tube movement: a mathematical and in-vitro analysis in manikins. Anaesthesia. 2019 Aug;74(8):1041-6. より引用改変)

と報告しています(関連記事3)。

> Kotoda M, et al. Removal methods of rigid stylets to minimise adverse force and tracheal tube movement: a mathematical and in-vitro analysis in manikins. Anaesthesia. 2019 Aug;74(8):1041-6.

スタイレットを抜去する時は、気管チューブ近位端の長軸方向に直線的に引き抜くのではなくて、チューブ先端の動きが最小限となるように、患者の腹側から尾側に向かって円弧状に引き抜くのが良いのです。

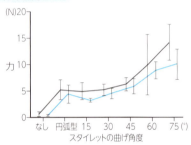
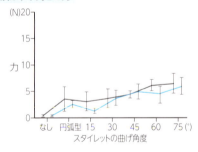

図8-19 スタイレットの抜去力、声帯にかかる力と曲げ角度の関係

平均値(SD)
黒(上側)の曲線：通常のチューブ
青(下側)の曲線：リンフォースチューブ
なし：スタイレットを使用しない場合

(Kotoda M, et al. Removal methods of rigid stylets to minimise adverse force and tracheal tube movement: a mathematical and in-vitro analysis in manikins. Anaesthesia. 2019 Aug;74(8):1041-6. より引用改変)

スタイレットの引き抜き方

- スタイレット近位端の長軸方向に直線的に抜去してはいけない。
- スタイレット先端の動きが最小限となるように患者の尾側に向かって円弧型に引き抜かなくてはならない。

> **Point** スタイレットは引き抜く力が最小限となるように円弧型に抜去しなくてはいけない！

ブログ内の関連記事

1 気管挿管時スタイレット使用が麻酔患者の術後咽喉痛に及ぼす影響：無作為化比較試験
- 対象論文：J Clin Anesth. 2017 May；38：68-70.
- https://knight1112jp.seesaa.net/article/201702article_3.html

2 気管挿管スタイレット除去時の引き抜く力と術後咽喉痛との相関関係
- 対象論文：J Clin Anesth. 2016 Sep；33：37-40.
- https://knight1112jp.seesaa.net/article/201604article_36.html

3 気管チューブの動きを最小限に抑える硬性スタイレットの取り外し方法：マネキンを用いた数学的および実験的分析
- 対象論文：Anaesthesia. 2019 Aug；74(8)：1041-6.
- https://knight1112jp.seesaa.net/article/499737617.html

第8章 6

Q 気管チューブの テーパー型カフは どこがいいのか?

A 気管チューブのカフは、従来は紡錘型（低容量高圧カフ、図8-20A）だったり、円筒型〔高容量低圧（high-volume low-pressure：HVLP）カフ、図8-20B〕だったりしましたが、先細り（テーパー）型のカフ（図8-20C）が注目されるようになりました。カフの存在目的は、①人工呼吸にした場合に肺に送り込まれたガスがチューブ周囲からカフより近位側に漏れないようにすること、②口腔内にある分泌物や吐物がカフの遠位側の気管内に流れ込むこと（つまり「誤嚥」）を防止することです。

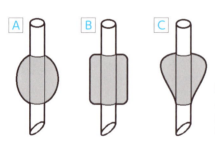

図8-20　いろいろな形状のカフ
A：紡錘型（低容量高圧）カフ
B：円筒型（高容量低圧）カフ
C：先細り（テーパー）型カフ

従来は、 カフを十分に膨らませておけば、気管をきちんとシーリングしてくれて、人工呼吸した際にガス漏れはしないし、滅多なことでは誤嚥なんて起こらないだろうと考えられていました。ところが、一般に使用されているHVLPカフの直径は、膨らませた時に気管を十分にシーリングできないといけないことから、カフ全長にわたって気管の直径よりも大きく設計されています。

そのために、カフを膨らませた時に、実はカフの長軸に沿ったたくさんの縦皺ができてしまうことがわかりました(図8-21)。口腔内の分泌物は、この縦皺でできた細い溝を通って、気管内に流れ込んでしまいます。つまり、いくらカフを十分に膨らませても、誤嚥を防ぐことは困難であることがわかってきたのです。そこで、登場したのがテーパー型のカフです。

テーパー型カフを気管内で膨らませた時に、先細りの直径はカフの上端から下端までのカフ長のどこかで気管径に正確にフィットし、それより上部ではやはり縦皺が形成されますが、カフ外径が気管内径に対応する部分ではシーリングゾーン(バンド)が形成されます(図8-22)。

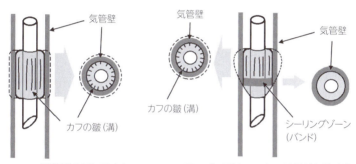

図8-21　円筒型カフにできた縦皺

図8-22　テーパー型カフのカフ外径が気管内径に対応するシーリングゾーン(バンド)

シーリングゾーン内では、縦皺は存在せず、カフが気管内壁とぴったりと接して一周しています。この現象によって、カフ上の分泌物はカフよりも遠位に垂れ込むことができないということになります。

2014年に Matsunamiらは、模擬胃内容物と気道モデルを用いて、カフ圧を10、20、30cmH$_2$Oに調整して、垂直に立てた気道モデルのカフ上部に模擬胃内容物を5mL注入してテーパー型カフ有り気管チューブ(Taper)と従来のHVLPカフの微小誤嚥防止機能を比較検討しており、

- 5分後の漏出量は、10cmH$_2$OではHVLPよりもTaperのほうが有意に少なかったが、20cmH$_2$Oと30cmH$_2$Oでは変わらなかった。
- 4時間後の胃内容物の漏出は、カフ圧にかかわらず、HVLPよりもTaperのほうが有意に少なかった（$p<0.05$）。
- 気道モデルシミュレーションにおいて、テーパー型は従来のHVLPよりも嘔吐物の微小誤嚥を防ぐのに有効である可能性がある。

と報告しています（関連記事1）。

Matsunami S, et al. [Comparison of TaperGuard tube and the Portex Softseal for prevention of vomitus leakage in an in vitro simulation airway model.][Article in Japanese] Masui. 2014 May;63(5):586-9.

同年に Komasawaらは、小児用気道シミュレーションモデルを用いて、カフ圧を10、20、30cmH$_2$Oに保ちつつ、カフ上部に模擬胃内容物3mLを加えて、テーパー型カフを使用した小児用気管チューブの微小誤嚥の防止能力を、内径5.0mmの4種類の従来型カフ有り気管チューブとの比較で検討しており、

- 5分後のリーク量は、全圧力設定において、他の従来形カフよりもテーパー型のほうが有意に少なかった。
- 4時間後のリーク量は、初期カフ圧にかかわらず、テーパー型が他の3種類のチューブより有意に少なかった（$p<0.05$）。

と報告しています（関連記事2）。

Komasawa N, et al. Comparison of fluid leakage from four different cuffed pediatric endotracheal tubes using a pediatric airway simulation model. Pediatr Int. 2014 Aug;56(4):634-6.

いずれも、気道モデルを使用した机上実験ですが、テーパー型のカフは従来の円筒型のカフに比べて、共にカフ上部に注入した液体のカフ下への漏出を有意に防止してくれることが実証されています。しかし、実臨床上ではどうなのでしょうか？

2018年に Maertensらは、テーパー型の気管チューブカフによる人工呼吸器関連肺炎（ventilator-associated pneumonia：VAP）および術後早期肺炎の予防効果について、ICUおよび術後病棟の患者1,324人を含む院内肺炎に対するテーパー型カフと標準カフの影響を比較した6件のRCTを対象とした

系統的レビューとメタ分析を実施していますが、

- テーパー型カフと標準カフを比較した場合、患者1人当たりの院内肺炎発生率に有意差は認められなかった（OR 0.97、95%CI 0.73-1.28、$p＝0.81$）。
- 副次評価項目として、死亡率、人工呼吸の期間、病院およびICU在室期間、カフの膨張不足にも差はなかった。
- 今後の研究では、先細りカフの使用と連続カフ圧モニタリングおよび声門下分泌液ドレナージとの併用が及ぼす影響について検討する必要がある。

と報告しています（関連記事3）。

Maertens B, et al. Prevention of Ventilator-Associated and Early Postoperative Pneumonia Through Tapered Endotracheal Tube Cuffs: A Systematic Review and Meta-Analysis of Randomized Controlled Trials. Crit Care Med. 2018 Feb;46(2):316-23.

2019年にも Huangらが、同様にVAPおよびICU死亡率に対するテーパー型カフと従来型カフが及ぼす効果を調査した774人が対象となった5件のRCTを対象としたメタ分析を実施していますが、

- VAP（OR 0.82、95%CI 0.61-1.12、$p＝0.21$）についても、ICU死亡率（OR 0.77、95%CI 0.55-1.08、$p＝0.14$）についても、テーパー型カフ群と従来型カフ群との間に統計学的有意差は認められなかった。
- 本メタ分析では、テーパー型カフ気管チューブは、VAPおよびICU死亡率の低減において、標準カフ気管チューブより優れているとは言えない可能性がある。

と報告しています（関連記事4）。

Huang WM, et al. Tapered Cuff versus Conventional Cuff for Ventilator-Associated Pneumonia in Ventilated Patients: A Meta-Analysis of Randomized Controlled Trials. Can Respir J. 2019 Jan 22;2019:7876417.

テーパー型カフは実験的には誤嚥を防止できるはずですが、単独では臨床的にはその効果が明確にはされていないようです。今後は、テーパー型カフの使用と連続カフ圧モニタリングや声門下分泌液ドレナージといった別のVAP予防策との併用が及ぼす影響について検討する必要があるようです。

Changらは、成人患者191人を対象として、円筒型カフ（C群、$n = 95$）とテーパー型カフ（T群、$n = 96$）による気管挿管に無作為に割り付けて、気管内挿管後の術後咽喉痛（postoperative sore throat：POST）と嗄声に及ぼす影響について調査しており、

- POSTの全発生率は、C群よりもT群で低かった（54 vs 32％、RR 0.60、95％CI 0.43-0.85、$p = 0.003$）。
- 術後6時間では、POSTの発生率および重症度は、C群と比較してT群で低かった（ボンフェローニ補正後$p < 0.05$）。
- 術後嗄声も、C群に比べT群で発生頻度が低かった（19 vs 37％、$p = 0.006$）。
- T群はC群に比べ、術後1時間と6時間の嗄声の発生率が低かった（ボンフェローニ補正後$p < 0.05$）。
- テーパー型カフを用いた気管挿管は、円筒型カフを用いた気管挿管と比較して、POSTの発生率と重症度、および嗄声の発生率を低下させた。

と報告しています（関連記事5）。

Chang JE, et al. Effect of Endotracheal Tube Cuff Shape on Postoperative Sore Throat After Endotracheal Intubation. Anesth Analg. 2017 Oct；125(4)：1240-5.

　テーパー型カフは、理論的な誤嚥防止機能だけでなく、POSTと嗄声にも防御的に働くようです。そのメカニズムとしては、HVLPカフではカフと気管の接触面積が大きくなり広範囲の気管粘膜損傷を引き起こし、POSTの発生率も高くなるのに対して、テーパー型カフではシーリングゾーンよりも遠位は気管粘膜と接触しないため、カフと気管の接触面積がシーリングゾーンよりも近位のみに限定されるためと考えられています。

2015年に Shinらは、亜酸化窒素（N_2O）を使用した全身麻酔下に腹腔鏡下胆嚢摘出術を受ける患者において、テーパー型カフ（T群）と円筒型カフ（C群）の気管チューブのカフ圧と位置の変化、気管支内挿管の頻度と気道愁訴を比較するRCTを実施しており、

- カフ体積と圧は、C群よりT群で有意に低かった（各群$n = 32$）。
- N_2O使用開始30分後に両群でカフ圧と容積が有意に上昇した。　気管

チューブ先端から気管分岐部までの距離は、両群とも手術中に減少した。気管支内挿管の症例はなく、気道愁訴の頻度にも群間差はなかった。

- テーパー型カフは円筒型カフに比べ、腹腔鏡下胆嚢摘出術におけるカフ圧の変化が小さく、気管粘膜灌流の維持につながると考えられる(図8-23)。

と報告しています(関連記事6)。

Shin HW, et al. Changes in cuff pressure and position of cylindrical-cuff and tapered-cuff tracheal tubes during laparoscopic abdominal surgery. J Int Med Res. 2015 Aug;43(4):544-54.

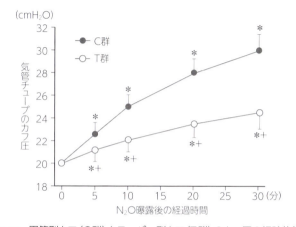

図8-23 円筒型カフ(C群)とテーパー型カフ(T群)のカフ圧の経時的推移

データは平均値±SDで表示。ベースライン値と比較して$^*p<0.05$(反復測定分散分析、ダネットの事後検定)、C群と比較して$^+p<0.05$(正規性の検定に従ったスチューデントt検定またはマン・ホイットニーU検定)

(Shin HW, et al. Changes in cuff pressure and position of cylindrical-cuff and tapered-cuff tracheal tubes during laparoscopic abdominal surgery. J Int Med Res. 2015 Aug;43(4):544-54. より引用改変)

本研究で使用した気管内チューブは、円筒型カフがMallinckrodt™ Hi-Lo(Covidien)、テーパー型カフがTaperGuard™(Covidien)です。このようなカフ圧の変化は、カフ自体のN_2O透過性の差によるものなのか、それとも形状によるものなのか、またカフ圧の上昇も、どの程度がN_2Oによるものかは判然としませんが、いずれにしろ、テーパー型カフは円筒型カフに比べて、

カフ圧の上昇が相対的に低いという結果が報告されています。

テーパー型カフの有利な点

- 微小誤嚥の防止
- 術後咽喉痛と嗄声の軽減
- N_2O併用時のカフ圧の上昇が少ない

Point テーパー型のカフには、微小誤嚥防止機能の他にも利点がある。

ブログ内の関連記事

1 In vitroシミュレーション気道モデルにおけるテーパーガードチューブとPortexSoftsealの嘔吐物漏出防止効果に関する比較検討

- 対象論文：Masui. 2014 May；63(5)：586-9.

https://knight1112jp.seesaa.net/article/499554690.html

2 小児用気道シミュレーションモデルを用いた4種類のカフ付き小児用気管チューブからの液漏れの比較

- 対象論文：Pediatr Int. 2014 Aug；56(4)：634-6.

https://knight1112jp.seesaa.net/article/499554524.html

3 テーパー型の気管内チューブカフによる人工呼吸器関連肺炎および術後早期肺炎の予防：無作為化比較試験の系統的レビューとメタ分析

- 対象論文：Crit Care Med. 2018 Feb；46(2)：316-23.

https://knight1112jp.seesaa.net/article/499554853.html

4 人工呼吸器関連肺炎に対するテーパー型カフ vs 従来型カフ：無作為化比較試験のメタ分析

- 対象論文：Can Respir J. 2019 Jan 22；2019：7876417.

https://knight1112jp.seesaa.net/article/499554924.html

5 気管内挿管後の術後咽頭痛に及ぼす気管内チューブカフ形状の影響について

- 対象論文：Anesth Analg. 2017 Oct；125(4)：1240-5.

https://knight1112jp.seesaa.net/article/499554729.html

6 腹腔鏡下腹部手術における円筒型カフおよびテーパー型カフ気管チューブのカフ圧および位置の変化について

- 対象論文：J Int Med Res. 2015 Aug；43(4)：544-54.

https://knight1112jp.seesaa.net/article/499556307.html

+Plus レミフェンタニル使用に関連した医療事故

　レミフェンタニルは超短時間作用性の強力なオピオイド鎮痛薬（麻酔性鎮痛薬）であり、通常は、輸液ラインの側管からシリンジポンプを使用して経静脈的に持続投与される。持続投与を中止した後の、輸液ラインに残存している程度の量でも、速い速度で投与した場合、呼吸抑制などの症状が発現するため、2007（平成19）年1月発売後の2年半で3件の医療事故が報告されている。対策として、麻酔担当医はレミフェンタニルの投与終了後、輸液ライン内にレミフェンタニルが残存していないことを確認して患者を退室させること、輸液ライン内のレミフェンタニルが確実に除去されるまで人工呼吸などの対応が行える環境下に患者を置くことなどが考えられる。

パーカー気管チューブは
どこがいいのか?

「パーカー気管チューブ」は、その特有の形状とデザインにより、気道管理や人工呼吸の際に、声帯や鼻甲介などの気道の突出部に引っ掛かって外傷や出血を引き起こすことなく、そこを滑り抜けるように設計されており、操作性と患者の快適性を向上させることを目的とした気管チューブです。パーカー気管チューブの特長やメリットには以下のような点があります。

1. **Flex-Tip® デザイン**：パーカー気管チューブは、その先端部分が特有のフレキシブルなデザインとなっています。これにより、挿入時や位置調整時のトラブルを最小限に抑え、気道への挿入がよりスムーズに行える可能性があります。
2. **操作性の向上**：フレキシブルなチップが、通常の気管チューブよりも柔軟に動くため、正確な位置への配置が容易になる可能性があります。これにより、気道確保の効率が向上するかもしれません。
3. **患者の快適性**：パーカー気管チューブのデザインは、気管の形状に合わせて最適化されており、挿入や留置時の不快感を軽減する可能性があります。これにより、患者の快適性を向上させることが期待されます。
4. **専門家の支持**：一部の医療専門家は、パーカー気管チューブの操作性の向上と患者への快適性の改善を評価しており、その利用を支持しています。

1 先端の構造（図8-24）

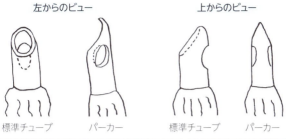

左からのビュー　　　　　　　上からのビュー

標準チューブ　パーカー　　　標準チューブ　パーカー

標準チューブ	パーカー気管チューブ
・先端が硬い ・先端は3時の方向（ベーベル左向き） ・先端は斜めにカット ・マーフィー孔は1個	・先端が柔らかい ・先端は12時の方向（ベーベル下向き） ・先端は半球状に形成 ・マーフィー孔は2個

図8-24　標準チューブとパーカー気管チューブの先端の構造の比較

2 先端の硬さ

パーカー気管チューブは、柔軟性があり、弯曲し、遠位端が中心に向かって先細りになった形状で、迅速、容易、非外傷性挿管を容易にするよう設計されています。このユニークな先端部は、気道の突起物（声帯や鼻甲介など）に接触すると、その突起物に引っ掛かって外傷を与えるのではなく、屈曲して優しく通過するように設計されています。

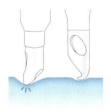

3 ファイバー挿管の時

Kristensenは、気管支ファイバーを使用した気管挿管（ファイバー挿管）において、ファイバースコープ自体の気管への通過は比較的容易である一方で、気管内へのチューブの挿入が難しい場合があることに焦点を当てて、経口挿管による全身麻酔を受ける80人の予定手術患者を対象にして、パーカー気管チューブか、

標準的な(ポーテックス) 7.5mm内径の気管チューブを無作為に割り当てて、気管挿管の難易度を客観的な標準化された評価尺度を使用して評価しており、

- パーカー気管チューブの使用は、標準的な気管チューブに比べて気管内への挿入中にチューブの再位置調整が必要な割合を89%から29%に減少させた ($p < 0.0001$)。
- また、チューブの気管内への通過のための時間中央値は、20秒から7.5秒に短縮された ($p < 0.0001$)。

と報告しており、経口ファイバー挿管時において、パーカー気管チューブの使用は、標準的な気管チューブと比較して、気管内への初回通過の成功率が高いことが示されました。

Kristensen MS. The Parker Flex-Tip tube versus a standard tube for fiberoptic orotracheal intubation: a randomized double-blind study. Anesthesiology. 2003 Feb;98(2):354-8.

標準的な気管チューブをイントロデューサー(気管支ファイバー、ブジー、チューブ交換用カテーテル)に通して使用する場合、チューブの遠位端とイントロデューサーとの間にしばしば隙間が生じます。この隙間は、標準チューブの先端が喉頭で引っ掛かってそれ以上進まなくなる原因になることが多いのです。

対照的に、パーカー気管チューブの先端はイントロデューサーに密着するように設計されているため、チューブの先端とイントロデューサーとの間に気道構造に引っ掛かる原因となる隙間が生じないか、最小限に抑えられています。

図8-25に示すように、標準チューブでは、喉頭入口部に差し掛かった時に、チューブの先端(ベーベルは左向き)が右の声帯に引っ掛かってそれ以上進まなくなることがありますが、パーカー気管チューブでは、チューブ先端が正中線上を気管支ファイバーに密着しながら進んで行って、優しく声帯を押し広げて進入していくので、声帯に引っ掛かってそれ以上進まなくなることはありません。

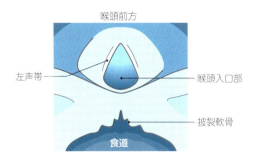

パーカー気管チューブ　　　　　　　標準チューブ

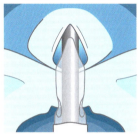

喉頭入口部に近づくパーカー気管チューブの先端は正中線上にある。

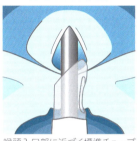

喉頭入口部に近づく標準チューブの先端は右の声帯側にせり出している。

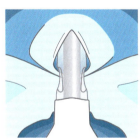

パーカー気管チューブの先端は正中線上で喉頭に進入して、優しく声帯を押し広げて、声帯にぶつかって進まなくなったりしない。

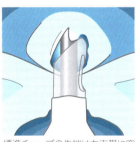

標準チューブの先端は右声帯に突き刺さってそれ以上進まない。

図8-25　ファイバー挿管時のパーカー気管チューブと標準チューブとの比較

4 経鼻挿管の時

経鼻挿管時には、しばしば鼻腔内で粘膜損傷を引き起こすことから、Priorらは、経鼻挿管を必要とする連続した口腔外科手術患者40人を対象にして、パーカー気管チューブとベベルが左に向いた標準的な気管チューブを無作為に割り当てて、挿管の過程をファイバーカメラで記録して、ビデオ映像から、出血、外傷、挿管時間などの性能を評価・比較しており、パーカー気管チューブは、外傷と出血の程度の両方で、3人の評価者全員から標準チューブよりも有意に良好な視覚アナログスケール値を得た ($p < 0.05$)、と報告しており、**パーカー気管チューブの先端デザインが、経鼻挿管の場合、標準チューブよりも外傷と出血を引き起こすことが少ない**可能性があることを示唆しています。

Prior S, et al. Parker flex-tip and standard-tip endotracheal tubes: a comparison during nasotracheal intubation. Anesth Prog. 2010 Spring;57(1):18-24.

経鼻気管挿管中、チューブの先端が声帯の間を通過した直後に気管の前壁に引っ掛かる場合がある(図8-26)ことから、Sugiyamaらは、鼻気管挿管を予定している100人の患者を対象にして、パーカー気管チューブ(図8-27)と標準チューブ(図8-26)を使用した場合に、喉頭下腔壁への衝撃を比較しており、

- チューブ先端の進展がパーカー群の50人中7人(14%)で喉頭下腔壁に衝撃を与えると考えられたのに対して、標準群では50人中25人(50%)で衝撃を与えると考えられた。
- チューブが衝撃を与えたと考えられる患者では、チューブの進展を容易にするためにチューブの90°または180°の時計軸方向回転、または頭の屈曲とチューブの回転が必要であった。
- **チューブの衝突の発生率は、パーカー群のほうが標準群よりも有意に低かった ($p < 0.001$)。**
- 内径7.0mmおよび7.5mmのチューブで、**標準群の衝突率はそれぞれ55%と42%であったのに対し、パーカー群では両方で14%であった。**

と報告しています。

Sugiyama K, et al. The Parker Flex-Tip® tube prevents subglottic impingement on the tracheal wall during nasotracheal intubation. Anesth Analg. 2012 Jul;115(1):212-3.

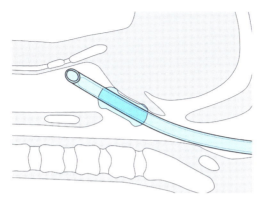

図8-26　標準気管チューブ先端の声門下での衝突
先端が声帯間を通過した直後に気管前壁に引っ掛かる。

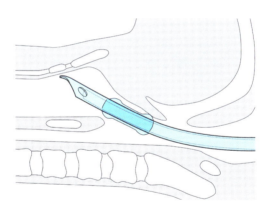

図8-27　パーカー気管チューブ先端部の声門下領域でのスムーズな前進
先端の丸みを帯びた滑らかな上面が気管前壁内面を滑るように通過する。

5 ビデオ喉頭鏡 (GLIDESCOPE®) 使用時

RadesicらはGLIDESCOPE®ビデオ喉頭鏡を使用した場合に、パーカー気管チューブと標準Mallinckrodt気管チューブの挿管の容易性を比較する研究を実施しており、手術室で観察された58回の挿管で、**パーカー気管チューブは、**

挿入時間の短縮と挿入の容易さスコアの向上によって、有意に挿管が容易であったと報告しています。

Radesic BP, et al. Ease of intubation with the Parker Flex-Tip or a standard Mallinckrodt endotracheal tube using a video laryngoscope (GlideScope). AANA J. 2012 Oct;80(5):363-72.

パーカー気管チューブの利点

- 先端が柔らかいので組織の外傷をきたしにくい。
- ファイバー挿管において喉頭入口部の右声帯への衝突が少ない。
- 経鼻挿管時に鼻腔内の外傷・出血が少ない。
- 経鼻挿管時に声帯通過直後の前壁への衝突が少ない。
- ビデオ喉頭鏡使用時に短時間で容易に挿管できる。

> **Point** パーカー気管チューブは、その先端構造の独特なデザインによって、衝撃性が低減され、また、挿入時の周囲組織への衝突が回避できるようになっている。

+Plus　urgentとemergentはどっちがより急ぐのか?

「urgent」と「emergent」は、どちらも緊急性を示す言葉だが、その緊急度に違いがある。「urgent」は、迅速な対応が必要な状況を指すが、命に関わるものではない。一方、「emergent」は、重大な危害や死亡を防ぐために即時の対応が必要な医療的危機を指す。例えば、骨折は「urgent」な医療問題であり、できるだけ早く対処するべきだが、命に関わるものではない。つまり、「emergent」は「urgent」よりも、より深刻な状況を示す。

Column   英語の辞書を引くことのデメリット

英語を読む時に、辞書を引くのは当たり前であって、デメリットなんて存在しないと思う人は読む価値があると思う。「辞書ばっかり引いてちゃダメなんだよ」と思う人は読み飛ばしてください。

私たち、日本人は、幼少期〜小学生〜中学生〜高校生になる間に、日本語で書かれた文章を読む時に、いったいどれくらい「国語辞典」を引いただろうか？ その昔、小学校の

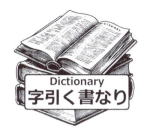

時に、「国語辞典」と「漢和辞典」をセットで購入したが、ほとんどの人が、あまり使用する機会もなく、新品同様の状態で本棚に納めてしまったのではないだろうか。それに比べて、英語の辞書たるや、手垢が付いて汚くなるくらいに辞書を引いており、人によってはボロボロになっていることも珍しくない（1990年以降生まれの人たちは、もう電子辞書になってしまったかもしれないが・・・）。

私たちの多くは、英語を読む時に、「わからない単語に出会うたびに、辞書を引いて単語の意味を確認する」という行動パターンを、英語を習い始めた中学生〜高校生の間に、しっかりと身に付けてしまっている。その結果、英文を読んでいる時に、知らない単語に出会うと、自分の意思とは無関係に、反射的にいったんその場で立ち止まってしまうのである。せっかく、脳内の英語の思考回路が回り始めていたのに、その回路は知らない単語のせいで、たびたび寸断されてしまい、一定のスピードで英文を読むということができなくなってしまっている。

では、単語の意味がすべて理解できれば、一気に読み通すことができるだろうか？ これも「No！」と答える人が多いのではないだろうか？ 英文を読んだ直後に、「この文章は・・・、これが主語で、これが動詞で・・・」と、文法解析を行った上で、さらに日本語に訳すと「○×△○×△○×△○×△○×△」ということだな、・・・と日本語に訳して意味を取り、理解できたと感じている。日本語に訳せないと理解したことにならない。これも、日本の英語教育の弊害である。日本語に訳すことと英語を理解することは別である。しかし、こんなことをしていたので、スムーズに英文を読めるわけがないのだ。ましてや、待ったなし、一発勝負の英語のリスニングなんて、遠い夢の話だ。

では日本語の場合には、どうして辞書を引くことなく、どんどん一定のスピードで読み進めていくことができるのであろうか？ どんな文章でもそれが可能かというとそうではないが、知らない単語が数行に1単語くらいの頻度なら、あまりスピードを落とすことなく読み進めていくことができる。それは、少々わから

ない単語があっても前後関係から「たぶん、こんな意味なんだろうな・・・」と類推しながら読んだり、「とりあえず推測さえできないが、読み進めていけば、後で説明されているかもしれないので・・・とりあえず、先に進んでみよう」と意識下で処理しているからだ。

　以上の考察からわかるように、わからない単語に出会うたびに、辞書を引くことの1つのデメリットは、「前後関係から単語の意味を類推する能力を訓練する機会を喪失してしまう」という点だ。そして、もう1つは、英語の脳内回路を十分に回転させることができないため、瞬時に文章全体の文法構造を判断して、英語を英語として理解する能力が、いつまで経っても養われないということだ。もちろん、最低限の「大学受験」に必要な英語語彙数くらいはないといけないが、それ以上の語彙数は一朝一夕で獲得できるものではないので、たくさんの英文を読みながら、少しずつ語彙数を増やしていくと共に、日本語で未知の単語を少しずつ習得していったように、類推しながら読み進めていくトレーニングをしなくてはならない。そして、たまに辞書を引いて、「やっぱり、こんな意味だったか」と思えるようになれば、英単語の推測能力がかなり付いてきている証拠なので、それくらいになれば英文を読むスピードもかなり速くなっているはずだ。

第9章

ビデオ喉頭鏡

1. **Q** 数あるビデオ喉頭鏡で挿管困難時に有効性が高いのはどれか？	306
2. **Q** McGRATH™ MACビデオ喉頭鏡による気管挿管に適した頭頸部体位は？	310
3. **Q** Fremantleスコアとは？	318
4. **Q** VIDIACスコアとは？	321
5. **Q** ビデオ喉頭鏡を使用しても声門視野が不良な時どうするか？	325
6. **Q** ビデオ喉頭鏡使用時のスタイレットの形状はどうするか？	331

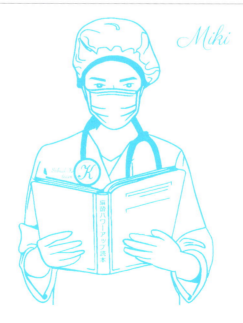

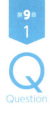

数あるビデオ喉頭鏡で挿管困難時に有効性が高いのはどれか？

　　正常な気道を有する患者に対しては、直視型喉頭鏡に対するビデオ喉頭鏡の優位性は確立しておらず、むしろ挿管所要時間が長くなるとの報告もあります。しかし、気道確保困難が予想される患者や、予想外の気道確保困難に遭遇した場合では、直視型喉頭鏡に対するビデオ喉頭鏡の優位性は確立しています。

市場には各社から多種類のビデオ喉頭鏡が投入されていますが、ビデオ喉頭鏡にもそれぞれに個性があり、ブレードの口腔内への挿入の仕方の**お作法の違い**や、ブレードの形状や曲率の違い、気管チューブ挿入のガイドとなるチャンネルの有無などに違いがあります。

　通常の直視型喉頭鏡では挿管が困難な時に、複数種類のビデオ喉頭鏡をレスキュー器具として使用した場合に、どのビデオ喉頭鏡の挿管成功率が高かったかを調査した報告がいくつかあります。

2016年に Kleine-Brueggeneyらは、頸椎カラーによって開口と頸部可動性を制限した模擬気道確保困難患者720人を対象として、12人の上級麻酔科医が、6種類のビデオ喉頭鏡(図9-1)：チャンネル付きが3種類(エアトラック、Venner A.P. Advance™ 困難気道用ブレード、King Vision™)、なしが3種類(C-MAC® D-BLADE、GLIDESCOPE®、McGRATH™ MAC)を使用して気管挿管を行い、初回挿管成功率などを調査する多施設共同前向き無作為化比較試験(RCT)を実施しており、

- 頸椎カラーにより開口度の平均［標準偏差(SD)］は46(7)mmから23(3)mmに減少した。

チャンネルなしビデオ喉頭鏡

A C-MAC® D-BLADE　　B GLIDESCOPE®　　C McGRATH™ MAC

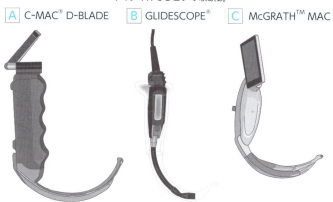

チャンネル付きビデオ喉頭鏡

D エアトラック　　E Venner A.P. Advance™　　F King Vision™

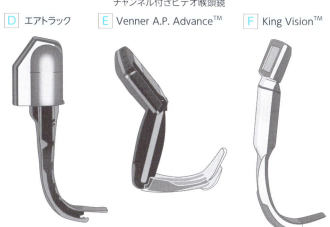

図9-1　本試験で評価した6台のビデオ喉頭鏡
ブレードのデザイン、角度、長さの違いに注目。

- 初回成功率は98%（McGRATH™ MAC）、95%（C-MAC® D-BLADE）、87%（King Vision™）、85%（GLIDESCOPE®とエアトラック）、37%（Venner A.P. Advance™, $p<0.01$）であった。
- 初回挿管成功率の95%信頼区間（CI）は、McGRATH™ MACのみ90%以上であった。
- 全体的な成功率、喉頭視野、挿管時間は、ビデオ喉頭鏡によって有意に異なっていた（すべて$p<0.01$）。

と報告されています。

頸椎カラーを使った模擬挿管困難患者を対象にした本多施設共同研究

では、数あるビデオ喉頭鏡の中でもMcGRATH™ MACビデオ喉頭鏡が最も初回挿管成功率が高かったとしています（関連記事1）。

Kleine-Brueggeney M, et al. Evaluation of six videolaryngoscopes in 720 patients with a simulated difficult airway: a multicentre randomized controlled trial. Br J Anaesth. 2016 May;116(5):670-9.

また、2021年にSingletonらは、上記研究と同様に頸椎カラーを使用して気管挿管を意図的に困難にした状況下で、各種ビデオ喉頭鏡の有用性を評価した研究を対象に、26種類の器具を比較した80件の試験（被験者8,039人）を含む系統的レビューとネットワークメタ分析を実施しており、

- マッキントッシュ直視型喉頭鏡と比較して、McGRATH™〔オッズ比（OR）11.5〕、C-MAC® D-BLADE（OR 7.44）、エアトラック（OR 5.43）、King Vision™（OR 4.54）、C-MAC®（OR 4.20）は初回挿管成功率が高いことがわかった。
- これは、チューブガイドを使用した場合のGLIDESCOPE®にも当てはまった（OR 3.54）。
- エアウェイスコープのみ、固定法として用手的頸部正中位固定（manual-in-line stabilisation：MILS）を使用した場合、直視型喉頭鏡と比較して初回挿管成功率が高かった（OR 7.98）。
- 頸椎固定下で実施される挿管に際しては、7種類の器具が直視型喉頭鏡と比較して、初回挿管成功率が高いことがわかった。

と報告されています。

以上のように、このネットワークメタ分析では、McGRATH™、C-MAC® D-BLADE、エアトラック、King Vision™、C-MAC®の順に初回挿管成功率が高かったとしています(関連記事2)。

Singleton BN, et al. Effectiveness of intubation devices in patients with cervical spine immobilisation: a systematic review and network meta-analysis. Br J Anaesth. 2021 May;126(5):1055-66.

複数種類のビデオ喉頭鏡を有している施設は、大学病院や、研修医を多く受け入れているある程度裕福な病院に限られるでしょう。小規模～中規模の病院で、最初に購入するとすれば、やはりMcGRATH™ MACがお勧めということになるのでしょう。

> Point 数あるビデオ喉頭鏡の中でも挿管困難時に最も有効性が高いのは、McGRATH™ MACであるという研究がいくつかある。

ブログ内の関連記事

1 模擬気道確保困難患者720名を対象とした6種類のビデオ喉頭鏡の評価：多施設共同無作為化比較試験
  ・対象論文：Br J Anaesth. 2016 May;116(5):670-9.
  https://knight1112jp.seesaa.net/article/499389099.html

2 頸椎固定患者における挿管デバイスの有効性：系統的レビューとネットワークメタ分析
  ・対象論文：Br J Anaesth. 2021 May;126(5):1055-66.
  https://knight1112jp.seesaa.net/article/499388572.html

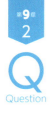

第9章 2
Question
McGRATH™ MACビデオ喉頭鏡による気管挿管に適した頭頸部体位は?

A 当然のことですが、直視型喉頭鏡の場合には、視点は口腔外に存在します。口腔外にある視点から、喉頭を直接視認するためには、咽頭軸、喉頭軸と口腔軸をできるだけ直線化する必要があります(図9-2)。

頭の下に枕を挿入するなどして頭部を挙上(下位頸椎を屈曲)することによって、咽頭軸と喉頭軸の成す角度は小さくなり、両者はほとんど重なり合って一直線になります。さらに、頭部を後屈(上位頸椎を伸展)することにより、口腔軸と咽頭軸・喉頭軸の成す角度を小さくすることができ、口腔外に視点があっても、喉頭を直視しやすくなります。これがスニッフィング体位(sniffing position)です(関連記事1)。

これに対して、ビデオ喉頭鏡では代替眼球であるCCDカメラがブレードの先端から数cm手前に付いているため、実際に喉頭鏡ブレードを口腔内に挿入した場合、間接視野であるビデオ映像の視点は、口腔内に存在します(図9-3)。

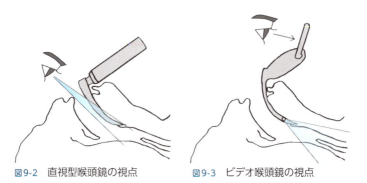

図9-2 直視型喉頭鏡の視点　　図9-3 ビデオ喉頭鏡の視点

2014年に Kitaらは、頸椎異常のない患者50人をマッキントッシュ喉頭鏡とMcGRATH™ MACビデオ喉頭鏡による喉頭鏡検査の2群に割り当てて、喉頭鏡検査中に最高の声門視野を確保できた時の頭部伸展角を比較するRCTを実施しており、それぞれ、$18.2 ± 4.3°$、$9.6 ± 2.7°$と、McGRATH™ MACビデオ喉頭鏡は、頭部伸展角が有意に小さかった、と報告しています(関連記事2)。

<small>Kita S, et al. [Head extension during laryngoscopy for obtaining a best glottic view: comparison of the McGrath and Macintosh laryngoscopes.] [Article in Japanese] Masui. 2014 Dec;63(12):1300-5.</small>

喉頭を口腔外にある視点から直視する必要はないので、口腔軸と咽頭軸・喉頭軸との成す角度を小さくして直線化する必要はありません。したがって、咽頭にある視点から喉頭を直視しやすいように、頭部を挙上して咽頭軸と喉頭軸を直線化することはあっても、頭部を後屈する必要はありません。スニッフィング体位を取る必要はないのです。

2023年に Kimらは、合計174人の患者を対象とした無作為化前向き研究で、単純頭部後屈(枕なしで頸部を伸展)、頭部挙上のみ(7cmの枕で頭部挙上、頸部伸展なし)、スニッフィング体位(7cmの枕で頭部挙上、頸部伸展)の3群に無作為に割り当て、McGRATH™ MACビデオ喉頭鏡を用いた気管挿管を行った際に、いくつかの方法により挿管困難度を評価しており、

- 頭部挙上群において、単純頭部伸展位($p = 0.001$)およびスニッフィング体位($p = 0.011$)よりも有意に容易であった。
- 挿管困難度は、単純頭部伸展位とスニッフィング体位で有意差はなかった。
- 頭部挙上群の挿管に要した時間は、頭部単純伸展群に比べ有意に短かった。
- チューブを声門に進めるために必要な挙上力や喉頭圧迫の頻度は、頭部挙上群では単純頭部伸展群およびスニッフィング体位群に比べて少なかった。

と報告しています(関連記事3)。

<small>Kim H, et al. Effect of head and neck positions on tracheal intubation using a McGRATH MAC video laryngoscope: A randomised, prospective study. Eur J Anaesthesiol. 2023 Aug 1;40(8):560-7.</small>

また、小児患者において、外耳道と胸骨切痕の位置を水平面に合わせる頭部挙上が、McGRATH™ MACビデオ喉頭鏡による喉頭可視化と喉頭鏡操作に及ぼす影響を検討した研究では、

- 声門開口度（POGO）スコアの中央値は、全患者において、頭部挙上群のほうが、頭部平坦時よりも有意に高かった。
- 頭部挙上群のほうが、最適化操作の必要性は有意に少なく（50 vs 9%）、挿管までの平均（SD）時間（17±4 vs 15±3秒）は有意に短かった。
- 外耳道と胸骨切痕を水平面に合わせた場合、声門の可視化とMcGRATH™ MACビデオ喉頭鏡の操作は有意に良好であった。

と報告されています（関連記事4、図9-4）。

Kim EH, et al. Effect of head position on laryngeal visualisation with the McGrath MAC videolaryngoscope in paediatric patients: A randomised controlled trial. Eur J Anaesthesiol. 2016 Jul;33(7):528-34.

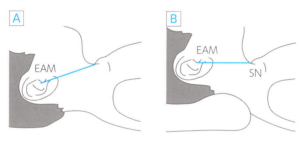

図9-4 小児における頭部水平位と頭部挙上位
A：枕を使用しない頭部を水平にした状態
B：枕の調整により、外耳道（external auditory meatus：EAM）と胸骨切痕（sternal notch：SN）の位置が一致するように頭部を挙上した状態

(Kim EH, et al. Effect of head position on laryngeal visualisation with the McGrath MAC videolaryngoscope in paediatric patients: A randomised controlled trial. Eur J Anaesthesiol. 2016 Jul;33(7):528-34. より引用改変)

2022年にChunらは、頸部カラーを使用して、頸部の可動性と開口を制限した模擬気道困難患者64人で、頭部水平位と、手術台の傾斜を利用した外耳道と胸骨切痕を水平面で位置合わせしたランプ体位（テーブルランプ）とで、McGRATH™ MACビデオ喉頭鏡を用いて喉頭部可視化と挿管容易性への影響

を評価しており、

- POGOスコアの平均値は、ランプ体位（59.4±23.8%）のほうが、頭部水平位（37.5±24%）よりも有意に改善した。
- Cormack-Lehane分類ⅠまたはⅡaは、ランプ体位のほうが頭部水平位よりも有意に多かった（56：85.9 vs 28例：43.7%）。
- 挿管のための最適化操作を必要としたのは、ランプ体位のほうが頭部水平位よりも有意に少なかった（7：21.9 vs 17例：53.1%）。

と報告しています（関連記事5、図9-5）。

Chun EH, et al. Effects of head-elevated position on tracheal intubation using a McGrath MAC videolaryngoscope in patients with a simulated difficult airway: a prospective randomized crossover study. BMC Anesthesiol. 2022 May 30;22(1):166.

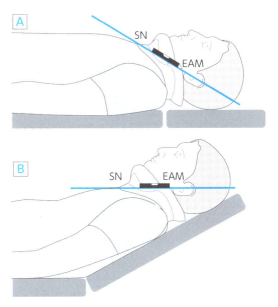

図9-5 模擬気道困難患者における頭部水平位と頭部挙上位
A：枕を使用しない頭部水平位
B：外耳道（EAM）と胸骨切痕（SN）が水平になるような頭部挙上位
水準器の気泡の位置は、テーブルランプの角度を調整するためのガイドとして機能する。

（Chun EH, et al. Effects of head-elevated position on tracheal intubation using a McGrath MAC videolaryngoscope in patients with a simulated difficult airway: a prospective randomized crossover study. BMC Anesthesiol. 2022 May 30;22(1):166. より引用改変）

さらに2023年、Leeらは病的肥満患者 [$n=82$；肥満指数 (body mass index：BMI) $\geq 35 \text{kg/m}^2$] を対象に、ビデオ喉頭鏡による気管挿管でランプ体位とスニッフィング体位とを比較する前向き無作為化研究を実施しており、

- マスク換気困難の割合は、ランプ体位群 ($n=40$) がスニッフィング体位群 ($n=41$) より有意に低かった (2.5 vs 34.1%、$p<0.001$)。
- 挿管が容易 [挿管困難スケール (intubation difficulty scale：IDS) = 0] であった割合は、ランプ体位群がスニッフィング体位群よりも有意に高かった (70.0 vs 7.3%、$p<0.001$)。
- 気管挿管時間は、ランプ体位群がスニッフィング体位群より有意に短かった (22.5 ± 6.2 vs 40.9 ± 9.0秒、$p<0.001$)。
- 病的肥満患者において、ランプ体位はスニッフィング体位と比較して挿管時間を短縮し、マスク換気とビデオ喉頭鏡による気管挿管の両方を効果的に行うことができた。

と報告しています (関連記事6)。

Lee S, et al. Ramped versus sniffing position in the videolaryngoscopy-guided tracheal intubation of morbidly obese patients: a prospective randomized study. Korean J Anesthesiol. 2023 Feb;76(1):47-55.

　直視型喉頭鏡による気管挿管では、肥満患者の場合にはランプ体位が推奨されていましたが、ビデオ喉頭鏡による気管挿管の場合にもランプ体位が喉頭視野を改善し、気管挿管時間を短縮し、気管挿管の成功率を高めることが報告されています。しかし、ランプ体位では患者の頭部の高さが変化するため、患者と挿管者の相対位置が変化します。

そこで2022年、Kangらは、気管挿管を伴う全身麻酔を受ける患者144人を対象に、患者の額の高さが挿管者の乳頭レベルか、臍レベルにするかで、乳頭群または臍群のいずれかに無作為に割り付けて、ランプ体位でMcGRATH™ MACビデオ喉頭鏡を用いた気管挿管における挿管時間および挿管条件について検討しており、

- 臍群は乳頭群に比べ、喉頭鏡検査時間 (10 ± 3 vs 16 ± 4秒)、チューブ挿

入時間（18±4 vs 24±6秒）、全挿管時間（28±5 vs 40±7秒）が有意に短かった。
- マスク換気の難易度は両群間に有意差は認められなかったが、IDSスコアは臍群よりも乳頭群で高かった。
- 手術台の高さが低い（臍群）場合のほうが、高い（乳頭群）場合に比べて挿管時間は短く、ビデオ喉頭鏡の難易度が軽減された。

と報告しています（関連記事7、図9-6）。

Kang D, et al. A prospective randomized study of different height of operation table for tracheal intubation with videolaryngoscopy in ramped position. BMC Anesthesiol. 2022 Dec 7;22(1):378.

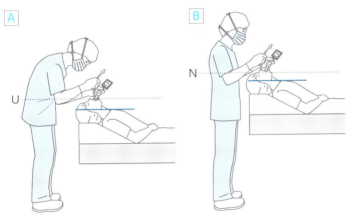

図9-6 手術台の高さと挿管者の関係の説明図
A：臍位（U）での気管挿管、B：乳頭位（N）での気管挿管

(Kang D, et al. A prospective randomized study of different height of operation table for tracheal intubation with videolaryngoscopy in ramped position. BMC Anesthesiol. 2022 Dec 7;22(1):378. を基に作成)

　直視型喉頭鏡の場合には、視点は1箇所に限定されますが、ビデオ喉頭鏡の場合には、実際の患者の開口部と、間接視野であるディスプレイに表示されたビデオ画像の2つの視点を交互に確認しながら喉頭展開を行う必要があるので、手術台の高さを調節して、実開口部とビデオ画像が1視野に収まるようにしたほうが難易度は低下するのでしょう。

McGRATH™ MAC ビデオ喉頭鏡使用時の体位

- 頭部の下に枕を入れるなどして頭部挙上（下位頸椎を屈曲）を行う。
- 頭部後屈（上位頸椎の伸展）、スニッフィング体位は必要なく、むしろ視野を悪化させる可能性がある。
- 患者の額が挿管者の臍レベルになるように手術台の高さを調節する。

> **Point** ビデオ喉頭鏡に適した頭頸部体位やベッドの高さは、直視型喉頭鏡とは異なっている。

ブログ内の関連記事

1 Q：スニッフィング・ポジション (sniffing position) とは？
   https://knight1112jp.seesaa.net/article/201512article_23.html
   ※この記事は、『麻酔パワーアップ読本 エッセンシャルズ』（日本医事新報社、2022、p.168-170）にも収載されています。

2 喉頭鏡検査時の頭部伸展による最良の喉頭像の獲得：McGrathとマッキントッシュの喉頭鏡の比較
   - 対象論文：Masui. 2014 Dec; 63(12): 1300-5.
   https://knight1112jp.seesaa.net/article/499044654.html

3 McGRATH MACビデオ喉頭鏡による気管挿管における頭頸部体位の影響：無作為化前向き研究
   - 対象論文：Eur J Anaesthesiol. 2023 Aug 1; 40(8): 560-7.
   https://knight1112jp.seesaa.net/article/498997874.html

4 小児患者におけるMcGrath MACビデオ喉頭鏡による喉頭可視化に対する頭位の影響：無作為化比較試験
   - 対象論文：Eur J Anaesthesiol. 2016 Jul; 33(7): 528-34.
   https://knight1112jp.seesaa.net/article/498998074.html

5 模擬困難気道患者におけるMcGrath MACビデオ喉頭鏡を用いた気管挿管における頭部挙上位の効果：前向き無作為化クロスオーバー試験

- 対象論文：BMC Anesthesiol. 2022 May 30;22(1):166.

https://knight1112jp.seesaa.net/article/494631356.html

6 病的肥満患者のビデオ喉頭鏡ガイド下気管挿管におけるランプ体位とスニッフィング体位の比較：前向き無作為化研究

- 対象論文：Korean J Anesthesiol. 2023 Feb;76(1):47-55.

https://knight1112jp.seesaa.net/article/490266100.html

7 ランプ体位でのビデオ喉頭鏡による気管挿管における手術台の異なる高さについての前向き無作為化試験

- 対象論文：BMC Anesthesiol. 2022 Dec 7;22(1):378.

https://knight1112jp.seesaa.net/article/494619939.html

Further Reading

エアトラック光学式喉頭鏡を用いた気管挿管の容易さに関するニュートラル体位とスニッフィング体位の比較―無作為化試験

- 対象論文：J Anaesthesiol Clin Pharmacol. 2024 Oct-Dec; 40(4):598-604.

https://knight1112jp.seesaa.net/article/508338282.html

+Plus　高校生が自作した筋弛緩薬で殺人事件！

　2022年2月に大阪府高槻市のマンションで、住人の女性が男子高校生に襲われて死亡した事件が発生。高校生は自作した筋弛緩薬を女性に投与し、死亡させた疑いがある。高校生も事件後に死亡した。この事件で使用された筋弛緩薬は「スキサメトニウム」とみられている。高校生はインターネットなどで筋弛緩薬の材料を購入し、合成して作ったとみられる。事件を計画したメモやハムスターへの実験の痕跡があった。事件現場からは注射器や筋弛緩薬の成分が検出された。

Q Fremantleスコアとは?

Cormack-Lehane分類は、あくまでも直視型喉頭鏡で見える舌根部の視野を表現しただけのもので、評価者が違えば評価グレードも異なることが多く、ビデオ喉頭鏡がルーチンに使用される昨今ではその意義には疑問が呈されています。

そこで、ビデオ喉頭鏡による気管挿管を実施した際の困難度を、Cormack-Lehane分類だけで記載するのは不十分であるとして、2012年にSwannらは、「視野」「容易さ」「使用器具」の3つの要素からなるシンプルな採点システム（Fremantleスコア）を提案しています(表9-1、関連記事1)。

> Swann AD, et al. The development and preliminary evaluation of a proposed new scoring system for videolaryngoscopy. Anaesth Intensive Care. 2012 Jul;40(4):697-701.

【1】ビデオ喉頭鏡で得られた最良「視野」のスコア
　　喉頭圧迫の有無にかかわらず最良の喉頭視野を記録する。
　　F：完全＝喉頭入口部の全体が見える時。
　　P：部分的＝声門構造の一部のみが見える時。
　　N：見えない＝喉頭構造が見えない場合、または喉頭蓋だけが見える時。

【2】「容易さ」のスコア
　　1：容易＝気管チューブは、器具のメーカー指定の手法を使用して初回で通過。
　　2：変更あり＝気管チューブは2回以上の試行、器具のメーカーが記載していない方法、補助具（ブジーなど）の使用、のいずれかで通過。
　　3：不可能＝気管チューブが通過しない、またはこの方法を諦めた場合。

表9-1 Fremantleスコア

要素			比較スコア
視野	F:完全		CLグレードI POGO 100%
	P:部分的		CLグレードIIa POGO 50%
	N:見えない		CLグレードIII POGO 0%
容易さ	1:容易	取扱説明書に記載された方法で初回で通過	
	2:変更あり	2回以上の試行や、変更テクニック、補助具の使用	
	3:不可能	気管チューブを挿入できない	
器具		使用した器具とブレードの名称	

※対応するCormack-Lehane分類のグレードとPOGOスコアを併記

(O'Loughlin EJ, et al. Accuracy, intra- and inter-rater reliability of three scoring systems for the glottic view at videolaryngoscopy. Anaesthesia. 2017 Jul;72(7):835-9. より引用改変)

【3】使用した「器具」とブレードの名前を記録。

<実際の記録例>

例1) エアウェイスコープ(AWS)を使用して、声帯の全体像が得られ、初回で他の操作を必要とせずに気管チューブが正常に通過すれば、スコアは「F 1 AWS」となる。

例2) GLIDESCOPE® Rangerを使用して声帯の全体像が得られ、気管チューブ通過に2回の試行が必要だった場合、スコアは「F 2 GLIDESCOPE® Ranger」となる。

例3) C-MAC®でサイズ3のブレードを使用して声帯の部分的な視野が得られ、ブジーを併用して、初回試行で挿管に成功した場合は、「P 2 C-MAC®3」となる。

このスコアリングシステムは、2017年にO'Loughlinらによって、Cormack-Lehane分類、POGOと共に、74人の集中治療医を対象に、その正確さ、評価者内/評価者間信頼性について調査されており、POGOとFremantleスコアの正確さと評価者間信頼性が高いことから、ビデオ喉頭鏡検査を記録する際にはCormack-Lehane分類よりも好ましいことが示唆される、と報告されています(関連記事2)。

O'Loughlin EJ, et al. Accuracy, intra- and inter-rater reliability of three scoring systems for the glottic view at videolaryngoscopy. Anaesthesia. 2017 Jul;72(7):835-9.

Point ビデオ喉頭鏡の使用が一般的となり、挿管状況の記載に直視型喉頭鏡とは異なる方法が必要になってきている。

ブログ内の関連記事

1 ビデオ喉頭鏡検査のための新しいスコアリングシステムの開発と予備評価
- 対象論文：Anaesth Intensive Care. 2012 Jul;40(4):697-701.
  https://knight1112jp.seesaa.net/article/201712article_98.html

2 ビデオ喉頭鏡検査における声門視野の3種類のスコアリングシステムの正確さ、評価者内/評価者間信頼性
- 対象論文：Anaesthesia. 2017 Jul;72(7):835-9.
  https://knight1112jp.seesaa.net/article/201704article_3.html

Q VIDIACスコアとは?

　従来から直視型喉頭鏡やビデオ喉頭鏡を使用した場合の気管挿管の困難度を客観的に表現する方法として、喉頭展開した時の舌根部の視野を分類したCormack-Lehane分類と、YentisとCookによるその修正版、およびPOGOスコアが最も広く使用されてきました。しかし、いずれも直視型喉頭鏡によって得られる喉頭や舌根部の視野を評価するだけのものであり、ビデオ喉頭鏡を使用した気管挿管の困難度を評価するのには十分とは言えません。

直視型喉頭鏡の場合には、声帯の視認度が直接、気管挿管の成功率

に大きく影響を及ぼし、声帯の視認度が高いほど挿管成功率も高くなります。しかし、ビデオ喉頭鏡の場合には、間接視野によって声帯の視認度は大きく改善されましたが、一方で、ビデオ映像による声帯の間接的視認はできても、気管チューブを進めることが困難な場合もあり、必ずしも声帯の視認度が挿管成功率に相関するとは限らないことが認識されてきました。

　そこで、Kohseらは、VIDIAC (videolaryngoscopic intubation and difficult airway classification) 研究で、気道管理困難が予想される、耳鼻咽喉・口腔顎顔面手術が予定されている320人の成人を対象に、374回のビデオ喉頭鏡による気管挿管で、麻酔科医がビデオ喉頭鏡検査後に「困難気道の警告」を発したかどうかを調査しました。

回帰分析により、警告発動に関連する以下の6つの挿管関連変数〔喉頭蓋（可動制限あり、挙上力の増加、直接挙上）、声帯（明瞭に見える、見えない）、肥大化した披裂軟骨〕が抽出されました。そして、これらの6つの要因のうち、「声帯が明瞭に見える」には-1点を、それ以外の要因には1点を割り当てて、合計得点をVIDIACスコアとしています（表9-2、関連記事1）。

Kohse EK, et al. A model to predict difficult airway alerts after videolaryngoscopy in adults with anticipated difficult airways - the VIDIAC score. Anaesthesia. 2022 Oct;77(10):1089-96.

表9-2 VIDIACスコア

喉頭蓋 (E) 点数：0～3点	可動制限あり 1点を加算	反転に力を要す 1点を加算	直接挙上 1点を加算
声帯 (V) 点数：-1～1点	明瞭に見える -1点（択一）	部分的に見える 0点（択一）	見えない 1点（択一）
披裂軟骨 (A) 点数：0/1点	肥大化 1点を加算	**VIDIACスコア** 合計点数：E+V+A（-1～5）	

VIDIACスコアは以下で構成されている
喉頭蓋 (E)：ブレード先端と喉頭蓋の相互作用
声帯 (V)：カメラから見た声帯の最良の視野
披裂軟骨 (A)：肥大化の有無

(Kohse EK, et al. A model to predict difficult airway alerts after videolaryngoscopy in adults with anticipated difficult airways - the VIDIAC score. Anaesthesia. 2022 Oct;77(10):1089-96. を基に作成)

困難気道の警告を発動する可能性が高い患者と低い患者を判別する能力は、VIDIACスコアのほうが、Cormack-Lehane分類よりも有意に優れており、ROC曲線下面積の平均（95%CI）はそれぞれ0.92（0.89-0.95）vs 0.75（0.70-0.80）であったとしています。

VIDIACスコアの計算方法

- 喉頭蓋と喉頭鏡ブレードとの相互作用（0～3点）
  - ブレード先端を喉頭蓋谷に置いて喉頭鏡を前上方に挙上した時に、喉頭蓋が反転する場合は0点
  - 喉頭蓋の可動性に制限がある場合は1点を加点

- 喉頭蓋反転に力を要する場合は1点を加点
- 喉頭蓋をブレード先端で直接挙上する必要があった場合は1点を加点
- 声帯の最良の視野(−1〜1点)
  - 声帯が明瞭に確認できる場合は−1点
  - 部分的に確認できる場合は0点
  - 声帯が見えない場合は1点を加点
- 披裂軟骨の状態(0/1点)
  - 披裂軟骨の肥大化を認める場合は1点を加点

以上を合計して、VIDIACスコアとする。

「困難気道の警報」が発動される確率に基づき、VIDIACスコアを以下のように4段階に評定することが提案されています。①簡単：≦0点(確率12〜27%)、②中程度：1点(確率50%)、③難しい：2点(確率73%)、④厳しい：≧3点(確率≧88%)(表9-3)。

表9-3 VIDIACスコアの評定

VIDIACスコア	評定
≦0点	簡単(12〜27%)
1点	中程度(50%)
2点	難しい(73%)
≧3点	厳しい(≧88%)

※( )内は、「困難気道の警報」が発動される確率

ただし、このスコアリングシステムは、C-MAC®という特定のビデオ喉頭鏡による気管挿管に限定して作成されたものであり、他のビデオ喉頭鏡でも十分な性能が発揮されるかどうかは、今後の検証研究が待たれるところです。

> **Point** VIDIACスコアは、ビデオ喉頭鏡による気管挿管の困難度を評価するためのCormack-Lehane分類に代わるスコアリングシステムである。

ブログ内の関連記事

1 成人のビデオ喉頭鏡検査後の気道困難警告を予測するモデル—VIDIACスコア

- 対象論文：Anaesthesia. 2022 Oct；77(10)：1089-96.
  https://knight1112jp.seesaa.net/article/491349804.html
  ※このページから評定を含めたVIDIACスコア日本語版が入手できます。

+Plus　マーフィー孔（Murphy's eye）は何のため？

米国の麻酔科医であるフランク・J・マーフィー（Frank J. Murphy）（1900～1972年）が発案した気管チューブ先端とカフの間にある2番目の孔で、もしも気管チューブの先端が分泌物で閉塞されても（A）この2番目の孔がバイパスとして機能し、気道の完全閉塞を防いでくれる。

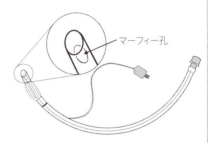

その後、蛇行した気管の場合（B）や、チューブが深過ぎて気管支壁で閉塞された場合（C）にも同様に気道閉塞をきたさないことが報告された。マーフィー孔は気管チューブの重要な安全機構の1つなのである。

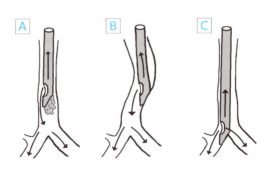

ビデオ喉頭鏡を使用しても声門視野が不良な時どうするか?

A ビデオ喉頭鏡を使用すると、CCDカメラがブレードの先端近くにあるために、喉頭展開が不良でもビデオ画像による間接視野によって、多くの場合は良好な声門視野を得ることが可能です。しかし、ビデオ喉頭鏡を使用しても、なお良好な声門視野が得られないこともしばしばあります。また、ビデオ喉頭鏡で良好な声門視野が得られているにもかかわらず、気管チューブの挿入が困難なこともあります。

Schechtmanらは高曲率のブレードを備えたGLIDESCOPE®ビデオ喉頭鏡を使用しても、気管チューブの通過は症例の10.9%で困難であり、挿管失敗率は0.5%であったと報告しています(関連記事1)。

Schechtman SA, et al. A retrospective analysis of factors associated with difficult endotracheal tube passage with use of the hyper-angled GlideScope blade. J Head Anesth. 2019 May；3(2)：e14.

このような場合にはどうすればよいでしょうか。1つは、従来型の直視型喉頭鏡と同様に、声門視野が良好になるようにBURP法による外的喉頭操作(external laryngeal manipulation：ELM)を行ってみることです(図9-7、関連記事2)。

BURP法は、1993年にKnillが喉頭展開が困難な症例で、声門の見え方を改善するために初めて報告しました。この手法は、喉頭を後方(backwards)、上方(upwards)、

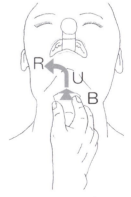

図9-7　BURP法

右方(rightwards)の3方向に圧迫する(pressure)操作を行うもので、挿管時に簡単に適用することができます。ビデオ喉頭鏡下での挿管においても、直視型喉頭鏡と同様に、BURP操作で喉頭を下方に押し下げ、声帯を見えやすくすることができます。

Knill RL. Difficult laryngoscopy made easy with a "BURP". Can J Anaesth. 1993；40(3)：279-82.

最初から介助者にやってもらっても構いませんが、まずは喉頭鏡を持っていない自分の右手で最適な喉頭視野が得られる圧迫の方向を探してみて、介助者の手を取って、「この方向に押さえてください」と、その方向を指示することによって最適な喉頭視野を得ることができます。

次に試みられて良いのは、マッキントッシュ型の曲ブレードを採用しているビデオ喉頭鏡の場合には、喉頭蓋挙上法を変更してみることです。

通常、マッキントッシュ型の曲ブレードを使用して喉頭展開を行う場合、ブレードの先端を喉頭蓋谷に位置させて前上方に力を加えることによって、間接的に喉頭蓋を反転挙上させて、声門の視野が得られるようにします(図9-8)。

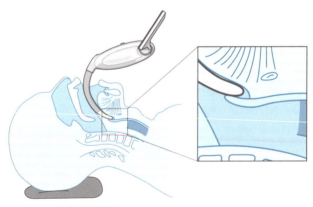

図9-8　間接的喉頭蓋挙上法

しかし、時として喉頭蓋がうまく反転してくれないこともあります。このような場合には、ミラー型の直ブレードのお作法のように喉頭鏡のブレードの先端を喉頭蓋谷ではなくて、喉頭蓋の下に滑り込ませてブレードを使って直接喉頭蓋を腹側に挙上してみることです(図9-9)。

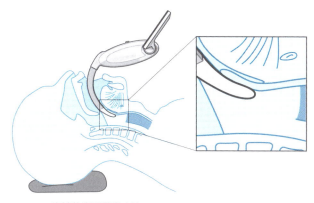

図9-9 直接的喉頭蓋挙上法

多くの研究で、Cormack-Lehane分類のグレードやPOGOスコアが改善すると報告されています(関連記事3~5)。

Kim MH, et al. A novel technique of handling the blade for videolaryngoscopy intubation in patients with a semi-rigid neck collar: a prospective randomized controlled trial. Korean J Anesthesiol. 2023 Oct;76(5):451-60.

Shin HJ, et al. Change in glottic view during intubation using a KoMAC videolaryngoscope: A retrospective analysis. Medicine (Baltimore). 2023 Mar 3;102(9):e33179.

Oh JY, et al. A comparative study of glottis visualization according to the method of lifting the epiglottis in video laryngoscopy: indirect and direct lifting methods. Anesth Pain Med (Seoul). 2021 Apr;16(2):196-200.

これらの操作を試みてもなお声門視野が不良で、気管チューブの挿入が困難であると予想される場合には、ビデオ喉頭鏡の種類にもよりますが、オプションで高曲率のブレードが用意されているものであれば、それを使用してみることです。C-MAC®は「D-BLADE」が、McGRATH™ MACは「X blade™」がオプションとして利用可能です。

O'Mahony らは、

2021年に、困難気道の患者において、ビデオ喉頭鏡を使用した気管挿管中に、追加の気道補助具（ブジーまたはファイバースコープ）の使用が必要かどうかを調査する後ろ向き観察研究を行い、

- ビデオ喉頭鏡は困難気道の患者の声門視野を改善するが、80％近くの患者では、気管チューブを適切に留置するためにブジーまたはファイバースコープが必要である。
- 麻酔科医は、ビデオ喉頭鏡による声門視野の改善は、単純な気管チューブ留置に結び付かない可能性があり、追加の気道補助具を容易に利用できる必要があることを認識すべきである。

と報告しています (関連記事6)。

O'Mahony C, et al. Failure Rates for Endotracheal Tube Placement Using Videolaryngoscopy in Patients with a Difficult Airway. Crit Rev Biomed Eng. 2021;49(2):1-8.

直視型喉頭鏡を使用している場合に「完全に声門が見える」ということは、すなわち口腔外から声門に至る一直線の視野が確保できているということなので、その視野の右側に気管チューブを挿入するだけの余分なスペースが確保できていれば、挿管が容易に行えるということでもあります。しかし、ビデオ喉頭鏡の場合には「完全に声門が見える」ということで必ずしも挿管が容易になるとは限りません。

Gu らは、

GLIDESCOPE® ビデオ喉頭鏡を使用した場合に喉頭視野をわざと制限したほうが、喉頭全体像が得られる場合よりも気管挿管が迅速かつ容易になるかどうかを検証するために、163人の待機的手術患者を対象に、喉頭全体像を得て保持したF群と喉頭視野を制限した（声門の50％以下が見える）R群の2群の1つに無作為に割り当てて検証しており、

- R群のほうが、挿管までの時間中央値〔四分位範囲（IQR）〕はF群よりも有意に迅速であった〔27（22-36）vs 36（27-48）秒、中央値の差9秒、$p < 0.001$〕。
- 挿管の容易さの視覚アナログスケールの評定中央値（IQR）は、F群よりもR群のほうが有意に良好であった〔14（6-42）vs 50（17-65）mm、中央値の差20mm、$p < 0.001$〕。

- 初回試行成功率、挿管直後の酸素飽和度、合併症に関して群間差はなかった。
- GLIDESCOPE®ビデオ喉頭鏡を使用する場合、完全な喉頭視野を得るよりも、意図的に制限したほうが迅速かつ容易な気管挿管が得られ、余分な合併症はなかった。

と報告しています(関連記事7)。

Gu Y, et al. A deliberately restricted laryngeal view with the GlideScope® video laryngoscope is associated with faster and easier tracheal intubation when compared with a full glottic view: a randomized clinical trial. Can J Anaesth. 2016 Aug;63(8):928-37.

ブレードによって喉頭蓋が上方に牽引され過ぎると、気管チューブ先端が気管前壁に急峻な角度で衝突して、それ以上の挿入が困難になることがあります。そのような場合は、喉頭鏡全体を少し手前に引いて、喉頭視野が半分程度見えている状態で、気管チューブを挿入することによって、気管チューブ先端が気管前壁に衝突することなくスムーズに挿入できることがあることも知っておきましょう。

ビデオ喉頭鏡で声門視野が不良な場合の対策

1. BURP法
2. 喉頭蓋挙上法
3. 高曲率ブレードの使用
4. ガムエラスティック・ブジーの使用
5. ファイバースコープの使用
6. 意図的な視野制限

Point ビデオ喉頭鏡を使用してもなお声門視野が不良な場合は、BURP、喉頭蓋挙上法、高曲率ブレードを使用する。さらには挿管補助具としてブジーやファイバースコープを使用する。

ブログ内の関連記事

1 グライドスコープ高曲率ブレードを用いた気管チューブ通過困難の関連要因の後ろ向き分析
- 対象論文：J Head Anesth. 2019 May；3(2)：e14.

https://knight1112jp.seesaa.net/article/498915284.html

2 Q：挿管介助のBURP法とは何か？
https://knight1112jp.seesaa.net/article/201404article_24.html

※この記事は、『麻酔パワーアップ読本 エッセンシャルズ』（日本医事新報社、2022、p.163-164）にも収載されています。

3 半硬質ネックカラーを装着した患者におけるビデオ喉頭鏡挿管用ブレードの新しい取り扱い法：前向き無作為化比較試験
- 対象論文：Korean J Anesthesiol. 2023 Oct；76(5)：451-60.

https://knight1112jp.seesaa.net/article/498887735.html

4 KoMACビデオ喉頭鏡による挿管時の声門視野の変化：後ろ向き解析
- 対象論文：Medicine (Baltimore). 2023 Mar 3；102(9)：e33179.

https://knight1112jp.seesaa.net/article/498887788.html

5 ビデオ喉頭鏡検査における喉頭蓋の持ち上げ方による声門の可視化の比較研究：間接的挙上法と直接的挙上法
- 対象論文：Anesth Pain Med (Seoul). 2021 Apr；16(2)：196-200.

https://knight1112jp.seesaa.net/article/498888030.html

6 気道確保困難な患者におけるビデオ喉頭鏡による気管チューブの留置の失敗率について
- 対象論文：Crit Rev Biomed Eng. 2021；49(2)：1-8.

https://knight1112jp.seesaa.net/article/498904490.html

7 グライドスコープビデオ喉頭鏡によるわざと制限した喉頭視野のほうが迅速かつ容易な挿管を可能にする
- 対象論文：Can J Anaesth. 2016 Aug；63(8)：928-37.

https://knight1112jp.seesaa.net/article/201712article_58.html

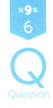

ビデオ喉頭鏡使用時のスタイレットの形状はどうするか？

直視型喉頭鏡の場合には、スタイレットを装填した気管チューブが、喉頭入口部に向けた術者の一直線の視線を遮らないようにしつつ、チューブ先端を喉頭入口部に誘導する必要がありますが、ビデオ喉頭鏡の場合は、ブレードの先端近くにある代替眼球であるCCDカメラと喉頭入口部が近接しているため、チューブが視線を遮ることはほとんどありません。

それよりも、気管チューブの挿入経路が、直視型喉頭鏡では、視線と同様に直線状であるのに対して、ビデオ喉頭鏡では、口腔から咽頭にかけてのブレードの形状に合わせた曲線状の経路を取るために、「（間接的に）見えてはいるが挿入できない」状況が発生します。気管チューブの先端をうまく喉頭入口部に誘導できるかどうかがキーポイントになります。

Kimらは、
頸椎固定シミュレーターで、挿管初心者（合計68人の看護師）がMcGRATH™ MACビデオ喉頭鏡によって気管挿管を行う際に、3種類（円弧型可塑性、MAC型可塑性、MAC型剛性、図9-10）の挿管スタイレットを比較する無作為化クロスオーバー・マネキン研究を実施しており、

- McGRATH™ MAC型可塑性スタイレットの挿管成功までの時間は、円弧型可塑性スタイレットよりも有意に短かった［中央値（IQR）24.5（18.0-51.0）vs 31.5（21.0-89.0）秒、$p = 0.005$］。
- McGRATH™ MAC型可塑性スタイレットの総成功率は、円弧型可塑性スタイレットの成功率よりも有意に高かった（$p = 0.047$）。
- 参加者は、McGRATH™ MAC型可塑性スタイレットを使用したほうが、他のスタイレットと比較して挿管が容易であった。

と報告しています（関連記事1）。

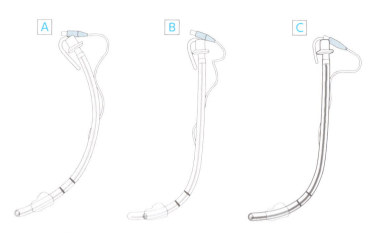

図9-10　3種類のスタイレット
A：円弧型の可塑性スタイレット
B：MAC型可塑性スタイレット
C：MAC型剛性スタイレット

Kim SW, et al. Comparison of three types of intubation stylets for tracheal intubation with a McGrath MAC® video laryngoscope by novice intubators in simulated cervical immobilisation: A randomised crossover manikin study. Hong Kong Journal of Emergency Medicine. 2018;25(1):27-32.

McGRATH™ MACで使用するスタイレットは、チューブの近位側は真っ直ぐにしておいて、遠位側を使用するブレードの形状に合わせた円弧状にするJ字型で、硬過ぎない柔らかめのスタイレットがよいとしています。

　McGRATH™ MACの場合、通常のブレードを使用するのであれば、スタイレットの使用について添付文書では、「仮に舌を回避させ気道軸を一致させてもチューブの挿管ができない場合は、スタイレットかブジーが必要になることもある」と記載されており、メーカーは必ずしもスタイレットの使用を推奨しているわけではありませんが、頸椎カラーが装着されていたり、挿管困難が予想される場合にはあらかじめスタイレットを装着しておいたほうがよいようです。

また、強弯曲ブレードである「X-blade™」の場合には、使用方法の1番目に「気管チューブにスタイレットを挿入し、ブレードのカーブの形状に合わせてチューブを形成する」と記載されています。

McGRATH™ MACビデオ喉頭鏡による気管挿管に際して、

スタイレットを使用することで術後気道合併症(咽頭痛、声門下損傷、嗄声など)が懸念されることから、2019年にYoonらは、Mallampatiスコアが高い患者を対象に、McGRATH™ MACビデオ喉頭鏡下挿管における術後気道合併症の発生率を、スタイレット使用時(S群)と非使用時(N群)で比較しており、

- 術後1時間(26.9 vs 19.2%、$p=0.485$)および、24時間(17.3 vs 13.5%、$p=0.786$)の喉頭痛の発生率はS群とN群で有意差はなかったが、声門下損傷の発生率はN群に比べてS群で有意に高かった(65.4 vs 42.3、$p=0.030$)。
- 術後の嗄声の発生率は、両群間で有意差はなかった。
- McGRATH™ MACビデオ喉頭鏡による挿管時にスタイレットの使用を避けることで、声門下損傷の発生率を低減できる可能性がある。

と報告しています(関連記事2)。

> Yoon HK, et al. Postoperative sore throat and subglottic injury after McGrath® MAC videolaryngoscopic intubation with versus without a stylet in patients with a high Mallampati score: a randomized controlled trial. BMC Anesthesiol. 2019 Jul 31;19(1):137.

2022年にCaoらは、全身麻酔下にGLIDESCOPE®ビデオ喉頭鏡補

助気管挿管を受ける患者300人を、以下のように各群100人の3群に無作為に割り付けて、異なるチューブ形状が初回挿入成功(first-pass success:FPS)率に及ぼす影響を比較する研究を実施しており、

- A群:チューブ弯曲化にビデオ喉頭鏡付属のスタイレットを使用、B群:チューブ弯曲化にビデオ喉頭鏡本体とブレードの曲率をモデルにした、C群:チューブ弯曲化角度はビデオ喉頭鏡のブレードに一致させ、屈曲点は気管チューブカフの上1cmに設定した(図9-11)。
- A群と比較して、B群およびC群は有意に高いFPS率を示した(68 vs 86 vs 92%、$p<0.001$)。しかし、B群とC群のFPS率に有意差はなかった($p>0.05$)。

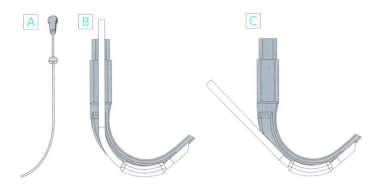

図9-11　3種類のスタイレットの形状
A：付属のスタイレット
B：本体とブレードの曲率モデル
C：ブレードの曲率モデル

- C群の気管挿管までの時間は、A群およびB群に比べて有意に短かった（平均±SD 22.21±4.01 vs 19.92±4.11 vs 17.71±3.47秒、$p<0.001$）。
- スタイレットをカフまでは真っ直ぐにして、ブレードの弯曲に沿って角度を付けると、ビデオ喉頭鏡補助気管挿管において、より高いFPS率と気管挿管所要時間（time to intubation：TTI）の短縮をもたらす可能性がある。

と報告しています(関連記事3)。

<small>Cao Y, et al. An optimal tracheal tube preshaping strategy for endotracheal intubation using video laryngoscopy: a randomized controlled trial. J Clin Monit Comput. 2022 Dec;36(6):1629-34.</small>

　ビデオ喉頭鏡で喉頭入口部を可視化した上で、気管チューブの先端を喉頭入口部に容易に誘導できるように、スタイレットの形状を、ビデオ喉頭鏡のブレードの曲率に合わせてうまく調整する必要があります。

Limらは、2020年に全身麻酔下に手術を受ける患者222人を対象に、McGRATH™ MACビデオ喉頭鏡による挿管用の2つの異なる形状のスタイレット(図9-12)〔J字型群($n=111$)と60°型群($n=111$)〕に無作為に割り付けて、TTIと他の挿管特性を群間で比較するRCTを実施しており、

- TTIは2群間で差がなかった。また、2群間で挿管特性に差はなかった。
- 両群で、修正Mallampatiスコア≧3、POGOスコア＜50のほうがTTIは長かった。
- J字型群では、BMI≧30kg/m^{2}でTTIが長かった。

と報告しています(関連記事4)。

Lim H, et al. Comparison of two different shapes of stylets for intubation with the McGrath MAC® video laryngoscope: a randomized controlled trial. J Int Med Res. 2020 Oct;48(10):300060520962951.

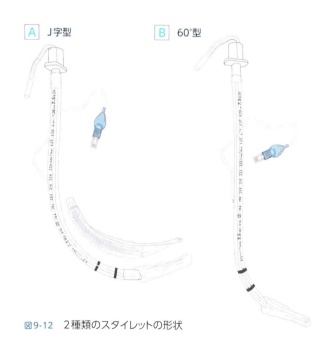

図9-12　2種類のスタイレットの形状

J字型は、チューブ軸を縦にした時に、チューブ先端が水平面よりも上に向くまでチューブ全体を丸く形作っています。これに対して60°型では、チューブ先端は水平面よりも下向きで、カフの近位5cm程度までは真っ直ぐにして、それ以降はチューブ先端が長軸と成す角度が60°となるように、通常の直視型喉頭鏡を使用する場合よりもやや曲率を高くした形状です。

ビデオ喉頭鏡の場合には、

頭部の後屈があまり必要ないため、口腔軸と咽頭・喉頭軸の成す角度が直角に近いために、直視型喉頭鏡を使用する場合よりも、スタイレット先端側の曲率を高くしてやらなくてはなりません。また、高曲率のブレードを使用した場合には、そのブレードの曲率に合わせてさらに曲率を高くしてやる必要があります。

Tsunodaらは、

McGRATH™ MACを日常的に使用する中で、しばしばビデオ喉頭鏡のビデオモニターに映し出された声門の視野が気管チューブによって覆い隠されることがよくあり、またチューブが強く弯曲している場合、挿管が成功した後にスタイレットを取り外すのが困難になることがよくあったことから、これらの問題を解決するために、チューブに2つの弯曲を付けることを考案しています(関連記事5)。

Tsunoda N, et al. A double-curved tube for McGrath® MAC videolaryngoscope-guided tracheal intubation. Br J Anaesth. 2022 Jan;128(1):e14-e16.

　通常スタイレットは、1つの平面内で弯曲させますが、この方法では、矢状面でのブレードに沿った弯曲に加えて、矢状面とは直行する前額面でも弯曲を加えます。スタイレットを気管チューブに挿入し、チューブの遠位側は、ブレードの長軸に平行な矢状面において、ブレードの形状に合わせて弯曲させ、ディスポーザブル・ブレード近位端よりも近位側は、モニターのディスプレイ画面と平行な前額面で、チューブが画面に重ならないように右側に弯曲させます。こうすることにより、チューブを右口角から挿入した時に、ビデオモニターで見る声門の視野を遮ることなく、チューブを回転させてチューブ先端を声門に向けて前進させることができます(図9-13、関連記事5)。

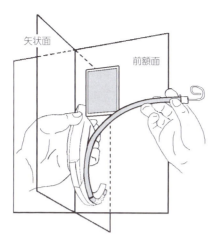

図9-13 McGRATH™ MACによる気管挿管用の二重弯曲チューブ

そもそもビデオ喉頭鏡は直視の視線を確保する必要がないので、ブレード背側のチューブ挿入スペースしか確保できていない場合には、チューブをブレードの背側に沿って挿入せざるを得ないことがあります(いわゆる「中央アプローチ」)。この場合には、チューブが画面を遮ることが多くなるので、この二重弯曲法は特に有用である可能性が高いと考えられます。

また、挿入していく過程で、チューブ先端の左向きのベーベルは、自然に半時計軸方向に回転して背側(下側)に向きやすくなり、チューブ先端が組織に衝突することなく挿入できると考えられます。別項の第8章「気管挿管」2「Q：気管チューブのベーベルはなぜ左向きなのか？ その応用法とは？」の「5 ビデオ喉頭鏡」(p.263)を参照してください。

ビデオ喉頭鏡使用時のスタイレットの形状

- 近位側は真っ直ぐにする。
- 遠位側は使用するブレードの形状に合わせた円弧状にする。
- 高弯曲ブレードを使用する場合は曲率を上げる。
- モニターが遮られる場合は近位側を右側に弯曲させる。

 Point 直視型喉頭鏡とビデオ喉頭鏡では、気管チューブに装塡したスタイレットの形状を変える必要がある。

ブログ内の関連記事

1 頸椎固定シミュレーターでの挿管初心者によるMcGrath MAC(R)ビデオ喉頭鏡による気管挿管における3種類の挿管スタイレットの比較：無作為化クロスオーバー・マネキン研究
  - 対象論文：Hong Kong Journal of Emergency Medicine. 2018；25(1)：27-32.
  - https://knight1112jp.seesaa.net/article/499445138.html

2 Mallampatiスコアが高い患者におけるMcGrath MACビデオ喉頭鏡下挿管後の術後咽頭痛と声門下損傷（スタイレットあり・なし）：無作為化比較試験
  - 対象論文：BMC Anesthesiol. 2019 Jul 31；19(1)：137.
  - https://knight1112jp.seesaa.net/article/499434238.html

3 ビデオ喉頭鏡を用いた気管内挿管における最適な気管チューブ湾曲法：無作為化比較試験
  - 対象論文：J Clin Monit Comput. 2022 Dec；36(6)：1629-34.
  - https://knight1112jp.seesaa.net/article/202201article_47.html

4 McGrath MACビデオ喉頭鏡による挿管用の2つの異なる形状のスタイレットの比較：無作為化比較試験
  - 対象論文：J Int Med Res. 2020 Oct；48(10)：300060520962951.
  - https://knight1112jp.seesaa.net/article/202010article_34.html

5 McGrath MACビデオ喉頭鏡を使用した気管挿管に際しての二重弯曲チューブ

- 対象論文：Br J Anaesth. 2022 Jan;128(1):e14-e16.

https://knight1112jp.seesaa.net/article/499668955.html

Further Reading

McGrathビデオ喉頭鏡を用いたルーチン気管挿管のためのスタイレット角度形成

- 対象論文：Medicine (Baltimore). 2017 Feb;96(7):e6152.

［要旨］McGRATH™ Series5ビデオ喉頭鏡を用いて患者に挿管する場合、60°の角度のスタイレットのほうが90°の角度のスタイレットより迅速な気管挿管を可能にした。

https://knight1112jp.seesaa.net/article/201712article_62.html

グライドスコープビデオ喉頭鏡による気管挿管のための2つのスタイレット角度の臨床的比較

- 対象論文：J Clin Anesth. 2010 Aug;22(5):352-9.

［要旨］気管チューブの弯曲とは逆方向に装填した90°の角度を付けた可塑性スタイレットは、声門開口部へのより確実な気管チューブの誘導ができ、60°スタイレットよりも高い成功率であった。

https://knight1112jp.seesaa.net/article/201712article_78.html

| Column | 英文を速く読むコツ：その１
スラッシュ・リーディング

　英文を速く読めるようになるには、**「けっして日本語に訳してはいけない！」**。これは**鉄則**である。25年前に「英語の勉強を久しくしていなかったが、もう一度勉強し直そう。英語の論文がスラスラと読めるようになりたい」と思った頃、私の頭の中には、まったくそのような鉄則はなかった。

スラッシュ・リーディング

My father / played baseball / with my elder brother / in the park / yesterday.

　しばらくは、中学や高校、さらに大学の教養でやったように、知らない単語を片っ端から辞書で引きまくったり、一生懸命に日本語に訳してみたりしていた。そうする以外に英文を理解する方法を知らなかった。しかし、そんなことをいくら繰り返してやってみても、一向にリーディング・スピードは上がらなかった。知らない単語に出会うと反射的に辞書を引いてしまう習慣と同様に、英文を日本語に訳さないと意味が取れない自分がいることに、ある日、気付いた。簡単な短い文章なら、いちいち日本語に訳さなくても意味が理解できる場合もあるが、少し文章が長くなると、もう日本語に訳してみないと、文章全体が言わんとすることを理解できなかったのだ。

　「日本語に訳す」ということは、いったいどういうことだろうか？　そして、英語を英語のまま理解するということはどういうことだろうか？　日本語に訳すという行為は、砕いてみると、以下のようになる。誰もがそうだとは言わないまでも、少なくとも私の場合は、こうだ。

(1) 英単語の意味を取る→日本語に置き換えて見る。
(2) 文法構造を考えて、どれが主語で、どれが動詞で、どれが目的語かを見定める。
(3) 文法解釈に沿って、日本語の文法に合うように、語順を変えたり、活用形を変えたりして、日本人が理解しやすい文章にする。

　しかし、こんなことをやっていたのでは、速く読めるはずはない。例えば、次の文章を日本語に訳す（日本語の文法に沿った文章に直す）のではなく、文章の構成要素ごとに、対応する日本語に置き換えて、そのまま（語順は訂正せずに）理解してしまおう。

My father／played baseball／with my elder brother／
in the park／yesterday.
俺の父ちゃん／野球した／俺の兄ちゃんと／
公園で／昨日．

私たち日本人は、英語を習うよりも前に、「正しい日本語とは何か」をきっちりと身に付けてしまっているので、「俺の父ちゃん、野球した、俺の兄ちゃんと、公園で、昨日」と言う文章をなかなか受け入れようとはしない。そして、反射的に正しい日本語の語順に訂正しようとする日本語回路が動き出してしまう。この「日本語回路の始動」、「日本語の文法に沿った語順に直す」という行為が、「返り読み」の正体であり、リーディング・スピードを遅くする悪癖の正体である。英語を理解する時には、日本語の文法にとらわれてはいけない。さらに言うならば、「日本語に訳してはいけない」のである。動き出さんとする日本語回路をあえて始動させることなく、この語順をそのまま受け入れてしまうことができれば、英語を英語のまま理解する一歩を踏み出したことになる。

　「スラッシュ・リーディング」というのは、前述した例のように、文章の中の単語群と単語群との間の切れ目にスラッシュ（／）を入れて、スラッシュごとにその単語群の意味を理解しながら、返り読みせずに英文の意味を把握していく読み方なのである。

Column

英文を速く読むコツ：その２

英単語の脳内配置を変える

　中学～高校と大学受験に向けた英語の勉強で、私たちの脳内には、英単語とその日本語の意味が一対になってデータベースとして保存されている。その結果として、日本語を１本の木、そして葉っぱ１枚１枚を日本語の語彙に例えた時、この木の１枚１枚の葉っぱに、英語という別の種類の木の葉っぱである英

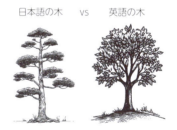

日本語の木　vs　英語の木

単語が付いたような構造になっている。本来の英語の枝ぶりとはまったく似ても似つかない日本語の木の枝にくっ付いているのだ。

　日本語の語彙は、語彙同士が、枝を介してお互いに直接つながっているが、英単語はどうだろうか？　相対応する日本語の語彙にはつながっているが、別の英単語とはほとんど直接にはつながっていないのだ。英単語の意味を汲み取る手段が対応した日本語しかないのだから、英文を読んだ時にも、その文章を理解しようとした時、英単語に相対応する日本語が真っ先に思い浮かべられるのは当然の結果だ。

しかし、英文を読む時に、英単語に対応する日本語をその都度思い浮かべていたのでは、速く読むことなどできない。英単語から直接イメージが浮かばないといけないのだ。
　「英単語〜〜〜和単語〜〜〜イメージ」
　という脳内配置を
　「英単語〜〜〜イメージ〜〜〜和単語」
　という脳内配置に置き換えることができれば、日本語を介さずに理解することができる。
　完全に日本語の一部となっている「外来語」を例に挙げよう。「ホテル」と聞いて「洋風宿泊施設」という日本語は頭に浮かんでこないであろう。「ホテル」は「ホテル」であり、そのイメージは、「個室がたくさん収容されたビルで人が宿泊する建物」である。英単語がイメージに直接つながっている。
　「hotel〜〜〜イメージ〜〜〜ホテル」
　なのである。まったく異質な文化の中で育った言語である英語を学ぼうとする時、相対応する日本語に一つ一つ結び付けていくような方法では、英語を英語のまま理解することはできない。では、このような脳内配置をどうすれば理想的な形に変更していけるだろうか。
　1つは、ある英単語に対して、相対応する日本語をインプットするのではなく、また、たった1つの例文ではなくて、その英単語が使用されている多くの例文を読み、その例文の意味を理解して、共通概念としてのその英単語の意味をイメージとしてとらえるのだ。別のコラム「英英辞典の効用、英語の学び方」(p.202)で紹介した「英英辞典の活用」もその1つである。英単語の意味を別の英語で表現してある文章を読むことで、日本語とのつながりよりも他の英単語とのつながりを強化することで、日本語との距離を置き、イメージとの距離を狭めるのである。しばしば推奨される同様の方法の1つは、初歩的な説明として絵が豊富に収録されている、英語を母国語とする小学生用の英英辞典を見ることだ。英単語の意味を絵としてイメージでインプットするのである。
　「これ1冊で3,000単語が習得できる！」などと謳っている大学受験向けの単語集をひたすら覚えてみても、果たして英語能力はどれくらい上がったであろうか。効率が良さそうで本当はとんでもなく効率が悪いものかもしれない。そこそこ重要な英単語が、数百ページの単語集の中で、たった1回だけしか出現せず、たった1つの例文が紹介されているだけである。そんなものでは、とうてい英単語の持つ意味を表せるはずはない。覚えたつもりでも実践で役に立つような語義やイメージは習得できていないのではないだろうか。

第10章
全身麻酔の維持管理、覚醒

1. **Q** 音楽は術中不安と鎮静度にどう影響するのか？	344
2. **Q** スガマデクスは術後肺合併症を減少させるのか？	352
3. **Q** セボフルラン麻酔からの覚醒を促す「小技」とは？	359
4. **Q** 腹腔鏡下手術後肩痛の原因と予防策は？	364
5. **Q** 吸入麻酔薬はオジギソウにも効果がある？	372
6. **Q** 手術アプガースコアとは？	377

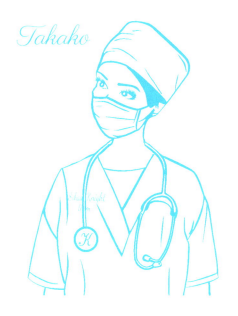

音楽は術中不安と鎮静度にどう影響するのか？

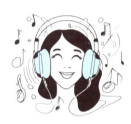

麻酔導入時や手術中に患者さんに音楽を聴かせることは、術前不安を軽減して麻酔導入を円滑にしたり、手術中に鎮静薬を投与する代替手段となったりします。また、術後疼痛を緩和することができるという報告もあります。

Johnsonらは、

婦人科の外来手術を受ける119人の女性［平均年齢±標準偏差（SD）38.8±2.2］を対象に、音楽 vs 騒音遮断ヘッドホンが不安の程度に及ぼす効果を調査するために、通常ケア群、音楽ありのヘッドホン（音楽群）、ヘッドホン単独（ヘッドホン群）のいずれかの群に無作為化して、音楽／ヘッドホンを手術中ずっと継続して、術前と術後の不安の程度を、0～10点のスケールで点数化して評価しており、

- 全群で術前から術後状態に不安の程度が低下したが、通常ケア群の改善が最も少なかった（$p<0.05$）。
- 音楽群の術後の不安スコアが最も低く、ヘッドホン群は全体として大きな変化があった。
- 音楽は比較的安価な介入であり、実施しやすく、非侵襲的である。

と報告しています（関連記事1）。

Johnson B, et al. Perioperative music or headsets to decrease anxiety. J Perianesth Nurs. 2012 Jun;27(3):146-54.

Liらは、

待機的帝王切開（Cesarean section：CS）を受ける60人の女性を対象に、術前に音楽を聴かせる効果を評価するために、術前に30分間音楽を聴かせる研究群か、対照群に無作為化して、自己評価不安尺度（self-rating anxiety scale：SAS）と視覚アナログスケール（visual analogue scale：VAS）

を使用して、不安度と疼痛度をスコア化して比較しており、

- 音楽介入後に、平均不安スコアは有意に低下したが、対照群では低下しなかった。
- 手術6時間後に得られた平均ペインスコアは、対照群よりも研究群で有意に低かった。
- CSを受ける女性で術前に音楽を聴かせると、不安と疼痛を緩和することができる。

と報告しています(関連記事2)。

Li Y, et al. Preoperative music intervention for patients undergoing cesarean delivery. Int J Gynaecol Obstet. 2012 Oct;119(1):81-3.

本研究では、術前にあらかじめ音楽を聴かせるだけで、不安のみならず、術後疼痛まで緩和することができるとしています。人間の不安などといった感情面での動きも所詮脳内物質の産生と分解に起因するものですから、それら物質の産生をあらかじめ抑制しておけば、後続する過程も著しいものにならなくて済むということなのでしょう。先行鎮痛やpreconditioning(虚血および虚血再灌流障害に対する麻酔薬の心筋保護作用)、トラネキサム酸による線溶系の抑制などと同様の効果と言えるかもしれません。

Graversenらは、

腹腔鏡下胆嚢摘出術を受ける93人の外来手術患者を対象に、術中・術後の心地よい音楽が疼痛、嘔気、疲労感、手術ストレスを減らすという仮説を検証するために、術中と術後に、心地よい音楽を聴くか、音楽なしのいずれかの群に無作為化して、VASによる疼痛スコア、嘔気、疲労感を術前、術後1、3時間、1日目、7日目に記録し、C反応性タンパク(C-reactive protein:CRP)とコルチゾールを、術前と術後に測定して比較しており、

- 音楽は、手術3時間後の疼痛を軽減しなかった。
- 音楽群は、7日目の疼痛が少なかった($p=0.014$)。
- 嘔気は両群で少なく、音楽に影響を受けなかった。
- 音楽群は、1日目($p=0.042$)、7日目($p=0.015$)に疲労感が少なかった。
- コルチゾール濃度は、音楽群で術中に減少したのに対して、非音楽群では増加した(428.5→348.0nmol/L vs 443.5→512.0nmol/L)。
- 心地よい音楽は、CRP濃度に影響を及ぼさなかった。

- 心地よい音楽は、手術ストレス反応を減少させることによって、その後の術後疼痛と疲労感を軽減する可能性がある。

と報告しています (関連記事3)。

Graversen M, et al. Perioperative music may reduce pain and fatigue in patients undergoing laparoscopic cholecystectomy. Acta Anaesthesiol Scand. 2013 Sep;57(8):1010-6.

術前の不安が強いと術後痛も激しくなるというのと対照的に、心地よい音楽による術前のリラックスが術後痛を軽減するというのは、確かにありそうです。

Baeらは、

音楽を聴くことが、区域麻酔を受ける患者の不安感、バイスペクトラル・インデックス (bispectral index：BIS)、バイタルサインに及ぼす効果を調査するために、区域麻酔下の手術を予定された80人の患者を対象に、術中ヘッドホンを使って音楽を聴く実験群か、何もしない対照群かに無作為に割り付けて、血圧とBIS値を比較しており、

- 不安感は群間で有意に異なっていた ($p \leq 0.001$)。
- BIS値は、手術開始15分後から終了まで対照群よりも実験群で有意に低かった ($p < 0.001$)。
- バイタルサインは、かろうじて群間に差があった。
- 術中の音楽療法は、区域麻酔下に手術を受ける患者の不安を軽減し、鎮静を増強する効果的な看護介入である可能性がある。

と報告しています (関連記事4)。

Bae I, et al. Intra-operative music listening for anxiety, the BIS index, and the vital signs of patients undergoing regional anesthesia. Complement Ther Med. 2014 Apr;22(2):251-7.

本研究では、疼痛や不安といった患者自身の主観的な自己申告値ではなくて、鎮静度の客観的指標であるBIS値を測定して比較していることから、音楽を聴くことは、確かに鎮静効果があり、鎮静薬の代替手段となり得ることを示しています。

Buehlerらは、

術中に適用された音楽が、小児および青年の術後行動に及ぼす影響を調査するために、年齢4〜16歳で、全身麻酔と仙骨麻酔併用下に待機的環状包皮切除か、または鼠径

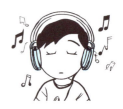

ヘルニア修復が予定されている小児135人を対象に、術中にヘッドホンで音楽を聴く音楽群と聴かない対照群の2群に無作為化して、手術後の行動を、手術後7、14、28日に「入院後の行動調査票アンケート」を基にしたアンケートを用いて両親に記録してもらい、不適応行動の発生率を比較しており、

- 不適応行動の全体的な発生率は音楽群のほうが少なく、7日目の発生率は有意に低かった（51 vs 対照群では77%、$p < 0.01$）。
- 小手術を受ける小児で、術中に音楽を聴かせるのは、術後1週間以内の不適応行動の発生率を低下させる可能性がある。

と報告しています(関連記事5)。

Buehler PK, et al. Intraoperative music application in children and adolescents - a pilot study. Acta Anaesthesiol Scand. 2017 Sep;61(8):895-903.

Gökçekらは、

全身麻酔下で待機的鼻中隔形成術を受ける患者の術中意識、患者満足度、覚醒時疼痛、覚醒の質に及ぼす音楽療法の効果を評価するために、年齢18～70歳の120人の患者を対象に、音楽群（術中に音楽あり）と対照群（術中に音楽なし）の2群に無作為化して前向き対照研究を実施しており、

- 音楽群のほうが、術後の鎮静興奮スコア（平均±SD）が対照群より低かった（3.76±1.64 vs 5.11±2.13、$p < 0.001$）。
- 加えて、音楽群のほうが疼痛レベル（平均±SD）が低く（2.73±1.28 vs 3.61±1.40）、$p < 0.001$）、鎮痛薬の消費量は少なくて済んだ。
- 非薬物的介入である音楽療法は、副作用のない効果的な方法であり、術後の覚醒度、血行動態パラメータ、鎮痛薬必要量に好ましい効果をもたらす。また、手術患者の不安や術中意識のエピソードを減らすのにも効果的である。

と報告しています(関連記事6)。

Gökçek E, et al. The effects of music therapy in patients undergoing septorhinoplasty surgery under general anesthesia. Braz J Otorhinolaryngol. 2020 Jul-Aug;86(4):419-26.

Pasternakらは、

硬膜外鎮痛（epidural analgesia：EA）による無痛分娩を受けている妊婦で、分娩中に音楽を流すことが分娩様式と妊婦のストレス度に及ぼす影響を調査するために、124人の低リスク妊婦を対象に、音楽を流すかどうかの好みに従って群分けし、ストレス度の代理変数として唾液中のコルチゾール濃度を登録時と1～3時間後に測定し、分娩中の全女性の状態

特性性格尺度を評価しており、

- 自然な経腟分娩は、音楽を聴いていない女性と比較して、音楽を聴いた女性のほうが有意に多かった（$p = 0.035$）。
- 音楽群ではCS分娩率の低下傾向が認められ（$p = 0.08$）、経腟器械分娩率に差はなかった。
- 質問票とコルチゾール値、血圧、脈拍数で測定されたストレス度は、研究全体を通じて同様であった。
- 分娩中に音楽を聴くと、ストレス度に関係なく、初産婦が経腟分娩する可能性が向上する。この治療は単純で、簡単で、無害であるため、分娩中の全患者に提供できる可能性がある。

と報告しています(関連記事7)。

Pasternak Y, et al. Does music during labor affect mode of delivery in first labor after epidural anesthesia? A prospective study. Arch Gynecol Obstet. 2019 Nov；300(5)：1239-44.

Zhangらは、

脊椎麻酔下で経尿道的前立腺切除術（trans-urethral resection of the prostate：TUR-P）を受ける年齢60歳以上の高齢患者82人に対する音楽の鎮静および抗不安効果を評価するために、音楽群と対照群（音楽なし）に無作為に割り付けて、周術期のBIS値と、患者の周術期不安度、心拍数、血圧、患者満足度スコアを比較する前向き無作為化比較試験（RCT）を実施しており、

- 音楽群の周術期BIS値は、ほぼ全時点で対照群より有意に低く（$p < 0.001$）、ベースラインと比較して有意な減少を示した（$p < 0.001$）が、対照群ではそうでなかった。
- 対照群と比較して、収縮期血圧は、TUR-P開始時（平均差－8.0mmHg、$p = 0.041$）と開始60分後（平均差－7.9mmHg、$p = 0.037$）に音楽群で有意に低下した。
- さらに、音楽群ではベースライン時と比較して、拡張期血圧と心拍数が全時点で有意に低下した（$p < 0.05$）が、対照群では低下しなかった。
- 音楽介入は、高齢患者が鎮静薬を使用せずに脊椎麻酔下でTUR-Pを受ける際に、わずかな鎮静を効果的に提供した。

と報告しています(関連記事8)。

Zhang YW, et al. The effect of music intervention on sedation in elderly patients undergoing transurethral resection of prostate under spinal anesthesia: a prospective randomized controlled clinical trial. J Anesth. 2023 Oct;37(5):734-40.

Georgiouらは クラシック音楽が犬の鎮静度と麻酔導入に必要なプロポフォール用量に及ぼす効果を評価するために、20頭の犬を対象に、それぞれ3か月の間隔をあけて3種類の異なる音楽介入（ショパンの音楽、モーツァルトの音楽、音楽なし）を受けさせ、アセプロマジンとブトルファノールの筋肉注射による前投薬の後に、プロポフォールを静脈注射して麻酔をかけて、鎮静の深さと麻酔導入に必要なプロポフォールを異なる治療法間で比較しており、

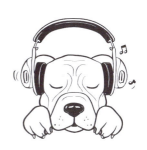

- 音楽（ショパンまたはモーツァルト）を聴かせると、犬はより深い鎮静を示し、音楽を聴かせない場合と比較して挿管に必要なプロポフォールが少なかった（$p<0.05$）。
- クラシック音楽への曝露は鎮静度に好ましい影響を及ぼし、より深い中枢神経系の抑制が気管挿管に必要なプロポフォール投与量を約20％減少させることに寄与しているようであった。
- したがって、術前のクラシック音楽は、少なくとも本研究で使用した麻酔前投薬を適用した場合には、有益な効果を発揮するようである。

と報告しています（関連記事9）。

Georgiou SG, et al. Effect of Classical Music on Depth of Sedation and Induction Propofol Requirements in Dogs. Vet Sci. 2023 Jul 3;10(7):433.

本研究は 犬を対象とした実験ですが、人間でも同じでしょう。それにしても、ショパンやモーツァルトを聴かせているというのが何とも興味深い点ではないでしょうか。ショパンやモーツァルトの音楽は、人間だけでなく他の哺乳類でも心地よく感じるということでしょうか。

術中の音楽介入には多彩な効果がある

- 不安度が軽減する。
- 術後疼痛が軽減する。
- 軽度の鎮静作用がある。
- 術中のBIS値が低下する。
- 分娩中には経腟分娩の確率が高くなる。
- 麻酔導入時のプロポフォール必要量が減少する。

> **Point** 周術期に患者に心地よい音楽を聴かせることは、多彩な好ましい効果を及ぼすことから積極的に活用するべきである。

ブログ内の関連記事

1 不安軽減のための周術期の音楽やヘッドセット
- 対象論文：J Perianesth Nurs. 2012 Jun；27(3)：146-54.
https://knight1112jp.seesaa.net/article/201205article_72.html

2 帝王切開を受ける患者での術前の音楽介入
- 対象論文：Int J Gynaecol Obstet. 2012 Oct；119(1)：81-3.
https://knight1112jp.seesaa.net/article/201208article_15.html

3 周術期音楽は、腹腔鏡下胆嚢摘出術を受ける患者で、疼痛と疲労感を軽減するかもしれない
- 対象論文：Acta Anaesthesiol Scand. 2013 Sep；57(8)：1010-6.
https://knight1112jp.seesaa.net/article/201303article_57.html

4 区域麻酔を受ける患者の不安感、BIS、バイタルサインに対する術中音楽聴取の効果
- 対象論文：Complement Ther Med. 2014 Apr；22(2)：251-7.
https://knight1112jp.seesaa.net/article/201405article_12.html

5 小児および青少年における術中の音楽応用—予備研究
- 対象論文：Acta Anaesthesiol Scand. 2017 Sep；61(8)：895-903.
  https://knight1112jp.seesaa.net/article/201707article_27.html

6 全身麻酔下で鼻中隔形成術を受ける患者における音楽療法の効果
- 対象論文：Braz J Otorhinolaryngol. 2020 Jul-Aug；86(4)：419-26.
  https://knight1112jp.seesaa.net/article/201909article_36.html

7 分娩中の音楽は、硬膜外麻酔後の初産の分娩様式に影響を与えるか？ 前向き研究
- 対象論文：Arch Gynecol Obstet. 2019 Nov；300(5)：1239-44.
  https://knight1112jp.seesaa.net/article/201909article_58.html

8 脊椎麻酔下で経尿道的前立腺切除術を受ける高齢患者における鎮静に対する音楽介入の効果：前向き無作為化比較臨床試験
- 対象論文：J Anesth. 2023 Oct；37(5)：734-40.
  https://knight1112jp.seesaa.net/article/500242046.html

9 犬の鎮静度と麻酔導入に必要なプロポフォールに及ぼすクラシック音楽の効果
- 対象論文：Vet Sci. 2023 Jul 3；10(7)：433.
  https://knight1112jp.seesaa.net/article/500363430.html

Further Reading

全身麻酔導入時の女性の血行動態変動に対する音楽の効果：多施設共同前向き無作為化比較試験
- 対象論文：Clinics (Sao Paulo). 2024 Aug 2；79：100462.
  https://knight1112jp.seesaa.net/article/504241774.html

脊椎麻酔下で整形外科下肢手術を受ける患者の不安、ストレスおよび鎮静剤必要量に対する音楽療法の効果：無作為化比較試験
- 対象論文：Cureus. 2024 Nov 16；16(11)：e73809.
  https://knight1112jp.seesaa.net/article/507022443.html

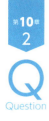

スガマデクスは術後肺合併症を減少させるのか?

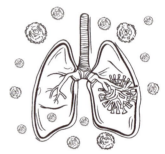

A 世界初の筋弛緩回復薬であるスガマデクスの筋弛緩拮抗のスピードは、それ以前に使用されていた筋弛緩拮抗薬であるネオスチグミンを使用した場合と比較して格段に速く(約8倍)、その作用機序の違いから、術後残存筋弛緩が非常に少なく、ネオスチグミンの副作用としての気道分泌物の増加もないので、十分に筋弛緩が回復していない時間帯に、しっかりした咳嗽ができずに気道内分泌物が排出できなかったり、口腔内分泌物を誤嚥したり、微小無気肺が生じたりして、術後肺合併症(postoperative pulmonary complication:PPC)の発生する危険性が少なくなることが期待されています。

日本では、スガマデクスは2010年4月に発売になっているので、もう10年以上にわたって臨床使用されているのですが、やっと最近になって、スガマデクスのPPCの減少効果についての報告が発表されるようになってきました。2020年、神経筋遮断とPPCの回復を目的とした、KheterpalらによるスガマデクスvsネオスチグミンのSTRONGER)研究により、スガマデクスの使用がネオスチグミンの使用よりもPPCの減少と関連しているというエビデンスが初めて提供されました。

Kheterpalらは、全身麻酔と非脱分極性筋弛緩薬と拮抗薬を投与される気管挿管を伴う待機的入院非心臓手術を受けた成人患者を対象として、筋弛緩拮抗のための薬剤の選択(スガマデクスvsネオスチグミン)がPPC発生

率に及ぼす影響を調査する多施設（米国の多施設周術期転帰群の病院12施設）対応コホート分析を実施しており、

- スガマデクスを投与された3万26人の患者のうち2万2,856人と、ネオスチグミンを投与された2万2,856人の患者とを対応させた。
- 4万5,712人の患者のうち、1,892人（4.1％）が複合主要評価項目と診断された（スガマデクス 3.5 vs ネオスチグミン 4.8％）。
- 合計796人（1.7％）が肺炎（1.3 vs 2.2％）、582人（1.3％）が呼吸不全（0.8 vs 1.7％）であった。
- 多変量解析では、ネオスチグミンと比較して、スガマデクス投与により、PPCのリスクが30％減少［調整オッズ比（OR）0.70］、肺炎のリスクが47％減少（調整OR 0.53）、呼吸不全のリスクが55％減少（調整OR 0.45）した。
- 米国の病院で入院手術を受ける成人患者の一般化可能なコホートで、スガマデクスの使用は、大きなPPCの臨床的および統計的に有意に低い発生率と関連していた。

と報告しています（関連記事1）。

Kheterpal S, et al. Sugammadex versus Neostigmine for Reversal of Neuromuscular Blockade and Postoperative Pulmonary Complications (STRONGER): A Multicenter Matched Cohort Analysis. Anesthesiology. 2020 Jun;132(6):1371-81.

　非常に大規模なコホート研究で、ネオスチグミンよりもスガマデクスを使用したほうがPPCが減少すると、発売から10年を経過してやっとこういう結果が出ました。しかし、小規模な研究では有意差が出せていないものもあります。

2021年に Leeらは、ビデオ補助胸腔鏡手術（video-assisted thoracic surgery：VATS）による肺葉切除を受けた肺癌患者においてスガマデクス（$n=46$）とネオスチグミン（$n=47$）のPPC発生率と入院期間、集中治療室（ICU）入室を比較するRCTによる前向き検討を行っており、

- PPCの発生率はスガマデクス群、ネオスチグミン群ともに有意差はなかった（それぞれ32.6 vs 40.4％、リスク差 0.08、$p=0.434$）。入院期間（$p=0.431$）およびICU在室期間（$p=0.964$）も両群間で有意差はなかった。
- VATS肺葉切除術を受けた患者に対する筋弛緩拮抗におけるスガマデクス

とネオスチグミンの臨床使用は、PPCの発生率と入院期間およびICU在室期間に有意差はなかった。

と報告しています(関連記事2)。

Lee TY, et al. Comparison of postoperative pulmonary complications between sugammadex and neostigmine in lung cancer patients undergoing video-assisted thoracoscopic lobectomy: a prospective double-blinded randomized trial. Anesth Pain Med (Seoul). 2021 Jan;16(1):60-7.

筋弛緩薬の作用自体は所詮数時間以内に消失するものですから、たかが数分～数十分早く筋弛緩が拮抗されたからといって、PPCの頻度にまで影響が出るのだろうか、というのが個人的な意見ですが、それなりのリスクのある症例では有意差が出てもいいのかなという気はします。

Yuらは、

2022年に同様の研究で、VATSによる肺癌切除術を受ける患者100人における筋弛緩の拮抗とPPCに対するスガマデクス vs ネオスチグミンの拮抗効果とPPC発生率を比較する、RCTによる前向き研究を実施しており、

- 四連反応比(train-of-four ratio：TOFR、TOF比)≧0.9に回復するまでの平均時間(平均±SD)は、スガマデクス群(164.5±27.7秒)のほうが、ネオスチグミン群(562.9±59.7秒)よりも有意に短かった。
- 抜管時にTOF比が0.9にならなかった患者は、ネオスチグミン群よりもスガマデクス群のほうが少なかった。
- スガマデクス群では、ネオスチグミン群に比べ、PPCの発生率が低く(20 vs 42％、OR 2.90、$p=0.017$)、麻酔回復室(postanesthetic care unit：PACU)の在室時間[中央値(IQR*) 55.0(45.0-66.2) vs 65.0(55.0-80.0)、$p=0.001$]と、術後入院期間[4.0(3.0-5.2) vs 8.0(8.0-11.2)、$p<0.0001$]が短かった。

＊IQR：四分位範囲

- スガマデクスの投与により、ネオスチグミンと比較して、ロクロニウムによる筋弛緩からの回復が早くなった。さらに、肺癌切除術を受ける患者に対して、スガマデクスの投与は、PPC(胸水、肺無気肺、肺炎)の発生率と術後入院期間を減少させることができた。

と報告しています(関連記事3)。

Yu Y, et al. Sugammadex Versus Neostigmine for Neuromuscular Block Reversal and Postoperative Pulmonary Complications in Patients Undergoing Resection of Lung Cancer. J Cardiothorac Vasc Anesth. 2022 Sep;36(9):3626-33.

こちらの研究では、VATS肺癌術後患者で、スガマデクスのほうがネオスチグミンよりもPPCが少なく、入院期間が短くなったと報告されています。

Colquhounらは、先行研究であるSTRONGER研究で収集したデータの二次解析として、非緊急手術を受けるPPCのリスクが高い患者（胸腔内または腹腔内の手術を受け、年齢が80歳を超えるか、処置時間が2時間を超える場合で、ASA-PS ⅢまたはⅣ）を対象に、筋弛緩拮抗薬とPPCの発症との関連性を評価する後ろ向き対応コホート研究（STIL-STRONGER）を実施しており、

- 3,817組の対応コホートで、主要なPPCは、ネオスチグミンの224例とスガマデクスの100例で発生した（5.9 vs 2.6%、OR 0.41、$p<0.01$）。
- 偏った共変量で調整した結果、スガマデクスの使用と主要転帰の関連性の調整ORは0.39（$p<0.0001$）であった。
- PPCのリスクが高い患者コホートにおいて、ネオスチグミンと比較してスガマデクスの使用は、肺炎または呼吸不全の発症リスクの低減と独立して関連していた。

と報告しています（関連記事4）。

Colquhoun DA, et al. Association between choice of reversal agent for neuromuscular block and postoperative pulmonary complications in patients at increased risk undergoing non-emergency surgery: STIL-STRONGER, a multicentre matched cohort study. Br J Anaesth. 2023 Jan;130(1):e148-59.

PPCリスクのない患者群では差が出なくても、PPCリスクの高い患者ではスガマデクスの使用はネオスチグミンに比べて、有意に肺炎または呼吸不全の発症リスクを低減させることが実証されました。これに類した研究はその後にも報告されています。

2023年Jiらは、単施設で腹腔鏡下胃または腸の手術を受けた呼吸機能障害を有する特定の患者を対象に、スガマデクス群 vs 非スガマデクス群とPPCの関係を調査しており、

- 合計112人の患者が含まれ、そのうち46人(41.1%)がスガマデクスを投与された。
- ロジスティック回帰分析では、PPC発生率はスガマデクス群で少なかった。術後発熱(OR 0.330、$p=0.0213$)、術後ICU入室(OR 0.204、$p=0.007$)、咳嗽(OR 0.143、$p<0.001$)、胸水(すべて)(OR 0.280、$p=0.012$)、胸水(大量)(OR 0.142、$p=0.012$)、呼吸困難(OR 0.111、$p=0.039$)は両群間で有意差を示した。
- スガマデクスは、呼吸機能障害患者におけるPPCの軽減と関連する。

と報告しています(関連記事5)。

Ji Y, et al. Sugammadex is Associated With Reduced Pulmonary Complications in Patients With Respiratory Dysfunction. J Surg Res. 2023 Oct;290:133-40.

Liuらは、

2023年に、スガマデクスを用いた拮抗が、ネオスチグミンと比較してPPCのリスク低下と関連しているかどうかを調査するためにスガマデクスによる筋弛緩拮抗後のPPCの発症について、21件の研究(10件のRCTと11件の観察研究)を含めた試験逐次解析による系統的レビューとメタ分析を実施しており、

- 対象研究のメタ分析では、酸素飽和度低下[43.2 vs 45.0%、リスク比(RR) 0.82、$p=0.11$]は両群間で同等であった。
- 他の主要評価項目では、肺炎(1.37 vs 2.45%、RR 0.65、$p=0.002$)、無気肺(24.6 vs 30.4%、RR 0.64、$p=0.04$)、NIV*(1.37 vs 2.33%、RR 0.65、$p=0.04$)、再挿管(0.99 vs 1.65%、RR 0.62、$p=0.01$)のリスクは、スガマデクス群ではネオスチグミン群と比較して有意に低かった。

＊NIV:noninvasive ventilation、非侵襲換気

- スガマデクスはネオスチグミンと比較して、肺炎、無気肺、NIV、再挿管を含むPPCの発生率を減少させる効果が高いと結論付けた。

と報告しています(関連記事6)。

Liu HM, et al. Postoperative pulmonary complications after sugammadex reversal of neuromuscular blockade: a systematic review and meta-analysis with trial sequential analysis. BMC Anesthesiol. 2023 Apr 20;23(1):130.

スガマデクスによる術後肺合併症の低減効果

- 肺炎、無気肺、非侵襲換気、再挿管などの術後肺合併症が低減する。
- 術後肺合併症リスクの高い患者では効果が大きい。
- 費用対効果を考慮してリスクのある患者では使用するべし。

Point ネオスチグミンに比べてスガマデクス投与は術後肺合併症を低減できる。

ブログ内の関連記事

1 筋弛緩拮抗のためのスガマデクス vs ネオスチグミンと術後肺合併症：多施設対応コホート分析
- 対象論文：Anesthesiology. 2020 Jun;132(6):1371-81.
  https://knight1112jp.seesaa.net/article/202005article_27.html

2 ビデオ補助胸腔鏡下肺葉切除術を受けた肺癌患者におけるスガマデクスとネオスチグミンの術後肺合併症の比較：二重盲検無作為化試験による前向き検討
- 対象論文：Anesth Pain Med (Seoul). 2021 Jan;16(1):60-7.
  https://knight1112jp.seesaa.net/article/499612796.html

3 肺癌切除術を受ける患者における筋弛緩の拮抗と術後肺合併症に対するスガマデクス vs ネオスチグミンの比較
- 対象論文：J Cardiothorac Vasc Anesth. 2022 Sep;36(9):3626-33.
  https://knight1112jp.seesaa.net/article/499612959.html

4 非緊急手術を受けるリスクの高い患者における筋弛緩の拮抗剤の選択と術後肺合併症の関連性：多施設共同マッチドコホート研究 (STIL-STRONGER)
- 対象論文：Br J Anaesth. 2023 Jan;130(1):e148-59.
  https://knight1112jp.seesaa.net/article/499617315.html

5 呼吸機能障害患者において、スガマデクスは肺合併症の軽減と関連する
- 対象論文：J Surg Res. 2023 Oct；290：133-40．
  https://knight1112jp.seesaa.net/article/499600910.html

6 スガマデクスによる筋弛緩拮抗後の術後肺合併症：試験逐次解析による系統的レビューとメタ分析
- 対象論文：BMC Anesthesiol. 2023 Apr 20；23(1)：130．
  https://knight1112jp.seesaa.net/article/499613367.html

Further Reading

大腿骨骨折修復手術を受けた患者の術後肺合併症に対する筋弛緩拮抗薬の効果：後ろ向き観察研究
- 対象論文：Ann Geriatr Med Res. 2023 Sep；27(3)：212-9．
  https://knight1112jp.seesaa.net/article/499929984.html

全身麻酔後の患者の罹患率と回復の質に対するスガマデクスの効果：系統的レビューとメタ分析
- 対象論文：Br J Anaesth. 2023 Nov 29：S0007-0912(23)00587-1．
  https://knight1112jp.seesaa.net/article/501628932.html

ARISCATリスク指数で特定された感受性の高い患者において、スガマデクスは術後肺合併症の発生を減少させた：系統的レビューとメタ分析
- 対象論文：Adv Ther. 2023 Sep；40(9)：3784-803．
  https://knight1112jp.seesaa.net/article/503567922.html

ビデオ補助胸部手術で治療した肺癌患者の術後肺合併症と早期回復に対するスガマデクスの効果：後ろ向き・コホート研究
- 対象論文：Ann Ital Chir. 2024；95(5)：963-71．
  https://knight1112jp.seesaa.net/article/505556830.html

Q セボフルラン麻酔からの覚醒を促す「小技」とは?

A 揮発性吸入麻酔薬であるセボフルランで全身麻酔を維持した後、麻酔の半閉鎖回路に活性炭フィルタを噛ませると、覚醒が早まるという研究があります。

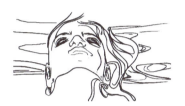

Changらは 2011年に、セボフルラン麻酔下に待機的手術予定の患者30人を活性炭フィルタ群か、対照群に無作為に割り付け、活性炭フィルタ群では、呼吸回路の呼気側に活性炭フィルタを取り付けて、維持濃度2.0vol%のセボフルランを中止した後に、酸素100%、5L／分の新鮮ガス流量で術中と同じ分時換気量で維持して、セボフルランの排泄動態、BIS、開眼・抜管までの時間を測定しており、

- 活性炭フィルタ群の肺胞セボフルラン濃度の指数時定数(τ)（平均±SD）は、対照群よりも有意に短かった（1.7 ± 0.5 vs 2.5 ± 1.1分、$p = 0.008$）。
- 対照群と比較して、活性炭フィルタ群は、開眼までの時間（平均±SD 11.1 ± 3.8 vs 14.8 ± 3.0分、$p = 0.007$）と抜管までの時間（11.9 ± 3.9 vs 15.3 ± 3.2分、$p = 0.014$）が有意に短かった。
- 半閉鎖回路に取り付けられた単純な活性炭フィルタにより、セボフルラン麻酔後の抜管時間と開眼時間が25〜30%短縮されることがわかった。

と報告しています (関連記事1)。

Chang DJ, et al. Effect of charcoal filter on the emergence from sevoflurane anesthesia in a semi-closed rebreathing circuit. Yonsei Med J. 2011 Jul；52(4)：668-72.

しかし、わざわざそのような特殊な装置である活性炭フィルタなどを使用しなくても、麻酔回路を酸素でフラッシュして、麻酔器と回路内に存在して

いるセボフルラン含有麻酔ガスを余剰ガス排出装置に送り込んでしまい、新鮮ガス流量を増やして再呼吸を最小限となるようにすれば、ガスは無駄になりますが同じことです。

私は、従来からセボフルラン麻酔を終了する際に、セボフルラン気化器のダイヤルをゼロにすると同時に、新鮮ガス流量を空気8L/分＋酸素2L/分程度の高流量に変更して、さらに、手動換気に切り替えて、麻酔回路の気管チューブとの接続部であるL型コネクタ部分で患者を麻酔回路から切り離して、指でLコネクタ部分を閉塞して10秒間の酸素フラッシュを行っています。

麻酔の呼吸回路は、カニスタ(炭酸ガス吸収装置)やベローズを含めて通常は、4～5Lの容量があり、セボフルラン気化器のダイヤルをゼロにしても、この容量のガスには気化器をオフにする前の濃度のセボフルランが含まれています。

麻酔器の換気装置は、通常の人工呼吸器とは異なり、吸気ガスのすべてに新鮮ガスを使用しているわけではなく、呼気の二酸化炭素(CO_2)をカニスタで吸収して、麻酔ガスを再利用できるようにリサイクルシステムが内蔵されています。そのために、セボフルラン気化器のダイヤルをゼロにしても、しばらくは、吸入ガスのセボフルラン濃度はゼロにはなりません。

通常、酸素フラッシュ装置は30L/分程度以上の流量を有するので、10秒間の酸素フラッシュを行えば、セボフルランをまったく含まない新鮮ガス(30×10÷60＝)約5Lを麻酔器の呼吸回路に送り届けることができます。こうすることにより、麻酔器と回路内に存在するセボフルランを可及的に余剰ガス排出装置側に送り込んでから、人工呼吸を再開します。

これを行わない場合は、吸入ガスのセボフルラン濃度は次第に低下してゆっくりとゼロに近づきますが、酸素フラッシュを行った後は、ほぼ確実に吸入ガスのセボフルラン濃度はゼロになります。

セボフルラン麻酔から覚醒させる場合、セボフルランは、脳→血液→肺胞のセボフルランの濃度勾配に従って排出されるので、少しでも早く吸入ガスのセボフルラン濃度をゼロにすることによって、その濃度勾配（Δセボフルラン濃度）を最大にすることができます（図10-1）。

この図（図10-1）で、水色の曲線下面積と、黒色の曲線下面積は同じ、つまり、体外に排出されるセボフルランは同量と考えています。酸素フラッシュを行ってセボフルランの濃度勾配（Δセボフルラン濃度）を早期に高くしたほうが、セボフルランが早く体外に排出されて覚醒濃度に達するのが早いというイメージ図です。

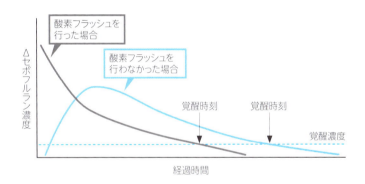

図10-1 酸素フラッシュを行った場合と行わなかった場合のセボフルラン濃度の推移のイメージ

覚醒時の高濃度酸素による無気肺形成の懸念から言えば、本当は、酸素フラッシュではなくて、空気フラッシュのほうが好ましいと考えていますが、残念ながら麻酔器には酸素フラッシュボタンはありますが、空気フラッシュボタンはないので仕方ありません。

Park らは、

経尿道的膀胱腫瘍切除術が予定されていた54人の患者を無作為に2群に割り付けて、セボフルラン麻酔からの覚醒の際に新鮮ガス流量を5L/分(5-群)または10L/分(10-群)の新鮮ガス流量を投与して、セボフルラン麻酔からの覚醒に及ぼす効果の比較を行うRCTを実施しており、

- 5-群と10-群では、覚醒時間(それぞれ12.1±2.9 vs 11.1±2.7分、$p=0.232$)、自発運動までの時間(それぞれ9.4±3.8 vs 8.5±4.6分、$p=0.435$)、開眼までの時間(それぞれ11.5±3.1 vs 10.6±3.0分、$p=0.252$)に有意差はなかった。
- セボフルラン麻酔からの覚醒の際の新鮮ガス流量は5L/分で十分であることが示唆された。

と報告しています(関連記事2)。

Park JY, et al. Comparison of the effects of 5 and 10 L/minute fresh gas flow on emergence from sevoflurane anesthesia: A randomized clinical trial. Medicine (Baltimore). 2023 Jul 21;102(29):e34406.

通常は4〜5L

の容量がある麻酔回路内のセボフルラン含有ガスが完全に余剰ガス排出装置側に追い出されるのに、新鮮ガス流量が5L/分だと1分くらいかかるでしょう。10L/分だと30秒で済むでしょう。有意差がないとはいえ、覚醒、自発運動、開眼までの時間のいずれも10-群のほうが平均で約1分間も短縮されています。症例数を増やしさえすれば確実に有意差が出るでしょう。

1症例につき覚醒時間を1分短縮できるとして、1日2症例の麻酔を担当し、1年間(実働250日)で500症例の麻酔を担当したとして、全症例でセボフルランを使用したとすれば、1年間で500分(8時間余り、1日の勤務時間相当)の時間短縮になります。「たった1分」と思うことなかれ、**「塵も積もれば山となる」**です。

セボフルラン麻酔からの覚醒に際しては、酸素フラッシュまではしなくても、せめて、新鮮ガス流量は10L/分程度の高流量にすることをお勧めします。

> **Point** 少しでも早くセボフルラン麻酔から覚醒させたい時は、酸素フラッシュで麻酔器と回路内のセボフルラン含有麻酔ガスを余剰ガス排出装置に送り込んでしまおう！

ブログ内の関連記事

1 半閉鎖再呼吸回路でのセボフルラン麻酔からの覚醒に与える活性炭フィルタの効果

・対象論文：Yonsei Med J. 2011 Jul；52(4)：668-72.

https://knight1112jp.seesaa.net/article/201106article_10.html

2 セボフルラン麻酔からの覚醒に対する新鮮ガス流量5L/分と10L/分の効果の比較：無作為化臨床試験

・対象論文：Medicine (Baltimore). 2023 Jul 21；102(29)：e34406.

https://knight1112jp.seesaa.net/article/500127650.html

第10章 4

Question 腹腔鏡下手術後肩痛の原因と予防策は？

腹腔鏡下手術後の肩痛（post-laparoscopic shoulder pain：PLSP）は、多くの患者さんが経験する不快な合併症です。PLSPは手術後72時間以内に明らかになり、時には1週間後まで持続することがあります。PLSPは患者の術後回復と生活の質（QOL）に影響を与えます。

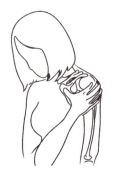

この肩痛の原因は何でしょうか？ 一般

的には、腹腔内に注入されたCO_2ガスが横隔膜の神経終末を刺激し、その痛みが肩に放散すると考えられています。これを**反射性疼痛**と呼びます。反射性疼痛は、体の一部に刺激が加わると、その部位と神経学的に関連する別の部位にも痛みが感じられる現象です。例えば、心筋梗塞の際に左腕や背中に痛みが出るのも反射性疼痛の一種です。では、この反射性疼痛をどのように予防・治療することができるでしょうか？

Songらは、腹腔鏡手術後に腹腔内に必然的に残留する炭酸ガスは、

PLSPの誘発に重要な役割を果たしているとの考えから、残留気腹容積とPLSPの疼痛強度との関係を明らかにするために、非悪性婦人科疾患で腹腔鏡検査を受けた患者203例を対象に、残留気腹容積とPLSPの疼痛強度との関連を調査する前向きコホート研究を実施しており、

- 残留気腹容量の中央値は17.0mL（0.5-133.8mL）であった。
- PLSPの強度は、低容量群と比較して高容量群で有意に高かった（$p<0.001$）。
- 残留気腹量が少ないほど鎮痛薬の必要量が少なく（$p=0.032$）、入院期間が短く（$p=0.007$）、手術の満足度が高かった（$p=0.005$）。

- 残存ガス量とPLSPスコアは、統計的に有意な正の相関を示した（$r = 0.735$、$p < 0.001$）。
- 術者は腹腔鏡手術終了時に腹腔内のガスを可能な限り排出すべきである。

と報告しています(図10-2、関連記事1)。

Song T, et al. The Intensity of Postlaparoscopic Shoulder Pain Is Positively Correlated with the Amount of Residual Pneumoperitoneum. J Minim Invasive Gynecol. 2017 Sep-Oct;24(6):984-9.e1.

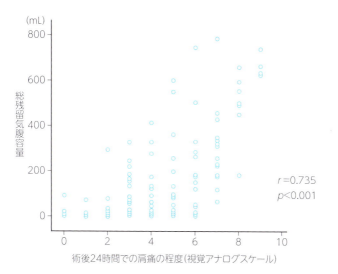

図10-2　残留気腹容量とPLSPとの相関関係

(Song T, et al. The Intensity of Postlaparoscopic Shoulder Pain Is Positively Correlated with the Amount of Residual Pneumoperitoneum. J Minim Invasive Gynecol. 2017 Sep-Oct;24(6):984-9.e1. より引用改変)

PLSPの原因の1つは、腹腔内に残留するCO_2であることから、できるだけ残留CO_2を減少させることがPLSPを軽減する有用な方法である可能性があります。いろいろな方法が提案されていますが、ここではいくつかの論文を紹介します。

Tsai らは、

腹腔鏡術後に誘発される腹痛やPLSPを軽減するために、腹腔鏡手術後の腹腔内のCO$_2$を除去する肺加圧操作(pulmonary recruitment maneuver：PRM)と腹腔内生食注入(intraperitoneal normal saline infusion：INSI)の有効性を評価するために、婦人科良性病変に対する腹腔鏡手術を受けた女性158人を対象に、PRM群($n=53$)、INSI群($n=54$)、対照群($n=51$)の3群に無作為に割り付け、術後12、24、48時間に腹痛とPLSPを含む疼痛評価を行う前向きRCTを実施しており、

- 術後24、48時間におけるPLSPの頻度は、PRM群・対照群と比較してINSI群で有意に減少した[INSI群 40.7、24.1 vs PRM群 66.0%、50.9%(それぞれ、$p=0.009$および0.004)、または対照群72.5%、54.9%(いずれも$p<0.001$)]。
- いずれの方法でも、対照群と比較して上腹部痛の頻度は有意に減少した[PRM群では24時間で73.6%($p=0.03$)、INSI群では24時間で72.2%($p=0.02$)、48時間で44.4%($p=0.01$)に対し、対照群では24時間で90.2%、48時間で68.6%]。
- PRMもINSIも腹腔鏡手術後の疼痛を効果的に軽減することができたが、INSIのほうが上腹部と肩の両方の疼痛に対してより優れている可能性がある。

と報告しています(関連記事2)。

Tsai HW, et al. Maneuvers to decrease laparoscopy-induced shoulder and upper abdominal pain: a randomized controlled study. Arch Surg. 2011 Dec；146(12)：1360-6.

彼らの報告ではPLSPや腹腔鏡術後の上腹部痛を軽減するには、PRMとINSIの両方が有効であったとしています。PRMは、手術直後の残留CO$_2$の除去を促進するために、気腹終了時に積極的に肺を加圧することによって腹腔内圧を機械的に増加させて腹腔内に残存するCO$_2$をできるだけ体外に排出することを目的としており、一方、INSIは腹腔内圧の上昇によって媒介されますが、CO$_2$が水に溶けやすいことを利用して過剰なCO$_2$を溶解するための生理学的緩衝システムを提供することによってCO$_2$の除去を試みるものです。

このうち、PRMに関しては、2023年にDengらが、PLSPの程度を緩和するのに有益かどうかを検討するために、1,504人の患者を含む14件の研究を対象にして、系統的レビューとメタ分析を実施しており、

- 607人の患者にはPRM単独またはINSIとの併用が行われ、573人の患者には受動的腹部圧迫が行われた。
- PRMの実施は、腹腔鏡手術12、24、48時間後のPLSPスコアを有意に減少させた。
- 本研究では高い異質性が観察され、感度分析を行ったが、異質性の原因を特定することはできなかった。このメタ分析の結果は、解析した研究間の異質性が高いため、慎重に解釈すべきである。

と報告しています(関連記事3)。

Deng X, et al. Pulmonary recruitment maneuver reduces the intensity of post-laparoscopic shoulder pain: a systematic review and meta-analysis. BMC Anesthesiol. 2023 May 4;23(1):155.

また、別のアプローチとしては、気腹圧を低く設定することが提案されています。気腹圧とは、腹腔内に注入されたガスの圧力のことで、高いほど横隔膜への物理的な刺激が強くなります。気腹圧を低く設定することで、PLSPの発生率や重症度を減らすことができるという報告があります。ただし、気腹圧を低くすると術野の確保が困難になったり、手術時間が延長したりする可能性もあります。また、これは手術を担当する外科医側でできることであって、麻酔科医側で随意に実行できる方法ではありません。

Ravalらは、腹腔鏡下胆嚢摘出術を受ける成人において、腹腔内圧(intra-abdominal pressure:IAP)を低IAP、標準IAP、高IAPとした場合の転帰を検討するために、22件の研究を対象とした系統的文献レビューとベイジアンネットワークメタ分析を実施しており、

- 標準的なIAPと比較すると、0(まったく痛みがない)から10(想像し得る最悪の痛み)までの尺度で、低IAPは24時間後の総合疼痛スコアを有意に低下させ、術後24時間および術後72時間のPLSPのリスクを低下させた(OR 0.24と0.22)。入院期間はIAPが低いほど短かった。

- 腹腔鏡下胆嚢摘出術において、標準IAPよりも低IAPを使用することで、患者の術後疼痛（PLSPを含む）および入院期間が短縮される可能性が示された。
- プールされた推定値における異質性と、高いバイアスリスクから、これらの所見を確認するためには、質の高い十分な検出力を有するRCTが必要であることが示唆される。

と報告しています（関連記事4）。

Raval AD, et al. The impact of intra-abdominal pressure on perioperative outcomes in laparoscopic cholecystectomy: a systematic review and network meta-analysis of randomized controlled trials. Surg Endosc. 2020 Jul; 34(7): 2878-90.

このように、術中の気腹圧を低く抑えることで、術後のPLSPを含む転帰を改善できる可能性も示唆されています。

Yangらは

腹腔鏡下袖状胃切除術を受けた年齢22～36歳のASA-PS Ⅰ・Ⅱの患者80人において、術中に軽度の過換気を用いることがPLSPの発生率に与える影響を観察するために、軽度過換気を行って呼気終末二酸化炭素分圧（$P_{ET}CO_2$）を30～33mmHgに制御するA群と、通常換気を行って$P_{ET}CO_2$を35～40mmHgとするB群とで、術後12、24、48、72時間および1週間におけるPLSPの発生率と重症度を比較するRCTを実施しており、

- A群ではB群に比べ、術後12、24、48、72時間、1週間後のPLSPの発生率、疼痛スコア、鎮痛薬の投与量は有意に減少した（$p<0.01$）。
- 軽度の過呼吸は、関連する副作用を増加させることなく、腹腔鏡下袖状胃切除術後のPLSPの発生率と重症度を低下させる可能性がある。

と報告しています（関連記事5）。

Yang C, et al. Effect of intraoperative mild hyperventilation on the incidence of shoulder pain after laparoscopic sleeve gastrectomy: A randomized, controlled trial. Medicine (Baltimore). 2023 Jun 2; 102(22): e33905.

腹腔鏡手術ではCO_2気腹によって、$P_{ET}CO_2$が次第に上昇してくることが多いですが、軽度の過換気を行って$P_{ET}CO_2$を30～33mmHgに保つことで、血液中のCO_2濃度を低下させ、横隔膜への化学的刺激を減らすことができるようです。

Vijayaraghavaluらは、腹腔鏡下胆嚢摘出術後の術後鎮痛、術後悪心嘔吐に対するブピバカインとINSIの有効性を評価するために、全身麻酔下で腹腔鏡下胆嚢摘出術を予定された年齢18～50歳のASA-PS Ⅰ・Ⅱの患者60例を対象に、0.5％ブピバカイン30mLを腹腔内投与するB群と、生食30mLを投与するN群に割り当てた前向きRCTを実施して、術後疼痛と悪心嘔吐を比較しており、

- B群では、術後6時間の術後疼痛が有意に軽減した（$p = 0.04$）。嘔気や嘔吐などの副作用は2群間で同様であったが（それぞれ$p = 0.1$、$p = 0.09$）、PLSPはB群で有意に低かった（$p = 0.04$）。
- ブピバカインは術後疼痛の軽減に有効であり、レスキュー鎮痛の必要時間を延長する。また、PLSPの発生率は減少するが、術後悪心嘔吐は減少しない。

と報告しています（関連記事6）。

<small>Vijayaraghavalu S, et al. A Comparative Study on the Postoperative Analgesic Effects of the Intraperitoneal Instillation of Bupivacaine Versus Normal Saline Following Laparoscopic Cholecystectomy. Cureus. 2021 Mar 27;13(3):e14151.</small>

局所麻酔薬を腹腔内注入することで、おそらく横隔膜の神経終末を麻痺させ、PLSPを予防することができるということなのでしょう。この方法は技術的に難しかったり、局所麻酔薬の副作用が発生したりする可能性もあります。

以上のように、PLSPは反射性疼痛として説明されることが多く、その予防・治療法としてさまざまな方法が提案されています。しかし、これらの方法にはいずれも限界や問題点があり、万能な解決策は存在しません。PLSPの発生には個人差や手術内容などの要因も関係していると考えられます。したがって、気腹圧への配慮や、術中のやや過換気の呼吸管理、気腹終了時の残留CO_2の可及的排除、腹腔内への局所麻酔薬投与といった多面的な予防策を講じる必要があります。

腹腔鏡下手術後肩痛に対する予防策

- 気腹圧を低く抑える。
- 術中やや過換気とする。
- 肺加圧操作などで気腹終了時の残留 CO_2 を可及的に排除する。
- 腹腔内へ局所麻酔薬を注入する。

> **Point** PLSPはよくある訴えで、多面的な予防策を講じる必要がある。

ブログ内の関連記事

1 腹腔鏡手術後の肩関節痛の強さは残存気腹量と正の相関がある
- 対象論文：J Minim Invasive Gynecol. 2017 Sep-Oct;24(6):984-9.e1.

https://knight1112jp.seesaa.net/article/500535933.html

2 腹腔鏡検査によって誘発される肩および上腹部の痛みを軽減するための操作：無作為化比較試験
- 対象論文：Arch Surg. 2011 Dec;146(12):1360-6.

https://knight1112jp.seesaa.net/article/500535012.html

3 肺加圧操作による腹腔鏡下手術後の肩痛軽減：系統的レビューとメタ分析
- 対象論文：BMC Anesthesiol. 2023 May 4;23(1):155.

https://knight1112jp.seesaa.net/article/500534836.html

4 腹腔鏡下胆嚢摘出術における腹腔内圧が周術期の転帰に及ぼす影響：無作為化比較試験の系統的レビューとネットワークメタ分析
- 対象論文：Surg Endosc. 2020 Jul;34(7):2878-90.

https://knight1112jp.seesaa.net/article/500536469.html

5 腹腔鏡下袖状胃切除術術後の肩痛発生率に対する術中軽度過換気の影響：無作為化比較試験

- 対象論文：Medicine (Baltimore). 2023 Jun 2;102(22):e33905.
https://knight1112jp.seesaa.net/article/499601169.html

6 腹腔鏡下胆嚢摘出術後のブピバカイン腹腔内注入と生食の術後鎮痛効果に関する比較研究

- 対象論文：Cureus. 2021 Mar 27;13(3):e14151.
https://knight1112jp.seesaa.net/article/500543392.html

Column 平成の麻酔薬に関連した事件簿：その4
川崎安楽死事件 平成10年（1998年）

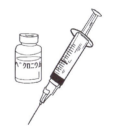

　平成10年（1998年）11月、神奈川県川崎市の川崎協同病院で、内科医の須田セツ子が、気管チューブを抜き、筋弛緩薬のベクロニウム（ベクロニウム臭化物、現在販売中止）を投与して男性患者を死亡させたという安楽死事件が発生。以下が事件の要約である。

　死亡した男性は川崎公害病患者で、気管支喘息の発作で入院。意識不明の状態で人工呼吸器を装着されており、家族の要望により須田医師が気管チューブを抜き、筋弛緩薬を投与。その後患者は死亡した。事件は3年後に発覚し、病院は須田医師に辞職を勧告。須田医師は病院を退職し、開業した。

　平成14年（2002年）4月19日、病院が内部調査結果を公表。病院は安楽死ではなく、家族の要請に従った治療中断であると説明。しかし、他の医師や患者家族の証言により、筋弛緩薬の投与による死亡が確定され、須田医師は逮捕。横浜地裁で公判が行われ、須田医師は治療中断の一環と主張。しかし、医師の判断基準に欠け、筋弛緩薬投与による死亡が法的に問題視された。

　横浜地裁で懲役3年、執行猶予5年の判決が言い渡され、控訴審でも刑が確定。最高裁も上告を棄却し、須田医師の刑が確定した。事件は、医師による治療中断の自己判断が問題視され、尊厳死や安楽死の判断基準を明確にする必要があると議論された。事件発覚までに3年半の時間がかかった背景には組織的な隠蔽があったが、その隠蔽の理由や経緯は疑問視された。他の病院でも類似の事例が発覚したが、刑事事件となったのはこの事件だけであった。

第10章 5

Q 吸入麻酔薬はオジギソウにも効果がある?

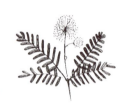

A 吸入麻酔薬はオジギソウにも効果があります。麻酔薬が作用していない時には、開いている葉に対する接触、熱、風、振動といった刺激によって小葉が先端から1枚ずつ順番に閉じ、最後に葉全体がやや下向きに垂れ下がるという「葉が閉じる」様子がみられますが、一定濃度以上の吸入麻酔薬のガスに曝されると、この閉葉運動が起こらなくなります。

Okazakiらは、1993年にメトキシフルラン、クロロホルム、ハロタン、エンフルラン、セボフルランなどの多種類の揮発性麻酔薬をオジギソウ(学名:*Mimosa pudica*)に作用させて、触覚刺激に対する反応(感触可動性)の変化を観察する実験を行っており、

- 植物の麻酔薬に対する反応は動物の反応と同様である可能性がある。
- さまざまな揮発性薬剤を適用すると、植物の作用が麻酔効力に応じて変化する。
- 可逆的な麻酔という観点からは、動物は麻酔薬の効力と最小不動化濃度 (minimum immobilizing concentration:MIC、%) の順に植物と同等であると思われる。植物のMICは、ヒトのMACと非常に良好な相関を示す ($MIC_{plant} = 5.8 \times MAC_{human} + 0.01$、$r^2 = 0.946$)。

と報告しており、動物と植物の麻酔にはある共通のメカニズムが存在することが示唆されています (関連記事1)。

Okazaki N, et al. [Immobilization of a sensitive plant, Mimosa pudica L., by volatile anesthetics.] [Article in Japanese] Masui. 1993 Aug;42(8):1190-3.

Milneらは、

1999年に吸入麻酔薬と局所麻酔薬が、さまざまな刺激に対するオジギソウの反応に及ぼす効果を調査しており、

- 吸入麻酔薬であるハロタンに曝露した場合、触覚刺激に対する反応が遅く、不完全になった。
- 局所麻酔薬であるリドカインを葉に噴霧した場合、葉は接触刺激に対して何の反応も示さなくなった。根や切断した茎にリドカインを曝露すると、オジギソウの反応性が低下した。
- この結果から、吸入麻酔薬と局所麻酔薬がオジギソウの運動メカニズムに影響を与え、その反応を阻害することが示された。これは、麻酔薬の作用機序を理解するための興味深いモデルとなり得る結果である。

と報告しています(関連記事2)。

Milne A, et al. Inhalational and local anesthetics reduce tactile and thermal responses in mimosa pudica. Can J Anaesth. 1999 Mar;46(3):287-9.

Yokawaらは、

2018年に麻酔薬が動物や人間と同じように植物のプロセスにも影響を及ぼすかどうかを明らかにするために、一眼レフカメラを使用して、さまざまな麻酔薬への曝露前、曝露中、曝露からの回復後に植物の器官の動きを追跡し、共焦点顕微鏡法を用いて細胞内小胞輸送を分析しており、

- オジギソウの葉、エンドウ豆の穂軸、ハエトリソウ、モウセンゴケはすべて、麻酔薬に曝露された後に自律的および接触誘発性運動の両方を失った。ハエトリソウでは、これはジエチルエーテル麻酔下での活動電位の喪失に起因することが示された。
- 同じ濃度のジエチルエーテルはエンドウ豆の穂軸を不動化した。麻酔薬はまた、カラシナ苗における種子の発芽とクロロフィルの蓄積を阻害した。正常なシロイヌナズナの根尖細胞に観察されるような、細胞内小胞体の再取り込みと活性酸素種(reactive oxygen species:ROS)恒常性もまた試験したすべての麻酔薬の影響を受けた。
- 植物は構造的に類似していないいくつかの麻酔薬に対して感受性がある。動物やヒトの場合と同様に、適切な濃度で使用される麻酔薬は、活動電位をブロックし、活動電位、細胞内小胞体の再取り込みやROS恒常性への影響を介して器官を不動化する。

- 植物は、麻酔に関連する一般的な疑問を研究するための理想的なモデルであると同時に、ヒトの麻酔に適した試験システムとしても機能する。

と報告しています (関連記事3)。

Yokawa K, et al. Anaesthetics stop diverse plant organ movements, affect endocytic vesicle recycling and ROS homeostasis, and block action potentials in Venus flytraps. Ann Bot. 2018 Nov 3;122(5):747-56.

以上のように、
吸入麻酔薬は動物に限らず植物であるオジギソウに対しても、ヒトに対してと同様の効果を及ぼすことが報告されています。揮発性麻酔薬を使用して全身麻酔を実施する場合には、わざわざBISモニターまで使用する必要がないと考える理由の1つが、これです。吸入麻酔薬は、個人差や種差がないどころか、細胞で構成されている生命体には、ある意味「普遍的」に効果があるのではないかと推察されます。

近年、全身麻酔薬の作用メカニズムに関して大きな進歩がみられ、細胞膜に存在する「脂質ラフト」の破壊が注目されています。脂質ラフトとは、細胞膜上に存在する特殊な脂質ドメインのことで、スフィンゴ脂質とコレステロールに富んでおり、高度に秩序化された液体秩序相を形成しています。脂質ラフトは、細胞機能のコンパートメント化を担い、シグナル伝達や物質輸送などに重要な役割を果たしています。脂質ラフトは、細菌やウイルスの感染や、アルツハイマー病などの疾患とも関係していると言われています。

新しい研究
によれば、細胞膜内に存在する通常は秩序立った脂質クラスターがクロロホルムに曝されると、短時間で無秩序に変化することが判明しました。さらに他の脂質クラスターに影響を与え、ニューロンの発火能力を抑制する働きを活性化させることが明らかになりました。この発見は最新の超解像度光学顕微鏡とショウジョウバエを用いた実験によって明らかにされました。以前、医学研究者たちは細胞内の脂質についての研究を進めていましたが、その変化が小さ過ぎて観察できなかったことや、複雑な脂質の組織と機能の理解が不完全だったことから、課題がありました。

Pavel らは

2020年に、全身麻酔薬は脂質ラフトに作用してイオンチャネルの活性を変化させるという仮説を検証するために、TWIK-related K⁺ channels (TREK-1) というカリウムチャネルとphospholipase D2 (PLD2) という酵素の相互作用を、細胞培養や生体外実験で調べ、また、PLD2の遺伝子を欠損したショウジョウバエを用いて、全身麻酔薬の感受性を評価しており、

- 全身麻酔薬は、脂質ラフトを破壊して、PLD2を活性化させることがわかった。
- PLD2はTREK-1に結合してリン脂質からホスファチジン酸 (phosphatidic acid：PA) というシグナル分子を生成する。PAは、TREK-1を開口させて、カリウムの流出を促進する。
- このメカニズムは、TREK-1の類似チャネルであるTRAAK (TWIK-related arachidonic acid-stimulated K⁺ channel) にも適用できることが示された。また、PLD2欠損ショウジョウバエは、全身麻酔薬に対して抵抗性を示した。
- この研究は、全身麻酔薬が細胞膜に直接作用して、PLD2やPAという分子を介してイオンチャネルを調節することを明らかにした。このメカニズムは、他のイオンチャネルやタンパク質にも関係している可能性があり、全身麻酔薬の理解や開発に貢献するだろう。

と報告しています (関連記事4)。

Pavel MA, et al. Studies on the mechanism of general anesthesia. Proc Natl Acad Sci U S A. 2020 Jun 16;117(24):13757-66.

> **Point** 全身麻酔薬の作用機序として、動植物細胞に共通に存在する細胞膜上の「脂質ラフト」の破壊というメカニズムが明らかになりつつある。

ブログ内の関連記事

1 揮発性麻酔薬による感受性植物であるオジギソウの不動化
- 対象論文：Masui. 1993 Aug;42(8):1190-3.
https://knight1112jp.seesaa.net/article/201805article_44.html

2 吸入麻酔薬と局所麻酔薬は、オジギソウの触覚および熱反応を減少させる
- 対象論文：Can J Anaesth. 1999 Mar；46(3)：287-9.
  https://knight1112jp.seesaa.net/article/201805article_46.html

3 揮発性麻酔薬は植物にも作用する！
- 対象論文：Ann Bot. 2018 Nov 3；122(5)：747-56.
  https://knight1112jp.seesaa.net/article/201805article_45.html

4 全身麻酔のメカニズムに関する研究
- 対象論文：Proc Natl Acad Sci U S A. 2020 Jun 16；117(24)：13757-66.
  https://knight1112jp.seesaa.net/article/500643117.html

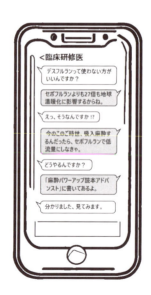

手術アプガースコアとは？

手術アプガースコア (surgical Apgar score：SAS) は、(外科医がよく行うような) 主観的な尺度でリスクを測るのではなく、大手術後の合併症や予後不良のリスクを予測しようと、2007年にGawandeらによって手術転帰を評価するために開発されたスコアです。このスコアは、術中の出血量、最低平均血圧、最低心拍数を用いて算出され、患者の状態と主要な合併症または死亡のリスクを評価することができます (表10-1)。SASは、患者の術後管理や介入計画を立てる際にも役立てることができます。

表10-1 手術アプガースコア (surgical Apgar score)

パラメータ	0点*	1点	2点	3点	4点
推定失血量 (mL)	>1,000	601〜1,000	101〜600	≦100	—
最低平均血圧 (mmHg)	<40	40〜54	55〜69	≧70	—
最低心拍数 (bpm)	>85	76〜85	66〜75	56〜65	≦55

＊：病的徐脈性不整脈と心停止の発生も、最低心拍数は0点とする。

ちなみに、このスコアの名称は、産科医が新生児の転帰を評価するために用いるApgarスコアにちなんで名付けられています。また、最初の論文では"surgical Apgar score"ではなく"An Apgar score for surgery"というタイトルの論文として発表されています。産科でルーチンに使用される新生児Apgarスコアと同様に0〜10点で評価され、点数が高いほど予後が良好で、点数が低いほど予後不良を意味します。

このスコアは、主要な一般外科手術や血管手術を受けた患者の術前、術中、術後の99の変数を収集、分析することによって開発されました。まず結腸切除術患者（この手術は合併症のリスクが高いことが知られていることから選ばれました）303人のコホートで開発され、次に結腸切除術患者（n = 102）および血管外科手術患者（n = 767）のコホートで検証されました。SASは転帰と直接相関しており、スコアが高いほど合併症のリスクが低くなります (関連記事1)。

Gawande AA, et al. An Apgar score for surgery. J Am Coll Surg. 2007 Feb;204(2):201-8.

Reynoldsらは 2011年に、SASが、一般外科や血管外科だけでなく、すべての外科系分野にも適用できるのかどうかを判断するために、全外科系専門分野を含む12万件余りの手術データを収集し、SASと術後7、30、90日以内の患者死亡率との関連性をロジスティック回帰モデルで分析しており、

- スコアが低いほど死亡リスクが高かった。専門分野によって関連性の強さが異なった。
- 患者のASA-PSで調整しても、ほとんどの専門分野でスコアは死亡と関連していた。
- SASは多くの外科系診療科に適用でき、手術後の患者の転帰を予測し、伝達し、介入を計画するための客観的な手段を提供できる。

と報告しています (関連記事2)。

Reynolds PQ, et al. Expansion of the surgical Apgar score across all surgical subspecialties as a means to predict postoperative mortality. Anesthesiology. 2011 Jun;114(6):1305-12.

Sobolらは 2013年に高リスクな腹部手術を受けた患者に対して、SASがICUへの入室の判断に関係しているかどうかを調べるために、2003年から2010年までに米国の大学病院で腹部手術を受けた成人患者8,501人を対象に、SASを計算し、ICU入室との関連性をロジスティック回帰分析で評価しており、

- SASが低いほどICU入室率が高くなる。この関連性は多変量調整後も有意であった。
- SASは高リスクな腹部手術後の患者のICU入室の判断に強く関係しており、手術後の患者のリスク評価や介入計画に役立つ客観的な指標となる可能性がある。

と報告しています(関連記事3)。

Sobol JB, et al. The surgical Apgar score is strongly associated with intensive care unit admission after high-risk intraabdominal surgery. Anesth Analg. 2013 Aug;117(2):438-46.

以下に、SASが有用であるとする論文をいくつか紹介します。

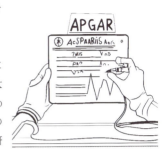

Sugimotoらは、2023年に

295人の年齢75歳以上の高齢者における大腸癌手術後の重症合併症（Clavien-Dindo分類でⅢa以上と定義）を予測するためのツールとして、SASの有用性を検証する研究を行っており、

- 高齢者が対象となり、重度の合併症は57人(19.3%)に観察された。
- 男性、直腸癌、低いSAS(≦6)が重症合併症の独立した予測因子であった。
- 低いSAS(≦6)は高齢者の大腸癌手術後の重症合併症と有意に関連しており、SASは貴重な予測因子である。

と報告しています(関連記事4)。

Sugimoto A, et al. The Surgical Apgar Score Predicts Postoperative Complications in Elderly Patients After Surgery for Colorectal Cancer. Am Surg. 2023 Apr;89(4):734-42.

Onenらは、2022年にウガンダのムラゴ病院で開腹術を受けた成人

患者151人を対象に、入院中の重症合併症と死亡率を予測する上でのSASの性能を評価するために4か月間追跡した前向き観察研究を実施しており、

- 全体的な術後入院中の重大な合併症と死亡率はそれぞれ24.2%と10.6%であり、SASが6以下の患者は重症合併症や死亡のリスクが高かった。
- SASは院内術後合併症と死亡率と有意に関連しており、ROC曲線下面積はそれぞれ0.75と0.77であった。
- SASは開腹手術後の入院中に重症合併症や死亡するリスクを予測するための有用なツールである。

と報告しています(関連記事5)。

Onen BC, et al. Surgical Apgar score as a predictor of outcomes in patients following laparotomy at Mulago National Referral Hospital, Uganda: a prospective cohort study. BMC Surg. 2022 Dec 18;22(1):433.

Kyaruziらは、

2023年にムヒンビリ国立病院で緊急開腹手術を受けた患者の術後合併症の重症度を予測するためにSASを用いて調査しており、

- SASは術後合併症の重症度と負の相関を示し、ROC曲線下面積は0.712であった。
- SASは4以下の場合に重篤な合併症や生命を脅かす合併症が発生する可能性が高いことが示された。

と報告しています (関連記事6)。

Kyaruzi VM, et al. Surgical Apgar Score can accurately predict the severity of post-operative complications following emergency laparotomy. BMC Surg. 2023 Jul 6;23(1):194.

手術後の有害転帰のリスク判定を行うためのリスク評価システムには、他にもPOSSUM (physiological and operative severity score for the enumeration of mortality and morbidity)、SAPS (simplified acute physiology score)、APACHE (acute physiology and chronic health evaluation) などがありますが、これらのシステムに比較して、SASは圧倒的に簡便なスコアであり、多くの手術で有用であることが示されています。

> **Point** 手術アプガースコアは、術後の生命を脅かす出来事の発生を予測することができる。

ブログ内の関連記事

1 手術のアプガースコア
- 対象論文:J Am Coll Surg. 2007 Feb;204(2):201-8.
https://knight1112jp.seesaa.net/article/500654003.html

2 術後死亡を予測する手段として手術アプガースコアを全ての外科系分野に拡張
- 対象論文:Anesthesiology. 2011 Jun;114(6):1305-12.
https://knight1112jp.seesaa.net/article/201105article_233.html

3 手術アプガースコアは高リスク腹腔内手術後の集中治療室入室と強く関連する

- 対象論文：Anesth Analg. 2013 Aug;117(2):438-46.

https://knight1112jp.seesaa.net/article/500654103.html

4 手術アプガースコアは大腸癌手術後の高齢患者における術後合併症を予測する

- 対象論文：Am Surg. 2023 Apr;89(4):734-42.

https://knight1112jp.seesaa.net/article/500572918.html

5 ウガンダ、ムラゴ国立紹介病院における開腹手術後の患者の転帰予測因子としての手術アプガースコア：前向きコホート研究

- 対象論文：BMC Surg. 2022 Dec 18;22(1):433.

https://knight1112jp.seesaa.net/article/500658785.html

6 手術アプガースコアは緊急開腹手術後の術後合併症の重症度を正確に予測できる

- 対象論文：BMC Surg. 2023 Jul 6;23(1):194.

https://knight1112jp.seesaa.net/article/500657992.html

Further Reading

手術アプガースコアは、非腹腔鏡下婦人科手術を受けた高齢患者の30日合併症率を予測する

- 対象論文：Int J Surg. 2017 Dec;48:215-9.

［要旨］高齢婦人科患者の手術後合併症を予測する要因を調査した研究で、術前健康状態指数や術中データは合併症率や死亡率と関連がなかった。術中状態の指標であるSASが唯一の有意な予測因子だった。SAS≦6点は感度66.7％と特異度79.0％で重症合併症を予測した。

https://knight1112jp.seesaa.net/article/201711article_40.html

術後急性腎障害に及ぼす全身性炎症反応症候群と手術アプガースコアの影響

- 対象論文：Acta Anaesthesiol Scand. 2017 Nov;61(10):1253-61.

［要旨］全身性炎症反応症候群（systemic inflammatory response syndrome：SIRS）とSASが腎障害の独立危険因子であり、術前SIRSの有無とSAS評価の併用は、手術後の不良転帰の予測に有用である可能性があると結論付けている。

https://knight1112jp.seesaa.net/article/201708article_94.html

手術アプガースコアは、非心臓手術後の心筋傷害と関連している

- 対象論文：J Clin Anesth. 2016 Nov;34:395-402.

［要旨］非心臓手術後の心筋梗塞や心筋虚血の発生に影響する術中血行動態を調べた研究で、SASは、手術中の心拍数、血圧、出血量から算出される指標で、術中の状態を評価する。SASが低い(0～4)患者は、トロポニン遊出や心筋梗塞のリスクが高くなることがわかった。SASは、周術期の心筋トロポニン検査の指針となる可能性がある。

https://knight1112jp.seesaa.net/article/201606article_47.html

手術アプガースコアの有用性：4119例での検証

- 対象論文：Arch Surg. 2009 Jan;144(1):30-6; discussion 37.

［要旨］この研究では、4,119例の一般外科および血管手術患者に対してSASを用いて術後の転帰を評価した。スコアが高い患者は合併症のリスクが低く、生存率が高かった一方、スコアが低い患者では合併症のリスクが高く、死亡率も高かった。SASは、手術患者の転帰を簡単に評価し、介入を判断するための有用なツールであることが示唆された。

https://knight1112jp.seesaa.net/article/201105article_237.html

スウェーデンでの手術アプガースコアの評価

- 対象論文：Acta Anaesthesiol Scand. 2011 May;55(5):524-9.

［要旨］スウェーデンで行われた研究で、SASと大きな術後合併症の関連性を調査し、スカンジナビア人の患者群で妥当性が確認された。最高スコアの患者では大きな合併症の発生率がわずか6.4％であったのに対し、最少スコアの患者では61.5％で、相対危険度は7.14倍に相当した。この結果から、SASは術後の合併症リスクを予測する有用なツールであり、臨床医の指針として活用できる可能性があることが示された。今後は外科スタッフへの教育が重要なステップとされている。

https://knight1112jp.seesaa.net/article/201105article_236.html

Column 平成の麻酔薬に関連した事件簿：その5

パソコン操作ミス事件
平成12年（2000年）

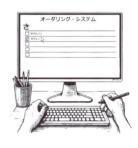

　平成12年（2000年）11月22日、富山県の高岡市民病院で医師のパソコン入力ミスにより男性患者が死亡する医療事故が発生。男性は風邪と診断され、肺炎疑いで入院。内科医が薬剤「サクシゾン」を出そうとして誤って筋弛緩薬の「サクシン」をクリックし、患者に誤った薬剤が投与された。薬剤名が似ており、画面上で選択ミスが発生。病院のパソコン投薬システムが導入されており、医師が薬剤名を入力すると薬剤師が準備し、看護師が投与する仕組みだった。事故当日の担当医は患者家族に「命に別状はない」と説明していたが、患者は苦しみ呼吸停止。人工呼吸器を使用しても患者は肺機能を悪化させ、11月30日に死亡。医師は過失傷害の疑いで書類送検されたが、富山地検高岡支部は因果関係がないと判断し、医師に罰金50万円の略式命令を出した。

　この事故は、パソコンオーダリングシステムの導入により薬剤選択を誤り起こったものであり、他病院でも同様のミスによる患者死亡事例が報告されていた。薬剤名の類似性や病院ごとの薬剤名の呼称の違いも問題とされていた。事故を防ぐために薬剤名の確認や過剰投与時の警告表示などの改善策が提案されていたが、入力ミス防止ソフトの導入は進んでおらず、コンピュータ導入の意義や医療事故の防止策についての厚生労働省の対応に疑問が投げかけられていた。

　平成20年（2008年）11月にも、徳島県内の病院で採用されていない「サクシゾン」を処方する目的で、「サクシン」を「サクシゾン」と思い込み誤使用したことによる医療事故が発生している。この事件をきっかけに、平成21年（2009年）4月に、製造販売業者による情報提供（注意喚起）の実施と共に、誤って投与されることで重篤な転帰が考えられる「サクシン」の名称を変更する方針を決定し、名称変更の承認を申請。同年7月に新販売名「スキサメトニウム注」が承認され、翌8月24日に新販売名による出荷開始となった。

> Column　平成の麻酔薬に関連した事件簿：その6

聖マリアンナ医科大麻酔薬乱用事件
平成12年（2000年）

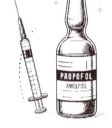

聖マリアンナ医科大麻酔薬乱用事件は、神奈川県川崎市にある聖マリアンナ医科大学病院で発生した、複数の麻酔科医が麻酔薬を不適切に使用したり乱用したりして死亡した事件である。この事件は平成12年（2000年）に発生し、医療業界や社会に大きな影響を与えた。事件の詳細は、以下の要点にまとめられる。

1. **複数の医師の死亡**：聖マリアンナ医科大学病院の麻酔科医である3人の医師が、麻酔薬プロポフォールを不適切に使用したり乱用したりして死亡した。それぞれが異なる時期に死亡したが、彼らの死は共通して麻酔薬中毒によるものであった。
2. **過労と労働環境の問題**：事件の背景には、麻酔科医たちの過労と労働環境の過酷さが関わっていた。長時間勤務や不規則なシフト、重い責任と大きなストレスが麻酔科医たちの精神的・身体的な健康に影響を及ぼし、麻酔薬の不適切な使用や乱用につながったとされている。
3. **医療現場の問題点**：この事件は、医療現場全体における問題点を浮き彫りにした。過労や人手不足、労働環境の改善の必要性などが議論された。また、麻酔科医たちが自身で麻酔薬を使用してしまうという問題点も浮かび上がった。
4. **社会的影響と教訓**：この事件は、医療業界や社会に大きな衝撃を与えた。医師の自殺や麻酔薬の乱用に対する意識が高まり、医療現場の労働環境改善やメンタルヘルスの重要性が再認識される契機となった。

事件の結果、聖マリアンナ医科大学病院は管理体制の強化や薬品の管理改善、労働環境の改善などを行った。また、この事件を通じて、医師や医療従事者のメンタルヘルスへの配慮が広く議論され、関連するさまざまな取り組みが行われるようになった。2024年（令和6年）4月から施行された医師の働き方改革の新制度も、この一環である。

第**11**章
その他

1.**Q** 声門上器具のほうが気管チューブよりも術後呼吸器合併症は少ないのか?	386
2.**Q** モンペリエICU挿管プロトコルとは?	394
3.**Q** 手術室外での気管挿管はどれくらい危険か?	402
4.**Q** DSI（遅延導入気管挿管）とは何か?	408
5.**Q** 注射器の取り扱い法を知っていますか?	412
6.**Q** 術後のガム咀嚼は何がいいのか?	416
7.**Q** PONVの評価と対策はどうする?	419

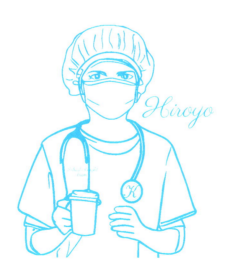

声門上器具のほうが気管チューブよりも術後呼吸器合併症は少ないのか？

　ラリンジアルマスク（laryngeal mask airway：LMA）を挿入する際には、喉頭鏡を必要としませんから、喉頭鏡の使用に伴う合併症としての歯牙損傷や口唇・口腔粘膜の損傷、咽頭や喉頭蓋の損傷を回避することができます。また、気管内にまで異物である気管チューブ（endotracheal tube：ETT）を挿入しないので、喉頭や気管に対しても粘膜を損傷したり機能障害を惹起したりすることを回避できます。また、器具を抜去する際にもETTのように気管内と口腔内の吸引操作をほとんど必要としないため、吸引操作に伴う粘膜損傷も多くの場合回避できます。

このように考えただけで、声門上器具のほうが気管挿管よりも、気道や呼吸器に及ぼす影響が圧倒的に少なく、術後の気道・呼吸器合併症は少なくて済むであろうことは容易に想像できます。それにもかかわらず、全身麻酔を受ける患者を対象に、LMAなどの声門上器具を挿入した患者は、気管挿管を受けた患者よりも呼吸器合併症のリスクが低いかどうかを検討した研究が**枚挙にいとまがない**くらいにたくさん存在します。成人、肥満患者、小児、乳児で比較した研究、緊急挿管の必要性についての比較、高齢者での比較などの研究を以下に紹介します。

1 成人

　Yuらは、2010年に全身麻酔を受ける成人患者において、LMAと気管挿管による気道合併症のリスクを比較するために、29件の前向き無作為化比較試験（RCT）を含めた系統的レビューを行っており、

- ETTを使用して気道確保を行った場合、LMAによる気道確保と比較して嗄声［リスク比（RR）2.59］、覚醒時の喉頭痙攣（RR 3.16）、咳嗽（RR

7.12)、喉頭痛（RR 1.67）の発生率が統計的に有意に高かった。
- 逆流（RR 0.84）、嘔吐（RR 1.56）、嘔気（RR 1.59）、初回挿入成功（first-pass success：FPS）（RR 1.08）のリスクにおける群間差は有意ではなかった。
- 全身麻酔を受けた患者において、LMAを使用した場合、ETTを使用した場合と比較して、覚醒時の喉頭痙攣、術後嗄声、咳嗽の発生率が統計的・臨床的に有意に低かった。
- 誤嚥リスクについては、誤嚥を報告した研究が1件のみであり、それはETTを使用した群であったため、判断することができなかった。

と報告しています（関連記事1）。

Yu SH, et al. Laryngeal mask airways have a lower risk of airway complications compared with endotracheal intubation: a systematic review. J Oral Maxillofac Surg. 2010 Oct;68(10):2359-76.

この報告によれば、フルストマック状態の患者をLMA挿入対象から除外しているためと思われますが、LMAは気管挿管に劣る点が見当たりません。

van Eschらは、2017年に咳嗽、咽頭痛、喉頭痙攣、嚥下障害、発声障害、血痕の発生率において、LMAがETTより優れているかどうかを明らかにするために、LMA Classic™、LMA ProSeal™（PLMA）、LMA Flexible™、LMA Supreme™を使用してETTと比較した19件の研究を含めた系統的な文献レビューを実施していますが、

- 方法論的な検証の結果、選択した研究間の異質性により、データをプールすることができなかった。
- 全体として、ETTに対するLMAの明確な利点は見つからなかったが、LMA Supreme™は気道合併症の発生率が最も低いことと関連していた。
- このレビューでは、LMAとETTの間で、術後の気道合併症の発生率に明確な差は示されなかった。
- LMA Supreme™はETTと比較して気道合併症の発生率を低下させるかもしれないが、LMAの使用が術後気道合併症のリスクを低下させるかどうかをさらに客観化するために質の高いRCTが推奨される。

と報告しています（関連記事2）。

van Esch BF, et al. Comparison of laryngeal mask airway vs tracheal intubation: a systematic review on airway complications. J Clin Anesth. 2017 Feb;36:142-50.

器具の種類が豊富になって、研究間の異質性が増大したためにデータをプールすることができなくなった可能性があります。

2 肥満患者

　声門上器具（supraglottic airway device：SGA）は現在広く使用されていますが、肥満患者の気道管理にSADを使用すると重篤な合併症のリスクが高まる可能性があるという臨床上の懸念が残っていることから、Nicholsonらは、肥満患者［肥満指数（body mass index：BMI）＞30kg/m^2］の全身麻酔中の気道確保に、SGAが気管挿管の安全かつ効果的な代替手段として使用できるかどうかを検討するために、SGAの1モデルであるPLMAとETTを比較する2つの適格研究を特定しており、

- 術後低酸素血症（空気吸入中の酸素飽和度＜92％）は、PLMA群のほうが少なかった（RR 0.27）。
- 術後の平均酸素飽和度には有意差があり、PLMA群のほうが酸素飽和度は2.54％高かった。
- リーク率はPLMA群で有意に高く、気腹中にみられた最大の違いは、PLMA群で6.4％増加したことであった。
- 両群ともに、胃内容物の誤嚥、死亡または重症呼吸器合併症の症例はなかった。
- 全体として、ETT群の4/114人と比較して、PLMA群の2/118人が喉頭痙攣または気管支痙攣をきたした。統合推定値は、PLMA群における喉頭痙攣の有意ではない減少を示している（RR 0.48）。
- 術後咳嗽はPLMA群のほうが有意に少なく（RR 0.10）、喉頭痛や発声障害のリスクには有意差はなかった（RR 0.25）。
- 平均して、PLMAの留置はETTより5.9秒長くかかった。
- 器具の初回留置成功率に有意差はなく、PLMA群では初回成功率33/35（94.3％）、ETT群では初回成功率32/35（91.4％）であった。

と報告しています。

Nicholson A, et al. Supraglottic airway devices versus tracheal intubation for airway management during general anaesthesia in obese patients. Cochrane Database Syst Rev. 2013 Sep 9;(9):CD010105.

肥満患者に対してSGAを使用しても、留置所要時間がわずかに延長するのと気腹中のリーク率が増加するものの、いずれも臨床的意義は少なく、重篤な合併症のリスクが高まることはなく、むしろ術後酸素化の改善、咳嗽の減少などETTよりも優れていることが示されています。

3 小児患者

2011年に、Patkiは小児年齢層（年齢＜12歳）においてLMAが従来の気管チューブに比べて何らかの利点を提供するかどうかを評価するために、16件（1,242人）の前向きRCTを含めたメタ分析を実施しており、

- LMAには、ETTに比べて覚醒時の咳嗽発生率が低い、術後咽喉痛（post-operative sore throat：POST）の発生率が低い、術後嘔吐の発生率が低いという3つの利点があることがわかった（$p<0.05$）。
- 覚醒時の気管支痙攣や喉頭痙攣の発生率については、ETTと比べて利点はみられなかった。気道シールの効果を高めるという点でも何の利点もなかった。
- LMAがETTに及ばない唯一の欠点は、初回試技での留置失敗の発生率が高いことであった。

と報告しています（関連記事3）。

Patki A. Laryngeal mask airway vs the endotracheal tube in paediatric airway management：A meta-analysis of prospective randomised controlled trials. Indian J Anaesth. 2011 Sep；55(5)：537-41．

4 乳児患者

2017年にDrake-Brockmanらは、ETTとLMAが、181人の乳児（0～12か月）の周術期呼吸器有害事象（perioperative respiratory adverse event：PRAE）に及ぼす効果を比較するRCTを実施しており、

- PRAEはETT群の50人（53％）、LMA群の15人（18％）に発生した（RR 2.94、$p<0.0001$）。
- 喉頭痙攣と気管支痙攣（主要なPRAE）は、ETT群の18人（19％）、LMA群の3人（4％）に記録された（RR 5.30、$p=0.002$）。
- 小手術を受ける乳児において、LMAはETTよりも臨床的に有意にPRAEが少ないことと、主要なPRAE（喉頭痙攣および気管支痙攣）の発生が低い

ことに関連した。

と報告しています（関連記事4）。

Drake-Brockman TFE, et al. The effect of endotracheal tubes versus laryngeal mask airways on perioperative respiratory adverse events in infants: a randomised controlled trial. Lancet. 2017 Feb 18;389(10070):701-8.

5 術後の緊急挿管

2021年にHammerらは、2008年から2018年にかけて全身麻酔で行われた成人非心臓外科手術症例のうち、SGAとETTの両器具が使用可能であると判断された症例（$n=5$万9,991）のみのデータを対象に、両器具間で全身麻酔後の術後緊急挿管リスクの比較を行う後ろ向きコホート研究を実施しており、

- ETTの使用は、術後緊急挿管の高いリスク［調整済み絶対リスク差（ARD）0.80%、$p<0.001$］、抜管後低酸素血症の高いリスク（ARD 3.9%、$p<0.001$）と有意に関連していた。
- 全身麻酔下で手術を受け、SGAまたはETTのいずれかで管理可能な患者において、SGAの使用は術後の緊急挿管リスクの低下と関連していた。
- SGAを使用した患者に筋弛緩薬を使用すると、術後の緊急挿管のリスクが高くなるようである。
- 図11-1は多変数Cox比例ハザードモデルに基づいて、ETTとSGAを使用して全身麻酔を受けた患者の術後7日間の緊急挿管確率を比較したグラフである。ETTを挿入された患者は、術後7日以内に術後緊急挿管を必要とする可能性が著しく高く、術後緊急挿管のほとんどは術後1日目に発生していた。

と報告しています（関連記事5）。

Hammer M, et al. Supraglottic airway device versus tracheal intubation and the risk of emergent postoperative intubation after general anaesthesia in adults: a retrospective cohort study. Br J Anaesth. 2021 Mar;126(3):738-45.

SGAを使用して、筋弛緩薬を使用しないのが最も緊急挿管のリスクが低いということです。SGAを使用するなら、必要もないのに筋弛緩薬は使用するべきではないということです。

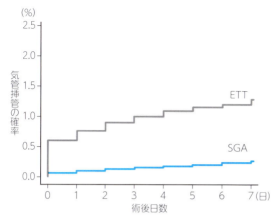

図11-1 術後緊急挿管確率の経時的推移

SGA:声門上器具、ETT:気管チューブ

(Hammer M, et al. Supraglottic airway device versus tracheal intubation and the risk of emergent postoperative intubation after general anaesthesia in adults: a retrospective cohort study. Br J Anaesth. 2021 Mar;126(3):738-45. より引用改変)

6 高齢患者

Yangらは、全身麻酔下に非心臓胸部手術を受ける高齢患者(年齢70歳以上)で、SGA($n=1,387$)またはETT($n=1,364$)による陽圧換気を受けた場合の術後肺合併症(postoperative pulmonary complication:PPC)の頻度を比較するRCTを実施しており、

- PPC(主に咳嗽)は、SGA群270/1,387人(19.5%)のほうが、ETT群342/1,364人(25.1%)よりも少なかった(絶対差 -5.6%、RR 0.78、$p<0.001$)。
- 全身麻酔下に術中陽圧換気を伴う待機的手術を受けた、手術対象疾患以外は健康な高齢者において、ETTに比べてSGAを用いて気道管理を行った場合、PPCは少なかった。

と報告しています(関連記事6)。

Yang LQ, et al. Postoperative pulmonary complications in older patients undergoing elective surgery with a supraglottic airway device or tracheal intubation. Anaesthesia. 2023 Aug;78(8):953-62.

声門上器具が呼吸器・気道に及ぼす利点

- 気管内にまで異物を挿入しないので呼吸器合併症が少ない。
- 術後緊急気管挿管となる確率が低い。
- 咳嗽が少ないので、咳嗽に付随する喉頭痛が少ない。

Point 声門上器具は気管チューブに比べて術後呼吸器合併症が少ないので、適応があれば積極的に使用しよう！

ブログ内の関連記事

1 ラリンジアルマスクは気管挿管と比較して気道合併症のリスクが低い：系統的レビュー
- 対象論文：J Oral Maxillofac Surg. 2010 Oct;68(10):2359-76.
  https://knight1112jp.seesaa.net/article/499626846.html

2 ラリンジアルマスクと気管挿管の比較：気道合併症の系統的レビュー
- 対象論文：J Clin Anesth. 2017 Feb;36:142-50.
  https://knight1112jp.seesaa.net/article/201703article_13.html

3 小児の気道管理におけるラリンジアルマスクと気管チューブの比較：前向き無作為化比較試験のメタ分析
- 対象論文：Indian J Anaesth. 2011 Sep;55(5):537-41.
  https://knight1112jp.seesaa.net/article/499626995.html

4 乳児の周術期呼吸器有害事象に対する気管チューブ vs ラリンジアルマスクの効果：無作為化比較試験
- 対象論文：Lancet. 2017 Feb 18;389(10070):701-8.
  https://knight1112jp.seesaa.net/article/499626471.html

5 声門上器具 vs 気管挿管で成人全身麻酔後の術後緊急挿管リスクの比較：後ろ向きコホート研究

- 対象論文：Br J Anaesth. 2021 Mar;126(3):738-45.
https://knight1112jp.seesaa.net/article/499617196.html

6 声門上気道器具または気管挿管による待機的手術を受けた高齢者における術後肺合併症について

- 対象論文：Anaesthesia. 2023 Aug;78(8):953-62.
https://knight1112jp.seesaa.net/article/499616339.html

Column 平成の麻酔薬に関連した事件簿：その7
北陵クリニック筋弛緩薬事件
平成13年（2001年）

平成13年（2001年）、宮城県仙台市の北陵クリニックで、准看護師の守 大助が少女を含む複数の患者に筋弛緩薬を混入し殺害未遂を図った事件が発生。以下が事件の要約である。

守 大助は少女Aを含む患者に筋弛緩薬ベクロニウム（ベクロニウム臭化物、現在販売中止）を混入し、彼女の急変による意識不明の重体が発覚。少女Aの急変の原因が不明で、半田郁子副院長の相談により宮城県警に通報された。守 大助は逮捕さ

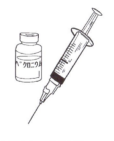

れ、自白により他の患者にも同様の行為を行ったことを認めた。事件が明るみに出ると、北陵クリニックの医療ミスや管理の問題が浮き彫りになった。守 大助の動機は、彼自身の不満や恋人を守るためと言われ、多くの疑問や議論を巻き起こした。

事件を巡り、弁護団と検察側の主張が対立。患者への筋弛緩薬の混入が事実なのか、その量やタイミングが不明確だとされる一方、証拠を積み上げて守 大助を犯人と断定する意見もあった。守 大助は一貫して無罪を主張し、冤罪を訴えたが、一審、二審、最高裁を経て無期懲役の判決が確定。事件の真相は依然として明らかではないが、冤罪か否かについては疑問が残されている。

この事件は医療行為を装った凶悪犯罪とされ、守 大助が複数の患者に関与した可能性が指摘された。事件の影響で北陵クリニックは閉鎖し、少女Aは意識不明のままである。

第11章 2

 モンペリエICU挿管プロトコルとは?

A フランスのモンペリエにある1958年に創設された大学病院センター(Centre Hospitalier Universitaire de Montpellier)の集中治療室(ICU)、麻酔科、クリティカルケア科に所属するJaberらが、挿管計画の立案と挿管手順の最適化に役立つ実用的なツールを提供するために、挿管プロトコルを開発しました。このプロトコルは、気管挿管の各段階(挿管前、挿管中、挿管後)で必要な項目、やるべきこと、考慮すべき点のリストで構成されています。このプロトコルに従って気管挿管処置を進めることによって、気管挿管時の安全性が向上することが実証されています。

Jaberらは 2010年に、10項目からなる挿管プロトコル(表11-1)の実施がICUにおける気管挿管に関連する合併症を軽減するかどうか調査するために2つの大学病院における3つの内科・外科ICUで、203人の一連のICU患者に対する244回の挿管処置について、挿管プロトコルの実施前6か月(対照期:$n=123$)と実施後6か月(介入期:$n=121$)を比較する前向き多施設研究を実施しており、

- 挿管後60分以内の生命を脅かす合併症〔心停止(cardiac arrest:CA)または死亡、重度の心血管虚脱および低酸素血症〕(21 vs 34%、$p=0.03$)と他の合併症(9 vs 21%、$p=0.01$)の発生率は、共に有意に減少した。
- 挿管プロトコルを実施することによって、ICU患者の挿管に伴う生命を脅かす直接的で重大な合併症を軽減できる。

と報告しています(関連記事1)。

Jaber S, et al. An intervention to decrease complications related to endotracheal intubation in the intensive care unit: a prospective, multiple-center study. Intensive Care Med. 2010 Feb;36(2):248-55.

表11-1 ICU挿管プロトコル

挿管前
1. 2人の処置担当者の存在
2. 心原性肺水腫がない場合の輸液（等張生理食塩水500mLまたはデンプン250mL）
3. 長期鎮静の準備
4. 急性呼吸不全の場合、NIPPVによる3分間の前酸素化（FiO₂ 100%、呼気1回換気量6～8mL/kg予測体重が得られる圧支持換気レベル5～15cmH₂O、PEEP 5cmH₂O）

挿管中
5. 迅速導入：エトミデート*0.2～0.3mg/kgまたはケタミン1.5～3mg/kgとサクシニルコリン（スキサメトニウム）1～1.5mg/kgの併用（アレルギー、高カリウム血症、高度アシドーシス、急性または慢性神経筋疾患、熱傷後48時間以上の患者、延髄外傷がない場合）
6. セリック手技

挿管後
7. カプノグラフィによるチューブ留置の即時確認
8. 拡張期血圧＜35mmHgのままならノルエピネフリン
9. 長期鎮静を開始する
10. 初期「保護換気」：1回換気量6～8mL/kg予測体重、PEEP＜5cmH₂O、呼吸数10～20回/分、プラトー圧＜30cmH₂O、FiO₂＝100%

NIPPV：non-invasive positive pressure ventilation（非侵襲的陽圧換気）、FiO₂：fraction of inspiratory oxygen（吸気酸素濃度）、PEEP：positive end-expiratory pressure（呼気終末陽圧）
*：日本未発売

(Jaber S, et al. An intervention to decrease complications related to endotracheal intubation in the intensive care unit: a prospective, multiple-center study. Intensive Care Med. 2010 Feb;36(2):248-55. より引用改変)

その後、2014年にDe Jongらが著したレビュー記事で、12項目からなる改良版の「モンペリエICU挿管アルゴリズム」が紹介されています（表11-2、関連記事2）。

De Jong A, et al. Intubation in the ICU: we could improve our practice. Crit Care. 2014 Mar 18;18(2):209.

前述の表11-1の「ICU挿管プロトコル」に「モンペリエ」の固有名詞が付加され、挿管後には、「肺加圧操作」と「気管チューブのカフ圧確認」の2項目が追加されています。また、筋弛緩薬は、サクシニルコリン（スキサメトニウム）が禁忌となる場合にはロクロニウムの使用が許容されています。

表11-2 「モンペリエICU挿管アルゴリズム」で追加された項目

挿管中
(5. に追加) ロクロニウム 0.6mg/kg：サクシニルコリン (スキサメトニウム) 禁忌、ICU長期滞在、神経筋疾患の危険因子がある場合
挿管後
11. 肺加圧操作：FiO_2 100%で40秒間のCPAP 40cmH_2O (心血管虚脱がない場合)
12. 気管チューブのカフ圧を25～30cmH_2Oに維持する

CPAP：continuous positive airway pressure (持続気道陽圧呼吸)

さらに、2018年にCorlらは、特定の項目を除外し、前酸素化法は非侵襲的陽圧換気 (non-invasive positive pressure ventilation：NPPV) だけではなく、高流量経鼻カニュラや非再呼吸マスクでも可能にした8項目からなる「簡易版モンペリエ・プロトコル」の実施が、初回挿管成功率を高め、挿管関連合併症を減少させるかどうかを調べており、

- 簡易版モンペリエ・プロトコルは、ICU現場で容易に適用され、容易に順守できる。
- 簡易版モンペリエ・プロトコルは、初回挿管成功率の16.2%増加と関連していた。
- 挿管関連合併症の12.6%の減少がみられた。

と報告しています (関連記事3)。

Corl KA, et al. A modified Montpellier protocol for intubating intensive care unit patients is associated with an increase in first-pass intubation success and fewer complications. J Crit Care. 2018 Apr;44:191-5.

2019年、

Caseyらは、重症成人の気管挿管中のバッグマスク器具による陽圧換気 (バッグマスク換気) が誤嚥のリスクを増大させることなく低酸素血症を予防するかどうかを調べるために、米国の7施設のICUで、気管挿管を受ける成人を、導入と喉頭鏡検査中のバッグマスク器具による換気 (バッグマスク換気群) か、または換気なし (対照群) のいずれかに無作為に割り付けて、低酸素血症の発生率を比較する多施設RCTを実施しており、

- 登録された401人の患者のうち、最低酸素飽和度の中央値は、バッグマス

ク換気群で96％（IQR* 87-99）、対照群で93％（IQR 81-99）であった（$p=0.01$）。

＊IQR：四分位範囲

- 酸素飽和度80％未満と定義した高度低酸素血症を示したのは、対照群の45人（22.8％）に対して、バッグマスク換気群では21人（10.9％）であった（RR 0.48）。
- 誤嚥は、バッグマスク換気群では挿管の2.5％、対照群では4.0％に発生した（$p=0.41$）。
- 気管挿管後48時間の胸部X線撮影での新しい陰影の発生率は、それぞれ16.4％と14.8％であった（$p=0.73$）。
- 気管挿管を受ける重症成人で、バッグマスク換気群は、対照群よりも酸素飽和度が高く、高度低酸素血症の発生率が低かった。

と報告しており、重症患者に気管挿管する場合、麻酔導入時と同じようにバッグマスク換気をしたほうが低酸素血症をきたさないことが示されています（関連記事4）。

Casey JD, et al. Bag-Mask Ventilation during Tracheal Intubation of Critically Ill Adults. N Engl J Med. 2019 Feb 28；380（9）：811-21．

2021年、

Jaberらは、気管挿管時のスタイレットのルーチン使用が初回挿管成功率に及ぼす影響を検討するために、ICU32室、999人の患者を対象にスタイレットを使用した501人（50％）としなかった498人（50％）とで気管挿管成功率に及ぼす効果を比較する多施設共同RCT（STYLETO試験）を実施しており、

- 気管チューブ＋スタイレット群では392例（78.2％）、気管チューブ単独群では356例（71.5％）で初回挿管が成功した（絶対リスク差 6.7、RR 1.10、$p=0.01$）。
- 気管挿管に関する合併症は、気管チューブ＋スタイレット群では194例（38.7％）、気管チューブ単独群では200例（40.2％）であった（絶対リスク差 －1.5、RR 0.96、$p=0.64$）。
- 重篤な有害事象の発生率はそれぞれ4.0％、3.6％であった（絶対リスク差 0.4、RR 1.10、$p=0.76$）。
- 気管挿管を受ける重症成人において、スタイレットの使用は初回挿管成功

率を向上させる。

と報告しており、重症患者の気管挿管時にはスタイレットの使用が望ましいことが示されています (関連記事5)。

> Jaber S, et al. Effect of the use of an endotracheal tube and stylet versus an endotracheal tube alone on first-attempt intubation success: a multicentre, randomised clinical trial in 999 patients. Intensive Care Med. 2021 Jun;47(6):653-64.

2022年には、

前述のバッグマスク換気やスタイレットの使用を含めた新しい知見として、

- 挿管前の有効な前酸素化のために上体挙上（20～30°）すること。
- 挿管に際しては、挿管困難が予想される場合には最初からビデオ喉頭鏡を使用すること。
- ビデオ喉頭鏡が使用できないなら、マッキントッシュ直視型喉頭鏡を使用する場合には、チューブ単独ではなくスタイレットやブジーを併用すること。
- 低酸素血症を回避するための必要時のバッグマスク換気を行うこと。

などの最新の知見が追加されて15項目からなる「モンペリエICU挿管プロトコル最新版」が公開されています (表11-3、関連記事6)。

> De Jong A, et al. How to improve intubation in the intensive care unit. Update on knowledge and devices. Intensive Care Med. 2022 Oct;48(10):1287-98.

このプロトコルは、

今後も、新しい知見がどんどん盛り込まれて、より素晴らしいものに進化していくことでしょう。「手術室安全チェックリスト」のように、ICUや高次治療室ならどこでも使用するのが当たり前になってほしいと思います。また、手術室でも重症の手術患者の麻酔導入に際しては、十分に役立つプロトコルです。麻酔科医、集中治療医、救急医は必見です。

モンペリエICU挿管プロトコル

- 重症患者の気管挿管用の前・中・後の要チェックリスト
- 順守することで初回挿管成功率が上昇する。
- 挿管関連合併症を低減できる。

表11-3 モンペリエICU挿管プロトコル最新版

挿管前	①2人の施術者の存在(4本の手) ②輸液負荷と昇圧薬の早期の導入 ③長時間鎮静の準備 ④前酸素化のために、以下を考慮：**上体挙上**(20〜30°) ⑤少なくとも3分間の前酸素化 **低酸素性呼吸不全**の場合には**NPPV**(FiO_2 100%、呼気1回換気量が6〜8mL/kg予測体重となるように、プレッシャーサポート5〜10cmH_2OとPEEP 5cmH_2O) 高度の低酸素血症があり、利用可能なら**無呼吸酸素化**を併用する(OPTINIV method) 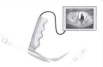
挿管中	⑥挿管困難が予想されるのなら最初に**ビデオ喉頭鏡**を考慮、ビデオ喉頭鏡が使えないなら**スタイレット**かブジーを使用した**マッキントッシュ喉頭鏡**を考慮するべし ⑦**迅速導入**： ・ケタミン1〜2mg/kg予想体重 ・サクシニルコリン(スキサメトニウム)1mg/kg実体重(禁忌でなければ)、サクシニルコリンが禁忌の場合には、ロクロニウム1.2mg/kg予測体重 ⑧**セリック手技** ⑨酸素飽和度<90%、あるいは、誤嚥のリスクよりも酸素飽和度低下のリスクが高い場合には**換気**
挿管後	⑩**カプノグラフィ**でチューブの適正留置を確認 ⑪以下の場合は**昇圧薬**を増量： 　拡張期動脈圧<35mmHg 　収縮期動脈圧<90mmHg ⑫**長時間鎮静**を早期に開始 ⑬**低気道内圧換気**で開始： 　1回換気量6〜8mL/kg予測体重、PEEP<5cmH_2O、FiO_2 100%、プラトー圧<30cmH_2O 　(循環が落ち着いてから肺保護換気を開始) ⑭**肺加圧操作**：20〜30秒間、PEEP 30〜40cmH_2O (心血管虚脱がなく、低循環血液量状態でない患者) ⑮**カフ圧**は、リークがなくて25〜30cmH_2O

NPPV：non-invasive positive pressure ventilation(非侵襲的陽圧換気)、FiO_2：fraction of inspiratory oxygen(吸気酸素濃度)、PEEP：positive end-expiratory pressure(呼気終末陽圧)

(De Jong A, et al. How to improve intubation in the intensive care unit. Update on knowledge and devices. Intensive Care Med. 2022 Oct；48(10)：1287-98. より引用改変)

このように素晴らしいプロトコルが公開されている一方で、重症患者への気管挿管は最も頻繁に行われる行為であると同時にリスクの高い手技ですが、これまで挿管時の有害事象に関する情報は限定的でした。

2021年に Russottoらは、International Observational Study to Understand the Impact and Best Practices of Airway Management in Critically Ill Patients(INTUBE)試験の結果として、世界29カ国、197箇所のICUや救急外来および病棟で、気管挿管を受けた約3,000例の重症患者を被験者として、挿管処置と挿管開始30分以内の有害事象を評価する前向きコホート試験を実施しており、

- 気管挿管実施の主な理由は、呼吸不全(52.3%)、神経障害(30.5%)、心血管系の不安定化(9.4%)だった。
- 重症患者への気管挿管後の主要有害イベント発生率は、45.2%と頻繁にみられた。
- 特に多くみられたのは心血管系の不安定化で、緊急挿管を受けた患者の42.6%でみられた。次いで、重度低酸素血症(9.3%)、CA(3.1%)が観察された。
- ICU全死亡率は32.8%だった。

と報告しています(関連記事7)。

Russotto V, et al. Intubation Practices and Adverse Peri-intubation Events in Critically Ill Patients From 29 Countries. JAMA. 2021 Mar 23;325(12):1164-72.

　気管挿管を必要とする重症患者の半分程度に、気管挿管に際して何らかの有害事象が起きていることになります。重症患者の気管挿管は麻酔科医にとってもストレスフルな処置ですが、プロトコルを順守して、患者への有害事象が最小限になるように努力しなくてはなりません。

> **Point** モンペリエICU挿管プロトコルは、ICUのマストアイテムだ！

ブログ内の関連記事

1 集中治療室における気管挿管に関連する合併症を軽減するための介入：前向きの多施設研究

- 対象論文：Intensive Care Med. 2010 Feb；36(2)：248-55.

https://knight1112jp.seesaa.net/article/201712article_50.html

2 モンペリエ-ICU挿管アルゴリズム

- 対象論文：Crit Care. 2014 Mar 18；18(2)：209.

https://knight1112jp.seesaa.net/article/201711article_60.html

3 ICU患者挿管のための簡易版モンペリエプロトコルは、初回挿管成功率の増加と合併症減少と関連する

- 対象論文：J Crit Care. 2018 Apr；44：191-5.

https://knight1112jp.seesaa.net/article/201711article_55.html

4 重症成人の気管挿管中のバッグマスク換気

- 対象論文：N Engl J Med. 2019 Feb 28；380(9)：811-21.

https://knight1112jp.seesaa.net/article/201902article_84.html

5 気管挿管成功率に対する気管チューブとスタイレットの使用 vs 気管チューブ単独使用の効果：999名の患者を対象とした多施設共同無作為化臨床試験

- 対象論文：Intensive Care Med. 2021 Jun；47(6)：653-64.

https://knight1112jp.seesaa.net/article/499577798.html

6 集中治療室での挿管を改善する方法。知識とデバイスのアップデート

- 対象論文：Intensive Care Med. 2022 Oct；48(10)：1287-98.

https://knight1112jp.seesaa.net/article/499573834.html

7 世界29カ国の重症患者における挿管方法と挿管前後の有害事象について

- 対象論文：JAMA. 2021 Mar 23；325(12)：1164-72.

https://knight1112jp.seesaa.net/article/202103article_40.html

Q 手術室外での気管挿管はどれくらい危険か?

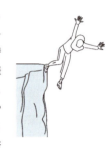

A 手術室内で気管挿管の対象としている患者は、通常、手術に際して確実な気道確保手段として気管挿管を必要とする全身麻酔を受ける患者で、待機的手術の場合には、手術対象となる疾患以外には差し迫って生命危機のない患者がほとんどです。たとえ、何らかの重症の合併症を有しているとしても、手術や麻酔の術前評価で、手術や麻酔に耐えられると判断された患者です。また、通常、時間的余裕があれば、術前に貧血や電解質異常があっても、ある程度の補正がなされています。重症外傷を負っていて、生命の危機に瀕しており、何の補正もされずに手術室に搬入されて、緊急の救命的手術が必要な患者というのは稀です。

これに対して、手術室外のICUや救急部（emergency department：ED）、病棟などで緊急の気管挿管を必要とするほとんどの患者では、呼吸器系や循環器系、あるいは脳神経系に重大な異常があって生命の危機に瀕しているがために、確実な気道確保としての気管挿管が必要な患者であって、患者が抱えているそもそもの病態自体が手術対象患者とはまったく異なっています。

Heffnerらは、

都市部のEDで1年間に行われた緊急気管挿管542例のうち、年齢≧18歳、気管挿管前は心停止（cardiac arrest：CA）ではなかった410例を対象に、緊急挿管中～後のCAの発生率を調査し、この合併症に関連する因子を特定するために、後ろ向きコホート研究を実施しており、

- CAは17/410例（4.1％）で、挿管後6分（中央値）に発生した。
- CA事象のほぼ2/3は薬剤投与後10分以内に発生し、挿管後早期のCA発

生率は2.4％であった。
- 大半の症例で無脈性電気活動が初期リズムであった。CA事象の半数以上は蘇生に成功したが、CAは病院死のオッズ比（OR）上昇と関連していた（OR 14.8）。
- 挿管前の血行動態および酸素飽和度の変数はCAと関連していた。挿管前に低血圧をきたしていた患者ではCAが多かった（12 vs 3％、$p < 0.002$）。迅速挿管前のショック指数（shock index：SI）と体重はCAと独立して関連していた。

と報告しています (関連記事1)。この症例群では、緊急挿管25件に1件がCAをきたしており、挿管前低血圧例では有意にCAが多かったとしています。

Heffner AC, et al. Incidence and factors associated with cardiac arrest complicating emergency airway management. Resuscitation. 2013 Nov;84(11):1500-4.

Kimらは、

EDにおける緊急気管挿管後のCA発生率を評価し、CAに関連する臨床的要因を明らかにするために、都市部の三次医療センターにおいて、EDで緊急気道管理を必要とした重症成人患者を対象として、4年にわたって症例 vs 対照＝1：3のマッチド症例対照研究を実施しており、

- 緊急気管挿管を受けた患者2,403人のうち、41人（1.7％）が挿管後10分以内にCAを認めた。最も多かった初期リズムは無脈性電気活動（78.1％）であった。
- CAをきたした患者は、そうでない患者よりも院内死亡率が高かった（61.0 vs 30.1％、$p < 0.001$）。
- 挿管前の収縮期低血圧（収縮期血圧≦90mmHg）は、挿管後のCAと独立して関連していた（OR 3.67、$p = 0.01$）。
- 挿管後早期のCAはEDにおいて約2％の頻度で発生した。挿管前の収縮期低血圧はCAと関連している。

と報告しています (関連記事2)。

Kim WY, et al. Factors associated with the occurrence of cardiac arrest after emergency tracheal intubation in the emergency department. PLoS One. 2014 Nov 17;9(11):e112779.

前出のHeffnerらの報告よりも調査対象患者数は約6倍となっていますが、EDでの緊急気管挿管に際してのCAは約2％の頻度で発生しており、やはり、挿管前の収縮期低血圧が大きな要因の1つであることには間違いないようです。

気管挿管前の低血圧は、いわばCAの予兆であって、これに対して何の処置もせずに、いきなり迅速導入を行うのは、「愚の骨頂」と言うべきなのでしょう。

2018年から2019年にかけて、挿管前後の有害事象の発生率

と性質を評価し、重症患者における挿管の現状を評価するために、5大陸29カ国の197施設で実施された、ICU、ED、病棟で気管挿管を受ける連続した重症患者を対象とした国際多施設共同前向きコホート研究(International Observational Study to Understand the Impact and Best Practices of Airway Management in Critically Ill Patients study：INTUBE研究)では、

- スクリーニングした3,659例のうち2,964例(年齢中央値63歳、IQR 49〜74歳、男性が62.6%)を対象とした。
- 主要評価項目は、挿管手技の開始から30分以内に発生した以下のイベント〔心血管不安定(以下のいずれか：収縮期血圧＜65mmHgが1回以上、＜90mmHgが30分以上、血管収縮薬またはボーラス輸液＞15mL/kgの新規または追加の必要性)、重度の低酸素血症(酸素飽和度＜80%)またはCA〕のうち少なくとも1つと定義された主要な挿管前後有害事象の発生率であった。
- 挿管の主な理由は、52.3%の患者が呼吸不全で、次いで30.5%が神経障害、9.4%が心血管系の不安定さであった。
- 対象患者のうち45.2%が、1つ以上の主要な挿管前後有害事象をきたしていた。最も多かったのは心血管不安定で、緊急挿管を受けた全患者の42.6%に認められ、次いで高度低酸素血症(9.3%)、CA(3.1%)であった(図11-2)。ICU全体の死亡率は32.8%であった。

と報告されています(関連記事3)。

Russotto V, et al. Intubation Practices and Adverse Peri-intubation Events in Critically Ill Patients From 29 Countries. JAMA. 2021 Mar 23;325(12):1164-72.

Downingらは 2023年に、ED、ICU、内科病棟の重症患者に

おける、低酸素症、低血圧/心血管系虚脱、CAと定義された挿管前後の主要有害事象(MAE)の有病率について、44件(3万4,357件の気管挿管)の論文を含めた系統的レビューとメタ分析を実施しており、

- 挿管前後のMAEは、挿管の30.5%で確認された。

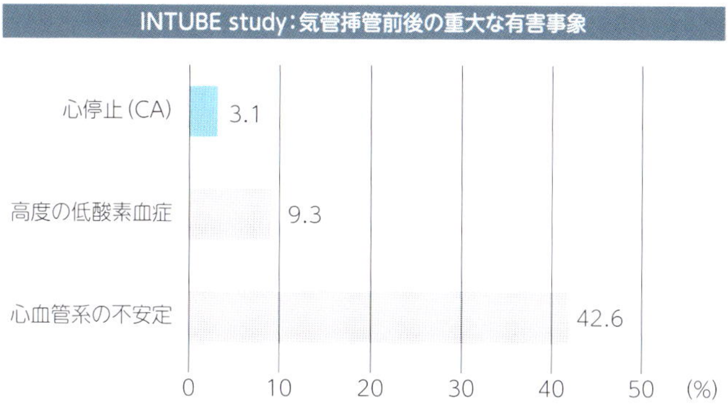

INTUBE study：気管挿管前後の重大な有害事象

有害事象	割合(%)
心停止（CA）	3.1
高度の低酸素血症	9.3
心血管系の不安定	42.6

図11-2　INTUBE研究における気管挿管前後の重大な有害事象の発生頻度

(ICU MANAGEMENT & PRACTICE. Major Adverse Peri-intubation Events in Critically Ill Patients – Update on the INTUBE Study. [https://healthmanagement.org/c/icu/issuearticle/major-adverse-peri-intubation-events-in-critically-ill-patients-update-on-the-intube-study] より引用改変)

- MAEは、ED（17%）よりもICU（41%）のほうが多くみられた。
- 血行動態不安定のための挿管はMAEの高い割合と関連したが、気道保護のための挿管はMAEの低い割合と関連した。
- 挿管の15%が低酸素血症、2%がCA、18%が心血管系虚脱を合併した。
- 手術室および麻酔回復室（postanesthetic care unit：PACU）以外で挿管された患者のほぼ3人に1人が挿管前後にMAEをきたす。
- ICUで挿管された患者および血行動態の障害がすでにある患者は最もリスクが高い。特にハイリスク患者では、すべての挿管に蘇生が不可欠であると考えるべきである。

と報告されています（関連記事4）。

Downing J, et al. Prevalence of peri-intubation major adverse events among critically ill patients: A systematic review and meta analysis. Am J Emerg Med. 2023 Sep；71：200-16.

通常の麻酔診療で、気管挿管後にCAが発生するなどとは予想しないでしょうが、手術室外のICUやED、病棟などで気管挿管を行う場合には、CAが発生することも予想しなくてはなりません。

2018年に日本麻酔科学会が実施した200万例の麻酔症例を調査した結果では、CA例は約500例（2.48／1万例）、つまり、0.025％であったことと比較すると、手術室外ではCAをきたす危険性が100〜200倍も高いということになります。また、高度低血圧例は803例（3.98／1万例、0.040％）、高度低酸素血症例は316例（1.57／1万例、0.016％）であったことから、高度低血圧をきたす危険性は400〜1,000倍、高度低酸素血症をきたす危険性は600〜1,000倍も高いということになります（図11-3）。

日本麻酔科学会．2018年 麻酔関連偶発症例調査結果報告．
[https://nsas.anesth.or.jp/App/Datura/already_files/pdf/coincident_result_2018.pdf]
（日本麻酔科学会の会員のみがアクセス可能）

日本麻酔科学会：2018年 麻酔関連偶発症例調査結果報告

項目	値(%)
心停止（CA）	0.025
高度の低酸素血症	0.016
高度低血圧	0.040

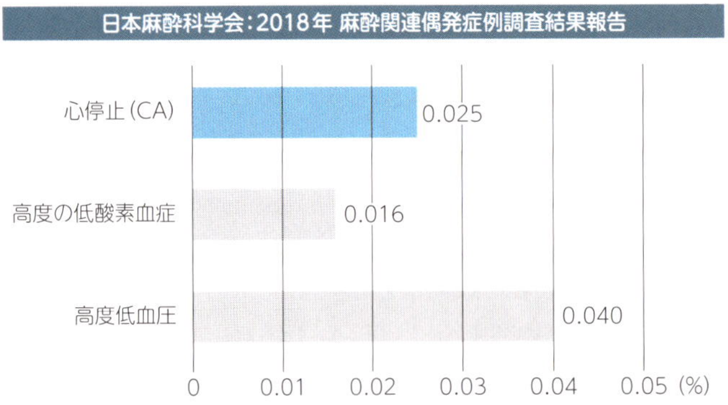

図11-3　2018年の麻酔関連偶発症例調査結果報告

［日本麻酔科学会．2018年 麻酔関連偶発症例調査結果報告．
[https://nsas.anesth.or.jp/App/Datura/already_files/pdf/coincident_result_2018.pdf]
（日本麻酔科学会の会員のみがアクセス可能）を基に作成］

重大な有害事象の発生率（手術室外気管挿管／麻酔）

- 心停止：　　　　　　100〜200倍
- 高度低酸素血症：　　600〜1,000倍
- 高度低血圧：　　　　400〜1,000倍

> **Point** 手術室以外での気管挿管は、心停止の危険性が通常の麻酔診療に比べて100～200倍、高度低酸素血症や高度低血圧は1,000倍も高く、最高にリスクが高いと心得よ！

ブログ内の関連記事

1 緊急気道管理に合併した心停止の発生率と関連因子
- 対象論文：Resuscitation. 2013 Nov；84(11)：1500-4.
https://knight1112jp.seesaa.net/article/500036082.html

2 救急部における緊急気管挿管後の心停止発生に関連する因子
- 対象論文：PLoS One. 2014 Nov 17；9(11)：e112779.
https://knight1112jp.seesaa.net/article/500045627.html

3 世界29カ国の重症患者における挿管方法と挿管前後の有害事象について
- 対象論文：JAMA. 2021 Mar 23；325(12)：1164-72.
https://knight1112jp.seesaa.net/article/202103article_40.html

4 重症患者における挿管前後の主要有害事象の有病率：系統的レビューとメタ分析
- 対象論文：Am J Emerg Med. 2023 Sep；71：200-16.
https://knight1112jp.seesaa.net/article/500027580.html

DSI（遅延導入気管挿管）とは何か？

遅延導入気管挿管（delayed sequence intubation：DSI）は、迅速導入／気管挿管（rapid sequence induction/intubation：RSI）に相対する言葉で、RSIが意識消失から気管挿管完了までの時間を最短にすることで、誤嚥のリスクを最小限にすることを目的としているのに対して、DSIは可及的に患者の酸素飽和度を低下させないことを目的としています。

RSIは、意識消失から気管挿管完了までの時間を最短にするために、鎮静薬と筋弛緩薬を一気にボーラス投与します。通常は、非再呼吸マスクによって十分な前酸素化を行った後に、薬剤を投与してバッグマスク換気などの補助呼吸を原則行わずに、輪状軟骨圧迫下に気管挿管を試みます（関連記事1）。しかし、患者が不穏や興奮、せん妄状態にあって、気管挿管前に必要な準備としての十分な前酸素化が行えていない場合であっても、**一か八かのいわば「賭け」に出なくてはならない**のです。

これに対して、DSIは、自発換気や気道反射を鈍らせない鎮静薬

としてケタミンを使用して、患者の自発呼吸や咽喉頭反射を温存しつつ、意識を喪失させて不穏や興奮、せん妄状態といった前酸素化を障害している要因を取り除き（解離状態）、非再呼吸マスクやNPPV（非侵襲的陽圧換気）で十分な前酸素化を行った上で、筋弛緩薬を投与して気管挿管を試みる方法です。

RSIのように、鎮静薬と筋弛緩薬を一気にボーラス投与するのではなくて、ケタミンによって呼吸抑制を最小限としつつも意識喪失を起こさせ、それによって気管挿管に必要な前処置を十分に行えるようにする、いわばケタミンによって、十分な前酸素化のための処置鎮静を行うのです。何を遅らせるのかという

408　第11章　その他

と、要するに十分な前酸素化が行えるように、筋弛緩薬の投与を遅らせるのです。

ケタミンは患者の呼吸や気道の反射を鈍らせることはありません。さらに、ケタミンの作用としての解離状態によって、前酸素化が可能となります。1.0〜1.5mg/kgのケタミンをゆっくりと静脈内投与すると、約45秒以内に患者は落ち着きます。その後、前酸素化を安全かつ制御された方法で進めることができます。これは、非再呼吸マスクを使用するか、できればシャントを呈する患者においては、5〜15cmH$_2$OのCPAP設定で人工呼吸器に接続された非侵襲的マスクを使用することで実現できます。

95%を超える酸素飽和度が達成された後、十分な前酸素化を行うために、患者にはさらに2〜3分間高濃度酸素を呼吸させます。次に筋弛緩薬が投与され、45〜60秒の無呼吸期間の後、患者は挿管されます。

高血圧や頻脈のある患者では、ケタミンの交感神経刺激作用が望ましくないことがあります。そのような場合には、少量のベンゾジアゼピンや短時間作用性のエスモロールで抑制することができますが、これらの高血圧や頻脈の患者に好ましい鎮静薬としてデクスメデトミジンを使用することができ、自発呼吸や気道反射を鈍らせることなく鎮静することができます。

1μg/kgのデクスメデトミジンを10分間にわたって患者に投与すると、患者は鎮静状態になり、ほとんどの場合3〜5分後に前酸素化のための処置を受け入れてくれるようになります。

呼吸抑制作用の強いプロポフォールやミダゾラムなどは推奨されていません。ICUやEDで、不穏状態となっている重症呼吸不全患者や小児など前酸素化に協力的でない患者などに適用されてしかるべき方法です。

Weingartらは、せん妄などのために精神状態が変化していて十分な前酸素化ができないEDとICUの患者を対象として、緊急気道確保のための新しい導入方法としてDSIを検討するために、前向き多施設共同観察研究を

実施しており、

- 患者にケタミンの解離用量を投与して、高流量非再呼吸マスクか、または NPPV による前酸素化ができるようにした。前酸素化後に筋弛緩を得て挿管した（図 11-4）。

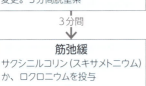

患者
緊急気道管理が必要だが、せん妄のために挿管前準備に抵抗を示す

↓

解離状態
解離状態を惹起するケタミンの用量を、緩徐に静脈内投与する。患者が解離状態となるまで追加用量を投与する

通常、ほとんどの患者は、1～1.5mg/kg の用量で解離状態になる。ケタミンの作用発現は即時であり、唾液過分泌などの多くの副作用は用量依存性なので、通常の初期負荷用量よりも少なめの用量（1mg/kg）とするのが賢明である。もしも、初期負荷用量で患者が解離状態とならない場合には、追加用量として 0.5mg/kg ずつを投与する。ケタミンの急速静注は無呼吸をきたしかねないので、ゆっくりと投与し、自然消失する短時間の無呼吸は予想しておく

10～15秒
↓

前酸素化
非再呼吸マスクと鼻カニューラを使用。もし飽和度<95％ならば、非侵襲的 CPAP 用非再呼吸マスクに変更。3 分間脱窒素

経鼻胃管の留置など必要な処置は、この段階で行えばよいであろう

3分間
↓

筋弛緩
サクシニルコリン（スキサメトニウム）か、ロクロニウムを投与

↓

無呼吸酸素化
鼻カニューラで無呼吸酸素化を実施

45～60秒
↓

気管挿管

図 11-4 遅延導入気管挿管（DSI）の手順

（Weingart SD, et al. Delayed sequence intubation: a prospective observational study. Ann Emerg Med. 2015 Apr;65(4):349-55. より引用改変）

- 合計62人の患者が登録された。19人は非再呼吸マスクを、39人はNPPVを、4人は経鼻胃管の留置を可能とするためにDSIを必要とした。
- 酸素飽和度はDSI前の89.9％から98.8％まで増加した［増分は8.9、95％信頼区間（CI）6.4-10.9％］。重篤な酸素飽和度低下の可能性が高い患者が32人いた（DSI前の酸素飽和度≦93％）が、全員のDSI後の酸素飽和度は上昇し、うち29人（91％）で、DSI後の酸素飽和度は93％以上に増加した。DSIを受けた患者に合併症は観察されなかった。
- DSIは、前酸素化や挿管前処置に耐えられない緊急気道管理が必要な患者で、迅速挿管に代わる手段を提供する可能性がある。DSIは、緊急気道管理での使用に安全かつ有効であるようである。

と報告しています。

<small>Weingart SD, et al. Delayed sequence intubation: a prospective observational study. Ann Emerg Med. 2015 Apr;65(4):349-55.</small>

せん妄状態で、気管挿管前の前酸素化や経鼻胃管挿入に耐えられない患者では、麻酔導入と気管挿管を一気に行うのではなくて、あらかじめケタミンやデクスメデトミジンなど呼吸抑制の少ない鎮静薬による鎮静下に十分な前酸素化や挿管前処置を行った上で、気管挿管をしたほうが安全です。

> **Point** せん妄や興奮などの精神的な異常によって、迅速導入のために十分な前酸素化が行えない場合は、遅延導入気管挿管を考慮しよう！

ブログ内の関連記事

1 Q：迅速導入（RSI）はどうやるか？
  https://knight1112jp.seesaa.net/article/201601article_44.html
  ※この記事は、『麻酔パワーアップ読本 エッセンシャルズ』（日本医事新報社、2022、p.178-181）にも収載されています。

2 遅延導入気管挿管：前向き観察研究
  - 対象論文：Ann Emerg Med. 2015 Apr;65(4):349-55.
  https://knight1112jp.seesaa.net/article/201806article_27.html

Q 注射器の取り扱い法を知っていますか？

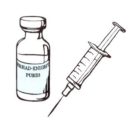

A 医師の専門診療分野にはいろいろありますが、日々の診療業務の一環として、薬剤のアンプルを切ったり、薬液を注射器（シリンジ）に吸ったり、輸液ルートの三方活栓にシリンジを接続して薬液を注入したりするのは、麻酔くらいかもしれません。麻酔科医なら、日々注射器を使用しているので、看護師や薬剤師以上に、その取り扱いには十分に精通していなくてはなりません。

1 注射器の構造と日常的操作

注射器は、シリンジ（外筒）・ガスケット・プランジャー（押し子）と注射針、そして針のキャップなどの部品からなります（図11-5）が、日常的に必要な注射器の操作としては、「キャップを外す」、「針を外す」、「プランジャーを引いて薬液を吸う」、「プランジャーを押して薬液を注入する」などです。

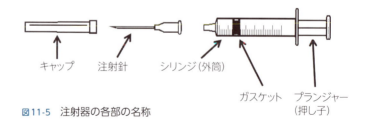

図11-5 注射器の各部の名称

アンプルやバイアルから薬液を吸う時や、患者に直接、皮下注射・筋肉注射・静脈内投与をする時には、シリンジに針を付けたままでキャップだけを外さな

くてはなりませんが、点滴ルートがある場合にはシリンジを三方活栓に接続しないといけないので、シリンジから針を外さなくてはなりません。

［キャップ］←→［針］←→［シリンジ］には**2箇所の接続部分**があります(図11-6)が、

「シリンジに針を付けたままで針キャップだけを外すにはどうするか？」
「シリンジからキャップを付けたままの針を外すにはどうするか？」

について、一見他愛もないことかもしれませんが、きちんと理解してやっている人は少ないかもしれないので、本項で解説してみることにします。

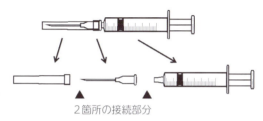

2箇所の接続部分

図11-6　注射器の［キャップ+針+シリンジ］の合体と分解

2 針キャップだけを外すには・・・

針のキャップを外すには、左手で針キャップを摘み、右手でシリンジを摘んで、いったん強く左右から相互に中央へ押し込んでから、左右に引っ張ります。そうすると、針キャップだけが外れます(図11-7)。

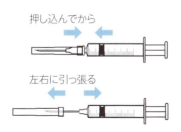

図11-7　針キャップだけを外す場合の操作

3 キャップ付きの針を外すには・・・

次に、シリンジから針を外したい時は、左手で針キャップを摘み、右手でシリンジを摘んで、左手を手前に、右手は向こう側に回して（左右反対でも構いません）、捻じりながら引っ張ります。そうすると、シリンジから針が外れます（図11-8）。

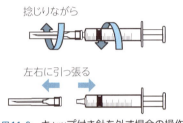

図11-8 キャップ付き針を外す場合の操作

4 そのメカニズムとは？

どうしてそういう操作で外し分けることができるのかを、初めて知った時はちょっと感動しました。「この構造を考えた人、メッチャ頭いいなあ！」って。2箇所の接続部は、その接続のメカニズムがまったく異なっています。

シリンジと針の接続は、テーパー型になっている（シリンジの先端がだんだん細くなっている）ので、強く押し込むと、その接続が力のかけ具合に応じて堅くなります。ところが、針とキャップの接続部は、ストッパーが付いているので強く押し込んでも堅くなりようがありません。なので、強く押し込んでから両者を引き離すと、接続が堅くなりようのないキャップ側が外れます。

また、シリンジと針を捻じると、テーパー型になっているシリンジと針の接続は緩みますが、針とキャップの接続部は相互に星形になって噛み合っているので、緩みようがありません。そのため、捻じりながら引っ張ると針だけが外れることになるのです。

薬液がシリンジの先端に付いてしまうとうまくいかないこともありますが、新しいシリンジと針を初めて使う時は、上記の方法で「針をシリンジから外す」のか「針のキャップだけを外す」のかを自在に外し分けることができます。知らなかった人は、やってみましょう！

Point ▶ 注射器の「針の外し方」と「キャップの外し方」は、麻酔科医なら知っていて当たり前！

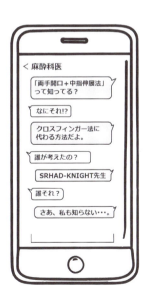

Q 術後のガム咀嚼は何がいいのか?

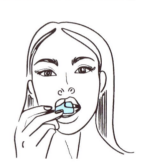

A 術後のガム咀嚼は、消化管運動の回復を促進して、初回放屁や初回排便までの期間を短縮することによって術後イレウスからの早期回復を促進します。また、それに伴って入院期間も短縮できる可能性があります。以下に、術後のガム咀嚼の有効性を報告している研究をいくつか紹介します。

2002年に Asaoらは、待機的腹腔鏡下結腸切除術を受けた合計19人の患者を、ガム咀嚼群($n=10$)と対照群($n=9$)に分け、術後の初回放屁と排便までの期間を調査するRCTを実施しており、

- 初回放屁までの期間は、ガム咀嚼群(2.1日)のほうが対照群(3.2日)よりも有意に早かった。
- 初回排便までの期間は、ガム咀嚼群(3.1日)のほうが対照群(5.8日)よりも有意に早かった。
- ガム咀嚼群と対照群の術後入院日数は、それぞれ13.5±3.0日と14.5±6.1日であった。
- ガム咀嚼は、腹腔鏡下結腸切除術後の術後イレウスからの早期回復を促進する。

と報告しています。

Asao T, et al. Gum chewing enhances early recovery from postoperative ileus after laparoscopic colectomy. J Am Coll Surg. 2002 Jul;195(1):30-2.

それ以降、多くの同様の試験が実施されており、2013年にLiらは、ガム咀嚼が腹部手術後の術後イレウスの持続時間を短縮できるかどうかを評価

するために、腹部手術を受けた患者でガム咀嚼の使用の有無について比較したRCT 17件(被験者1,374人)を含めたメタ分析を実施しており、

- 初回放屁までの日数〔加重平均差(WMD) −0.31、$p = 0.000$〕は有意に短縮した。
- 排便までの日数(WMD −0.51、$p = 0.000$)は有意に短縮した。
- 在院期間の日数(WMD −0.72、$p = 0.000$)は有意に短縮した。
- メタ分析の結果、腹部手術後にガムを噛むと、術後イレウスの期間を短縮するメリットがあることが示唆された。

と報告しています(関連記事1)。

Li S, et al. Chewing gum reduces postoperative ileus following abdominal surgery: a meta-analysis of 17 randomized controlled trials. J Gastroenterol Hepatol. 2013 Jul;28(7):1122-32.

Wenらは、
2017年に帝王切開(Cesarean section:CS)後のガム咀嚼が腸機能回復に及ぼす有効性について検討したRCT 10件(1,659人の被験者)を含めたメタ分析を実施しており、

- ガム咀嚼は、初回放屁、初回便通、初回腸音、初回腸蠕動までの時間と、入院期間を短縮する上で有意な利点をもたらした。
- 初回の空腹感を生じるまでの時間は短縮しなかった。
- ガム咀嚼は、CS後の腸機能回復を促進し、安全で安価な選択肢を提供する。

と報告しています(関連記事2)。

Wen Z, et al. Chewing gum for intestinal function recovery after caesarean section: a systematic review and meta-analysis. BMC Pregnancy Childbirth. 2017 Apr 18;17(1):105.

Panらは、
2017年に婦人科腹腔鏡手術後の患者の術後ケアにおいて、ガム咀嚼と半流動食の併用効果を検討する前向きRCTを実施しており、

- ガム咀嚼と半流動食の経口摂取は安全であり、術後の腸機能回復を促進させる。
- 婦人科腹腔鏡手術後の患者に対して、より良い術後ケアとして推奨されるかもしれない。

と報告しています(関連記事3)。

Pan Y, et al. Gum chewing combined with oral intake of a semi-liquid diet in the postoperative care of patients after gynaecologic laparoscopic surgery. J Clin Nurs. 2017 Oct;26(19-20):3156-63.

Point 術後のガム咀嚼は、腸管機能の回復を促進する効果がある。

ブログ内の関連記事

1 ガム咀嚼は腹部手術後のイレウスを軽減する：17件の無作為化比較試験のメタ分析
- 対象論文：J Gastroenterol Hepatol. 2013 Jul；28(7)：1122-32.
  https://knight1112jp.seesaa.net/article/499236061.html

2 帝王切開後の腸機能回復のためのチューインガム： 系統的レビューとメタ分析
- 対象論文：BMC Pregnancy Childbirth. 2017 Apr 18；17(1)：105.
  https://knight1112jp.seesaa.net/article/201704article_104.html

3 婦人科腹腔鏡手術後の患者の術後ケアにおけるガム咀嚼と半流動食の経口摂取の併用について
- 対象論文：J Clin Nurs. 2017 Oct；26(19-20)：3156-63.
  https://knight1112jp.seesaa.net/article/499162172.html

Q PONV[*1]の評価と対策はどうする?

*1：postoperative nausea and vomiting、術後悪心・嘔吐

A 患者さんの手術後の訴えで最も多いのは、疼痛と悪心・嘔吐です。これら2つの訴えを可及的に減少させることは、麻酔科医の責務であります。昔のPACU[*2]退室基準である修正Aldreteスコアには、評価項目として「術後疼痛」や「PONV」は含まれていませんでしたが、現代的なファーストトラック基準には、「術後疼痛」と「PONV」が追加されています。

*2：postanesthetic care unit、麻酔回復室

White PF, et al. New criteria for fast-tracking after outpatient anesthesia: a comparison with the modified Aldrete's scoring system. Anesth Analg. 1999 May;88(5):1069-72.

この分野の研究は数多く行われており、事象の予測と薬理学的予防に焦点が当てられていますが、それにもかかわらず、現代的麻酔診療では通常、PONVが患者の20〜30％で発生します。

1 PONVリスクの評価

現在、PONVリスクの評価に臨床で最も頻用されているのは、Apfelのリスクスコアです。Apfelらは、2施設（フィンランド・オウル：$n=520$、ドイツ・ヴュルツブルク：$n=2,202$）がPONVを予測するためのリスクスコアを独自に開発したのを機に1999年に、PONVを予測するための簡易リスクスコアを独自に開発し、①リスクスコアが施設間で有効であるかどうか、②ロジスティック回帰係数に基づくリスクスコアが識別力を失うことなく簡略化できるかどうかを検討しており、

- 一方の施設から得られたリスクスコアは、他方の施設におけるPONVを予測することができた（曲線下面積 0.65-0.75）。単純化しても識別力は本質的に弱まらなかった（曲線下面積 0.63-0.73）。

- 最終的なスコアは、以下4つの予測因子で構成された：**女性、乗り物酔い、またはPONVの既往、非喫煙、術後オピオイドの使用**。
- これらのリスク因子が0〜4個ある場合のPONV発生率は、それぞれ10%、21%、39%、61%、79%であった(図11-9)。
- このリスクスコアは、さまざまな種類の手術で吸入麻酔を受ける成人患者におけるPONVの予測に広く適用できると思われる。これら4つの予測因子のうち少なくとも2つを有する患者に対しては、予防的制吐療法を考慮すべきである。

リスク因子	点数
性別が女性	1
乗り物酔い・PONVの既往	1
非喫煙者	1
術後オピオイド治療の予定	1
合計	1〜4

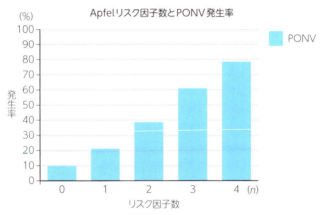

図11-9 Apfelスコアを使用したPONVの予測発生率

(Hegarty AT, et al. Ambulatory anesthesia and postoperative nausea and vomiting: predicting the probability. Ambulatory Anesthesia. 2016 Aug 29;3:27-35. [https://www.dovepress.com/ambulatory-anesthesia-and-postoperative-nausea-and-vomiting-predicting-peer-reviewed-fulltext-article-AA] より引用改変)

と報告しています（関連記事1）。

Apfel CC, et al. A simplified risk score for predicting postoperative nausea and vomiting: conclusions from cross-validations between two centers. Anesthesiology. 1999 Sep;91(3):693-700.

非常にきれいな右上がりの棒グラフで、予測因子数が増えるにつれて、PONV発生率が増加しており、予測因子数が4つあると、何とPONV発生率は80％近くにまで達します。簡易的には、PONVリスク因子が1個増えるごとに、PONV発生率は20％ずつ増加すると考えてよいでしょう。

Apfelスコアと並んでよく引用されるのが、KoivurantaのPONVリスクスコアです。Koivurantaらは年齢4～86歳の入院患者1,107人を対象に、PONVの発生率に関する前向き面接調査を3か月間にわたって実施しており、

- PACUでの嘔気と嘔吐の発生率はそれぞれ18％と5％であった。24時間全体では、この数字はそれぞれ52％と25％であり、重度の嘔気は8％に認められた。
- 嘔吐の後遺症が最も多かったのは婦人科患者であった。全身麻酔を受けた822人のうち52％、局所麻酔を受けた285人のうち38％が吐き気を訴えた。悪心嘔吐のリスク上昇に関連する最も重要な予測因子は、**性別が女性、術後悪心の既往、手術所要時間、非喫煙、乗り物酔いの既往**であった。
- これらの5項目に基づいて、吐き気と嘔吐のリスクを予測する単純なスコアが構築され、その識別力は中等度であった。

と報告しています（関連記事2、図11-10）。

Koivuranta M, et al. A survey of postoperative nausea and vomiting. Anaesthesia. 1997 May;52(5):443-9.

KoivurantaのPONVリスクスコアでは、Apfelのリスクスコアにおける4つの危険因子のうち、「乗り物酔い・PONVの既往」を2つの因子に分けており、「術後オピオイド治療の予定」を外して、「手術所要時間」が加わって合計5個の危険因子で評価するようになっていますが、Apfelスコアと同様に因子数が増えるに従って、悪心の発生率も嘔吐の発生率も、共にきれいに右上がりに増加しており、因子数が5つになると90％近くの患者が悪心を訴えることになります。Apfelスコアと同様に、該当リスク項目が1つ増えるごとにPONV発症率は20％増加するとして間違いはないでしょう。

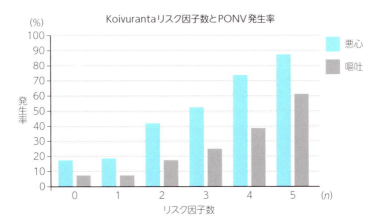

図11-10　Koivurantaスコアを使用したPONVの予測発生率

(Hegarty AT, et al. Ambulatory anesthesia and postoperative nausea and vomiting: predicting the probability. Ambulatory Anesthesia. 2016 Aug 29;3:27-35. [https://www.dovepress.com/ambulatory-anesthesia-and-postoperative-nausea-and-vomiting-predicting-peer-reviewed-fulltext-article-AA] より引用改変)

　その後も幾多の同様の研究が行われましたが、Apfelらは、それらの研究を踏まえて、PONVの独立予測因子を同定するために、多変量ロジスティック回帰分析を適用した前向き研究22件(個々の研究の$n > 500$例、合計$n = 9$万5,154)を含む系統的レビューを実施しています。
- 患者特異的予測因子としては、「性別が女性」が最も強く〔OR(以下同様)2.57〕、次いでPONV/乗り物酔いの既往(2.09)、非喫煙状態(1.82)、乗り物酔いの既往(1.77)、年齢(0.88/10歳当たり)であった。

- 麻酔関連予測因子として、揮発性麻酔薬の使用が最も強く（1.82）、次いで麻酔時間（1.46／時間）、術後オピオイド使用（1.39）、亜酸化窒素（1.45）であった。
- 手術の種類の効果に関するエビデンスは、胆嚢摘出術、腹腔鏡手術、および婦人科手術のみがPONVの独立した予測因子として統計的有意性に達した。その他の潜在的危険因子に関するエビデンスは不十分（例：術前絶食）または否定的（例：月経周期）であった。
- PONVの最も信頼性の高い独立予測因子は、**女性、PONVまたは乗り物酔いの既往、非喫煙者、若年、揮発性麻酔薬による麻酔持続時間、術後オピオイド**であった。術前の絶食、月経周期、手術の種類など、一般に知られている多くの因子については、エビデンスがないか不十分であり、これらの因子を使用することは、患者のPONVリスクを評価する上で逆効果になる可能性がある。

と報告しています（関連記事3、図11-11）。

Apfel CC, et al. Evidence-based analysis of risk factors for postoperative nausea and vomiting. Br J Anaesth. 2012 Nov;109(5):742-53.

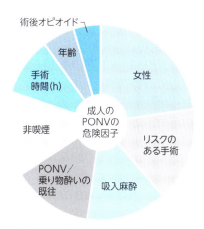

図11-11　成人のPONV危険因子の概要

成人のPONVの術中および術後の危険因子。各セグメントのサイズは、各危険因子に関連するPONVのオッズ比に比例する。

(Apfel CC, et al. Evidence-based analysis of risk factors for postoperative nausea and vomiting. Br J Anaesth. 2012 Nov;109(5):742-53. を基に作成)

このように入院患者では、PONVの転帰をよりよく管理するためにリスクスコアが開発されています。しかし、日帰り手術患者では、退院後悪心・嘔吐(postdischarge nausea and vomiting:PDNV)の危険性を評価するためのリスクスコアは存在しませんでした。

外国では日帰り手術が盛んです。

特に欧米では「日帰り手術」は当たり前のように行われています。例えば、白内障の手術では、日本とドイツを除く6カ国ではおよそ8〜9割が日帰り手術ですが、日本では約4割にとどまっています。他にも、腹腔鏡下胆嚢摘出術など比較的侵襲の小さい手術(低侵襲手術)についても日帰り手術が行われています。入院中の患者では、PONVが発生した時にも注射薬による即時の対応が可能ですが、日帰り手術で退院してしまった患者に発生した場合には対応が困難なために、PONVの予測は、外来手術患者においては特に重要です。

そこで、Apfelらは、

2007年から2008年に米国の外来手術センターで全身麻酔を受ける2,170人の成人を対象とした多施設前向き研究を実施しており、

- PDNVの全体での発生は37%であった。
- 開発データセットのロジスティック回帰分析により、以下の5つの独立予測因子が同定された:**性別が女性**(OR 1.54)、**年齢50歳未満**(OR 2.17)、**前回の麻酔後に嘔気嘔吐の既往**(OR 1.50)、**PACUでのオピオイド投与**(OR 1.93)、**PACUでの嘔気**(OR 3.14)。
- 確認用データセット($n=257$)で、これらの危険因子が、0〜5個の場合、PDNV発生頻度は、それぞれ7%、20%、28%、53%、60%、89%で、ROC曲線下面積は0.72であった。

と2012年に報告しています(関連記事4、図11-12)。

Apfel CC, et al. Who is at risk for postdischarge nausea and vomiting after ambulatory surgery? Anesthesiology. 2012 Sep;117(3):475-86.

ApfelやKoivurantaによるPONV予測のリスクスコアと同様に、PDNVについても、危険因子が1つ増えるごとに発生率が20%ずつくらいアップすると考えてよいでしょう。

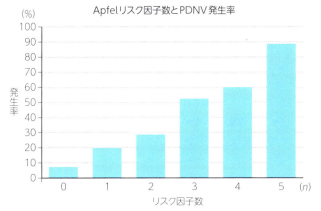

図11-12 Apfelスコアを用いたPDNVの発生率の予測

(Hegarty AT, et al. Ambulatory anesthesia and postoperative nausea and vomiting: predicting the probability. Ambulatory Anesthesia. 2016 Aug 29:3:27-35. [https://www.dovepress.com/ambulatory-anesthesia-and-postoperative-nausea-and-vomiting-predicting-peer-reviewed-fulltext-article-AA] より引用改変)

小児では必ずしも嘔気を訴えることができるとは限らず、喫煙などは通常当てはまらないために、成人患者を対象に開発されたPONVリスクスコアは、小児には適用することができないことから、術後嘔吐(postoperative vomiting：PV)に限定した予測スコアがいくつか開発されています。代表的なものは、POVOC(postoperative vomiting in children)スコアとVPOP(vomiting postoperative in pediatrics)スコアです。

Eberhart らは、制吐薬の予防投与を行わずに全身麻酔下でさまざまな種類の手術を受けた小児1,257例（年齢0～14歳）の別々の4施設から得られたデータに基づいて、小児患者におけるPVの確率を予測するリスクスコアとして、POVOCスコアの開発と検証を行っており、

- 最終解析では、PVに対し以下4つの独立危険因子が同定された：**手術時間30分以上、年齢3歳以上、斜視手術、小児のPV既往歴または家族（父母、兄弟姉妹）のPV／PONV既往歴**。
- 観察された危険因子が0～4の場合のPV発生率が9％、10％、30％、55％、70％であった。検証データセットにおいてこれらの発生率をカットオフ値として用いたところ、ROC曲線下面積は0.72であった。
- このデータから、4項目の簡易リスクスコアを用いてPVを許容できる精度で予測できることが示唆される。

と報告しています（関連記事5、図11-13）。

Eberhart LHJ, et al. The development and validation of a risk score to predict the probability of postoperative vomiting in pediatric patients. Anesth Analg. 2004 Dec;99(6):1630-7.

また、Kranke らは、POVOCスコアについて、さまざまな外科手術（ただし、POVOCスコアによる危険因子のひとつである斜視手術を除く）を、制吐薬を投与せずに標準化麻酔法を用いて受けた673例の患者（年齢0～16歳）を対象とした外部検証を行っており、

- 実際に観察されたPV発生率は、危険因子が0～3個の場合で、それぞれ3.4％、11.6％、28.2％、42.3％であり、ROC曲線下面積は0.72であった。
- POVOCスコアを用いれば、たとえ危険因子の1つが当てはまらなかったとしても、小児患者のPVを成人患者の結果と同等の十分な精度で予測できる。

と報告しています（関連記事6）。

Kranke P, et al. A prospective evaluation of the POVOC score for the prediction of postoperative vomiting in children. Anesth Analg. 2007 Dec;105(6):1592-7.

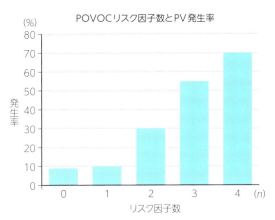

図11-13 POVOCスコアとPV発生率

Bourdaudらは、

2014年に、全身麻酔下で手術を受けた2,392例の小児を対象として、VPOPスコアという小児患者におけるPVの確率を予測するリスクスコアの開発と検証を行っており、

- PVの全発生率は24.1％であった。以下5つの独立危険因子が同定された：層別化年齢［＞3かつ＜6、または＞13歳：調整後オッズ比(aOR) 2.46、＞6かつ＜13歳 aOR 3.09］、麻酔時間(aOR 1.44)、リスクのある手術：扁桃摘出術、斜視手術、鼓室形成術(aOR 2.13)、PVの素因(aOR 1.81)、オピオイドの複数回投与(aOR 2.76, $p<0.001$)であった。
- 0～6点の簡易スコアが作成された。リスクスコアが0～6点の場合、PVの発生率はそれぞれ5％、6％、13％、21％、36％、48％、52％であっ

た。このモデルを検証データセットに適用したところ、ROC曲線下面積は0.73であった。

と報告しています(関連記事7、図11-14)。

Bourdaud N, et al. Development and validation of a risk score to predict the probability of postoperative vomiting in pediatric patients: the VPOP score. Paediatr Anaesth. 2014 Sep;24(9):945-52.

リスク因子		点数
年齢	>3かつ<6歳，または>13	1
	>6かつ<13歳	2
PV既往		1
麻酔時間	>45分	1
手術術式	扁桃摘出、斜視、鼓室形成	1
術中術後オピオイド投与		1
合計		1〜6

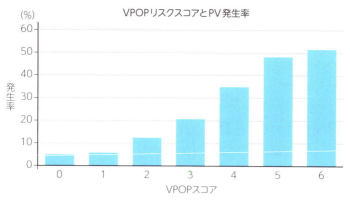

図11-14　VPOPスコアとPV発生率

2 臨床麻酔で可能なPONV対策

1. デキサメタゾン4mg静脈内投与(糖尿病がある場合は控える、保険適用外)
2. メトクロプラミド10mg静脈内投与
3. 少量ドロレプタン®1.25mg静脈内投与
4. オンダンセトロン4mg、またはグラニセトロン1mg静脈内投与
5. 吸入麻酔を避けて全静脈麻酔
6. 術中・術後のオピオイド投与を控えて代替鎮痛法(脊髄幹麻酔、末梢神経ブロック、術野の局所浸潤麻酔)を考慮

日本において、PONVの治療には、2021年に厚生労働省より認可された、グラニセトロンとオンダンセトロンが保険適用となっています。これらは5-HT$_3$受容体拮抗薬と呼ばれる薬剤で、成人では手術終了時にオンダンセトロン4mg、グラニセトロン1mgが静脈投与されます。ただし、オンダンセトロン「マルイシ」は、薬価が3,289円/筒(2025年2月現在)とかなり高価な薬剤なので、他の薬剤を投与して効果がない場合の**最終兵器**と考えたほうがよいでしょう。

3 治療ガイドライン(著者提案)

そもそも日本では、PONVに対して適応のある薬剤が少なく、施設によって使用できる薬剤には制限があると思われますし、5-HT$_3$受容体拮抗薬はいずれも近年になって承認されたばかりの薬剤で薬価も高額なので、医療費負担も考慮に入れながら、

先に列挙したPONV対策から、担当麻酔科医の裁量に従って、
術中から積極的に自施設で可能な対策を
リスク点数(危険因子の数)分だけ行う!

4 具体的な評価と対策

症例：年齢30歳の非喫煙女性患者

卵巣囊腫に対して、腹腔鏡下卵巣囊腫摘出術（120分）

術後は、フェンタニルの静脈内鎮痛の予定

<評価>

- 女性→＋1点
- 非喫煙→＋1点
- 予定手術時間120分のPONVリスク手術→＋1点
- 術後フェンタニル投与→＋1点

合計4点（ハイリスクと評定）

<対策>

合計4点なので、4つの対策を講じます。

1. デキサメタゾン4mg投与
2. メトクロプラミド10mg投与
3. 少量ドロレプタン®1.25mg投与
4. 吸入麻酔ではなく全静脈麻酔とする

レスキュー：もしも、PONVが発生した場合には、グラニセトロンかオンダンセトロン（すでに使用している薬剤とは別のメカニズムの薬剤）を投与

> **Point** PONVのリスク因子を把握して、リスクの程度に応じてマルチモーダルな対策を立てるのが合理的だ。

ブログ内の関連記事

1 術後悪心・嘔吐を予測するための簡易リスクスコア：2施設間の交差検証による結論
- 対象論文：Anesthesiology. 1999 Sep；91(3)：693-700.
- https://knight1112jp.seesaa.net/article/500067997.html

2 術後の悪心・嘔吐に関する調査
- 対象論文：Anaesthesia. 1997 May；52(5)：443-9.
- https://knight1112jp.seesaa.net/article/500075873.html

3 術後悪心嘔吐の危険因子に関するエビデンスに基づく分析
- 対象論文：Br J Anaesth. 2012 Nov；109(5)：742-53.
- https://knight1112jp.seesaa.net/article/500087580.html

4 外来手術で、退院後悪心嘔吐の危険性が高いのは誰か？
- 対象論文：Anesthesiology. 2012 Sep；117(3)：475-86.
- https://knight1112jp.seesaa.net/article/201208article_74.html

5 小児患者における術後嘔吐の確率を予測するリスクスコアの開発と検証
- 対象論文：Anesth Analg. 2004 Dec；99(6)：1630-7.
- https://knight1112jp.seesaa.net/article/500101546.html

6 小児の術後嘔吐予測のためのPOVOCスコアの前向き評価
- 対象論文：Anesth Analg. 2007 Dec；105(6)：1592-7.
- https://knight1112jp.seesaa.net/article/500101368.html

7 小児患者における術後嘔吐の確率を予測するリスクスコアの開発と検証：VPOPスコア
- 対象論文：Paediatr Anaesth. 2014 Sep；24(9)：945-52.
- https://knight1112jp.seesaa.net/article/500101462.html

Column　EPUB（イーパブ）とは？

　EPUBとは、電子書籍ファイルの1形式のことである。"electronic publication"、つまり「電子出版」の意味を持ち「epub」、「ePub」などとも表記される。筆者は「麻酔科勤務医のお勉強日記」ブログで「麻酔パワーアップ読本」の無料版Vol.1～7を、「PDF形式」と「EPUB形式」の2種類で公開している。

　電子書籍ファイルの形式として「PDF」は、すでによくご存じだろう。portable document format（ポータブル・ドキュメント・フォーマット、「可搬型文書形式」の意味）の略で、すでに完成されていて修正の必要のない文書は、Wordのファイル形式「.doc」や、より新しい「.docx」ではなくて、「.pdf」形式にしたほうが、環境に依存せずに、また、勝手な編集を加えられずに、原本の印刷物に近い形で画面上に再現することができ、また印刷することも可能である。PDFは、それはそれで、どこでも誰でも環境に依存せずに原本の印刷物に非常に近いイメージを取得することができるので、非常に有用なファイル形式である。では、PDFとEPUBはどう違うのだろうか？

　私たちが多く目にする文字や画像情報は、大雑把に2つに分けるとすると、新聞や雑誌、本などの印刷物に記された情報と、インターネット上で目にするウェブページに記された情報ということになる。前者の印刷物は、そのもの全体を縮小したり拡大したりすることはできるが、文字のフォントサイズを大きくして1行内にある文字数を減らして見やすくすることはできない。画面上で拡大して読みやすくしようとすれば、ページ全体も画面サイズ以上に大きくなってしまうため、全体を読むためには縦横に画面をスライドさせなくては読めなくなってしまう。これに対して、ウェブページ上の情報は、画面サイズに合わせて見やすいようにフォントサイズを変えることができるようになっているサイトも多い。ウェブページ上の情報は、いろいろな画面サイズで見られる可能性があるので、PDFのように固定したレイアウトでは、端末機器によっては非常に読みにくくなる可能性がある。

　PDF形式は、印刷物としてのレイアウトを重視していて、その変更が許されない。それに対して、EPUB形式では、全体的なレイアウトよりは、文字情報や画像情報の伝達を優先しており、ディスプレイの画面サイズに応じて文字情報や画像情報が読みやすいように、フォントサイズを変更する（その結果として、1行当たりの文字数が変化する）ことができる。それは「リフロー機能」（再流し

込み)といってEPUBファイルの最大の特徴と言える。

　PDF形式は、プリンタを制御するためのPostScriptという言語体系をベースに開発されているが、EPUB形式はウェブページを記述するためのHTMLという言語体系をベースにしている。デスクトップパソコンやノートパソコンといった大きな画面で読める環境ならば、PDF形式のファイルで十分だが、スマホやタブレットといった携帯型電子端末では画面サイズが小さいために、表示される文字サイズが小さくなってしまう場合には、EPUB形式のほうが画面の大きさに合わせて読みやすいサイズのフォントに変更することができて便利である。

　フォントサイズが大きくなるにつれて、1行当たりの文字数が減少すると共に、文字と画像のレイアウトがどんどん変化していく。小さなディスプレイで閲覧するには、後者のほうが断然読みやすい。携帯型電子端末で閲覧するなら、PDFファイルよりは、EPUBファイルのほうが自分で文字サイズを調節することができるという点で、便利な電子書籍ファイルである。またリーダーによっては背景色やフォントの種類も自分好みのものに変更することができる。

　ウェブページをPDFファイル化することも、印刷物を基にしたPDFファイルをEPUB形式に変更することも可能であるが、基本的には、印刷物を電子書籍化するのであればPDFに、ウェブページ上にある情報を電子書籍化するのであればEPUB形式にするのが、情報をよりオリジナルに近い形で再現できるファイル形式であると言える。

資料：ポイント集

第1章2　ASA-PSは、入院患者においても外来患者においても、術後死亡率や合併症の独立予測因子として有用である。

第1章3　術前のガム咀嚼は、禁止するどころか推奨されてしかるべき利点がたくさんある。

第1章4　麻酔の安全性はどんどん高まっている。麻酔が原因で死亡する確率は、航空機事故に遭遇して死亡する確率よりも低い。

第1章5　術後肺合併症・呼吸不全の予測因子・危険因子には、患者関連因子、手術関連因子、麻酔関連因子がある。

第1章6　特定の手術には、特有の術後肺合併症の危険因子が存在するので、症例ごとにその危険因子を把握して予防に努めよう！

第2章1　同じ太さのペンシルポイント針であっても、先端の形状や、先端から側孔までの距離、側孔の形状、側孔の長径・短径、内径の太さにそれぞれ特徴がある。

第2章2　ペンシルポイント針の側孔の長径は硬膜の厚さよりも長いので、側孔が硬膜をまたぐと局所麻酔薬が一部しかくも膜下に注入されない。

第2章3　同じくペンシルポイント針であっても、製品によって、先端の形状、側孔までの距離、側孔の長径、内径の太さ（ひいては脳脊髄液の逆流速度）などに違いがあり、さまざまな工夫が凝らされている。

第2章4　カッティング針では径が細いほどPDPHの頻度が低くなるが、ペンシルポイント針ではほとんど変わらないので、穿刺しやすい太さのペンシルポイント針を選択するのが賢明だ。

第2章5　ペンシルポイント針は穿刺抵抗力が強いため、カッティング針よりも硬膜穿刺時のクリック感が明瞭である。

第2章6　ペンシルポイント針以外は、針を進めると針の先端の形状に従って一定の方向に偏位していく。

第3章1	・バリシティ（baricity）の意味を理解しよう。 ・等比重マーカイン®は、厳密にはhypobaric（髄液よりも軽い）である。
第3章2	くも膜下に局所麻酔薬を投与する場合には、その比重によってどのように広がるかをイメージしながら投与しよう！
第3章3	高比重の脊椎麻酔薬のほうが等比重液よりも作用が迅速である。
第3章4	高比重液と等比重液の特性を理解して、上手に使い分けよう！
第3章5	脊椎麻酔で高比重液を使用する場合は、注入直後から薬液がどう移動するのかを推察しながら麻酔を行うべきである。
第3章6	高比重液をゆっくり注入すると、薬液の噴出流による髄液の攪拌が抑制されて、側孔方向で比重に従って移動し局所濃度が高くなる。
第3章7	麻酔科医なら、硬膜外容量拡張（歯磨きチューブ）効果によって脊椎麻酔の効果レベルが広がることを理解しておこう！

第4章1	脊椎麻酔の知覚遮断レベルに及ぼす患者固有の変数としては、多変量解析で、身長、体重、年齢、性別が同定されている。
第4章2	くも膜下に投与する薬液も、他の麻酔薬と同様に、高齢になるに従って減量しないと過量投与になる。
第4章3	くも膜下に投与する局所麻酔薬の必要量は身長に従って調節するべきである。
第4章4	肥満患者では腰仙椎内のCSF量が減少しているので、肥満度に応じて、くも膜下に投与する薬液を減量する必要がある。
第4章5	「脊椎麻酔計算機 V2」を使用すれば、帝王切開も含めて身長と体重に応じた適切な0.5％ブピバカインの必要量を計算できる！

第5章1	坐位で脊椎麻酔を行うと側臥位に比べてPDPHのリスクが5倍になる。
第5章2	血行動態の急激な変化を避けたい場合には、分割脊椎麻酔というテクニックがあることを憶えておこう！
第5章3	硬膜外麻酔で硬膜穿刺してしまった時は、適応外使用になるがHESを注入すればPDPH予防になる！

第5章4	硬膜穿刺後の合併症は、頭痛だけではない。恐ろしい病態である脳静脈(洞)血栓症というものがあることを憶えておこう！
第5章5	脊椎麻酔後の異常な痙攣発作では、トラネキサム酸の誤投与を疑え！
第5章6	脊椎麻酔や腰椎穿刺は、現在では脊髄円錐を損傷する恐れがあることからL2-3からの穿刺は行うべきではない！

第6章1	妊娠期には胎児が大きくなるに従って、同じ用量の局所麻酔薬を使用しても知覚遮断レベルが上昇するので、その週数に応じて使用する局所麻酔薬を減量する必要がある。
第6章2	満期妊婦に対する脊椎麻酔に際しての局所麻酔薬用量が少なくて済むのは、仰臥位では硬膜外静脈叢が怒張して硬膜嚢が圧迫されて狭小化するためだ。
第6章3	硬膜外鎮痛は無痛分娩のゴールドスタンダードだが、良いことばかりではないことを知っておこう。
第6章4	硬膜穿刺硬膜外(DPE)は、脊椎硬膜外併用(CSE)と硬膜外単独(EPL)の欠点を補える両者の中間的手法である。
第6章5	無痛分娩のための脊椎硬膜外併用(CSE)のくも膜下ブピバカインはごく少量でOK！

第7章1	最適なスニッフィング体位が取れるように頸椎の前屈、後屈の程度と外的マーカーを理解しておこう！
第7章2	気管挿管に最適な体位のゴールドスタンダードは、スニッフィング体位とされてきたが、ランプ体位が正解である可能性が高い。
第7章3	頭頸部に何ら操作を加えずとも、上体を25°挙上するだけで喉頭視野が改善する。
第7章4	上体挙上するとFRCが増加することによって肺内の酸素貯蔵量を増やすことができ、前酸素化を改善し、安全な無呼吸時間を延長することができる。
第7章5	通常のランプ体位に加えて、最大限の頭部後屈を加えた「修正ランプ体位」を憶えておこう！

第7章6	麻酔処置の種類によって最適な手術台の高さは異なるので、処置の前には自分に最適な手術台の高さに調節しておくべし！
第7章7	スニッフィング体位やランプ体位でも良好な喉頭視野が得られない場合は、頭部左回転位を追加してみよう！

第8章1	気管挿管直後の食道挿管の否定には「漸減しないカプノグラム」か「呼気CO_2検出器」が必須だ！
第8章2	気管チューブが進みにくい時は、ベーベルの向きを意識しよう！
第8章3	スタイレットやブジーはうまく併用することで、気管挿管を容易にしてくれる「縁の下の力持ち」かもしれない。
第8章4	デフォルトの気管チューブの形状はけっして最適ではない！
第8章5	スタイレットは引き抜く力が最小限となるように円弧型に抜去しなくてはいけない！
第8章6	テーパー型のカフには、微小誤嚥防止機能の他にも利点がある。
第8章7	パーカー気管チューブは、その先端構造の独特なデザインによって、衝撃性が低減され、また挿入時の周囲組織への衝突が回避できるようになっている。

第9章1	数あるビデオ喉頭鏡の中でも挿管困難時に最も有効性が高いのは、McGRATH™ MACであるという研究がいくつかある。
第9章2	ビデオ喉頭鏡に適した頭頸部体位やベッドの高さは、直視型喉頭鏡とは異なっている。
第9章3	ビデオ喉頭鏡の使用が一般的となり、挿管状況の記載に直視型喉頭鏡とは異なる方法が必要になってきている。
第9章4	VIDIACスコアは、ビデオ喉頭鏡による気管挿管の困難度を評価するためのCormack-Lehane分類に代わるスコアリングシステムである。
第9章5	ビデオ喉頭鏡を使用してもなお声門視野が不良な場合は、BURP、喉頭蓋挙上法、高曲率ブレードを使用する。さらには挿管補助具としてブジーやファイバースコープを使用する。
第9章6	直視型喉頭鏡とビデオ喉頭鏡では、気管チューブに装填したスタイレットの形状を変える必要がある。

第10章 1	周術期に患者に心地よい音楽を聴かせることは、多彩な好ましい効果を及ぼすことから積極的に活用するべきである。
第10章 2	ネオスチグミンに比べてスガマデクス投与は術後肺合併症を低減できる。
第10章 3	少しでも早くセボフルラン麻酔から覚醒させたい時は、酸素フラッシュで麻酔器と回路内のセボフルラン含有麻酔ガスを余剰ガス排出装置に送り込んでしまおう！
第10章 4	PLSPはよくある訴えで、多面的な予防策を講じる必要がある。
第10章 5	全身麻酔薬の作用機序として、動植物細胞に共通に存在する細胞膜上の「脂質ラフト」の破壊というメカニズムが明らかになりつつある。
第10章 6	手術アプガースコアは、術後の生命を脅かす出来事の発生を予測することができる。
第11章 1	声門上器具は気管チューブに比べて術後呼吸器合併症が少ないので、適応があれば積極的に使用しよう！
第11章 2	モンペリエICU挿管プロトコルは、ICUのマストアイテムだ！
第11章 3	手術室以外での気管挿管は、心停止の危険性が通常の麻酔診療に比べて100〜200倍、高度低酸素血症や高度低血圧は1,000倍も高く、最高にリスクが高いと心得よ！
第11章 4	せん妄や興奮などの精神的な異常によって、迅速導入のために十分な前酸素化が行えない場合は、遅延導入気管挿管を考慮しよう！
第11章 5	注射器の「針の外し方」と「キャップの外し方」は、麻酔科医なら知っていて当たり前！
第11章 6	術後のガム咀嚼は、腸管機能の回復を促進する効果がある。
第11章 7	PONVのリスク因子を把握して、リスクの程度に応じてマルチモーダルな対策を立てるのが合理的だ。

索引

数字
5-HT₃受容体拮抗薬 429

欧文

A
acute physiology and chronic health evaluation 380
ADP：accidental dural puncture 159
APACHE 380
Apfelスコア 420
ASA-PS 2, 6
　――による外来手術後の転帰予測 11

B
baricity 77
BIS：bispectral index 346
BMI：body mass index 111, 129, 210
BURP法 325

C
CA：cardiac arrest 402
　――の予兆 404
CHD：carbohydrate drink 15
C-MAC® 309
CO₂気腹 368
Cormack-Lehane分類 211, 219, 244, 313, 319
CS：Cesarean section 417
CSE：combined spinal-epidural 194, 199
CSF：cerebrospinal fluid 52
　――漏出 149

CV(S)T：cerebral venous (sinus) thrombosis 163
　――による脳梗塞 165

D
D-BLADE 309
DisplayPainter 45
DPE：dural puncture epidural 194
DSI：delayed sequence intubation 408

E
EA：epidural analgesia 189
EBP：epidural blood patch 62
ELM：external laryngeal manipulation 325
EPL：epidural 194
ETT：endotracheal tube 386
EVE：epidural volume extension 101

F
FRC：functional residual capacity 223
　――の変化 225
Fremantleスコア 319
FSA：fractional spinal anesthesia 153

G
GFV：gastric fluid volume 13
GLIDESCOPE® 301, 328

H
HELP pillow 227
HES：hydroxy ethyl starch 159, 161

I
ICU在室期間 40, 291, 353
ICU挿管プロトコル 395

K
King Vision™ 309
Koivuranta スコア **422**

L
LeHeR：left head rotation **242**
——操作 **244**
LMA：laryngeal mask airway **240**, **386**（成人）, **388**（肥満患者）, **389**（乳児, 小児）
——ProSeal™ **238**

M
MAC：minimum alveolar concentration **116**
McGRATH™ MAC **256**, **309**, **310**, **316**, **332**
Murphy's eye **324**

N
N_2O **292**
NPPV：non-invasive positive pressure ventilation **399**, **399**

O
OPTINIV method **399**

P
PACU：postanesthetic care unit **184**, **354**, **405**
PD：prolonged deceleration **196**
PDNV：postdischarge nausea and vomiting **424**
——の発生率の予測 **425**
PDPH：postdural puncture headache **49**, **54**, **148**
Pencan®針 **56**
PLSP：post-laparoscopic shoulder pain **364**
POGO（percentage of glottic opening）スコア **217**, **219**, **313**, **319**, **327**
PONV：postoperative nausea and vomiting **419**
——危険因子 **423**
——対策 **429**
——リスクスコア **421**
POSSUM：physiological and operative severity score for the enumeration of mortality and morbidity **380**
POST：postoperative sore throat **13**, **282**, **292**, **389**
POVOC（postoperative vomiting in children）スコア **425**, **427**
PPC：postoperative pulmonary complication **27**, **352**
PRAE：perioperative respiratory adverse event **389**
PRF：postoperative respiratory failure **30**
PV：postoperative vomiting **425**

Q
Quincke針 **60**

R
RAMP positioner **222**, **231**
RSI：rapid sequence induction／intubation **408**

S
SA：spinal anesthesia **182**
坐位での—— **151**
SAPS：simplified acute physiology score **380**
SAS：self-rating anxiety scale **344**

SGA：supraglottic airway device **388**
SPORC：score for prediction of postoperative respiratory complications **29**
SPROTTE®針 **50, 53, 57**
surgical Apgar score **377**

T
TOFR：train-of-four ratio **354**

V
VAP：ventilator-associated pneumonia **290**
VAS：visual analogue scale **344**
VIDIACスコア **322**
VPOP（vomiting postoperative in pediatrics）スコア **425, 428**

W
Whitacre針 **50, 57**

和文

あ
亜酸化窒素 **179**

い
イントロデューサー **266, 298**
胃液量 **13**
胃癌 **38**

え
エアトラック **309**
エスモロール **409**
円筒型カフ **288**

お
オジギソウ **372**
オックスフォード気管チューブ **278**
温暖化対策 **179**

か
カッティング針 **49, 60**
　——のPDPHの頻度 **60**
カフ圧 **290, 294, 396**
カプノグラフィ **399**
カプノグラム **250**
カンファレンス **108**
ガムエラスティック・ブジー **260, 275**
ガム咀嚼 **13**
　術後の—— **416**
　術前—— **17**
下気道感染症の危険因子 **33**
下大静脈閉塞 **139**
外耳道 **208**
外的喉頭操作 **325**
覚醒 **359**
　麻酔からの—— **162**
　——下ファイバー気管挿管 **261**
間接視野 **267, 310, 321**
間接的喉頭蓋挙上法 **326**
関節リウマチ **131**

き
キャップ付き針 **414**
気管挿管 **235, 394**
　——に最適な体位 **216**
気管チューブ **386**
　——のカフ **288**
　——の形状 **277**
　——の先端 **255**
　——の通過率 **280**
気道補助具 **328**
気腹 **365**
機能的残気量 **223**

揮発性麻酔薬 116, 372, 423
急性硬膜下血腫 166
吸入麻酔薬 374
胸骨切痕 208
仰臥位低血圧症候群 139
局所麻酔薬 52, 55, 127, 182, 369, 373
　——の局所濃度 99
　——のくも膜下腔での広がり 80
　——の用量 128, 133, 186
緊急挿管 390
筋弛緩拮抗 352
く
くも膜下ブピバカイン投与量 201
偶発的硬膜穿刺 159
　——時のHES注入 161
け
ケタミン 409, 410
経口気管挿管 256
経鼻（気管）挿管 257, 300
血行動態 154
肩関節形成術 41
こ
呼気CO_2検出器 251
誤嚥 288, 291
　微小—— 290, 294
誤投与 168
高血圧 409
高比重液 77
　——・等比重液の作用の特性 89
　——と等比重液の特徴 92
高比重製剤 84
高比重ブピバカイン 114
高齢 116, 391

喉頭鏡ブレード 256
喉頭視野 215
硬膜外HESパッチ 159
硬膜外静脈叢の怒張 187
硬膜外単独 194
硬膜外鎮痛 189
硬膜外無痛分娩の不利な点 192
硬膜外容量拡張効果 101
硬膜穿刺 163
　——感 65
硬膜穿刺後頭痛 49, 54, 148, 167
硬膜穿刺硬膜外（DPE） 194
　——の利点 197
困難気道 322
さ
サクシゾン 383
サクシニルコリン 188, 410
サクシン 383
嗄声 16, 262, 292
坐位 86, 94, 148
　——での前酸素化 223
最小肺胞濃度 116
最適なスニッフィング体位 209
再挿管の独立予測因子 29
先細り（テーパー）型カフ 288
酸素フラッシュ 361
し
シリンジ 172, 412
　——ポンプ 95, 179, 295
歯牙損傷 386
視覚アナログスケール 344
子宮底長と麻酔域 184
脂質ラフト 375

自己評価不安尺度　344
自発呼吸　25
手術アプガースコア　377
手術室外気管挿管　402, 406
手術台の高さ　233, 240, 315
周術期呼吸器有害事象　389
術後イレウス　416
術後咽喉痛　13, 262, 282, 292, 389
術後悪心・嘔吐　419
術後嘔吐　425
術後咳嗽　388
術後呼吸器合併症　386
　　——予測スコア　29
術後呼吸不全　30, 31
　　——の危険因子　35
術後死亡率の独立予測因子　6
術後肺合併症　27, 38, 352
術前の口腔ケア　42
術前不安　14, 344
術中の音楽介入　350
小児　312, 389, 425
症例申し送り　45, 108
上体挙上　399
　　——位　218
食道癌　39
食道挿管　250
　　——の否定　253
神経障害　99
心血管系の不安定　405
心停止　402, 405
新鮮ガス流量　362
人工呼吸器関連肺炎　290
迅速導入　399, 408

す
スガマデクス　352
　　——による術後肺合併症の低減効果　357
スキサメトニウム　317, 410
スタイレット　268, 273, 282, 332, 399
　　——の形状　338
　　——の引き抜き方　287
　　——を入れた気管チューブ　279
スニッフィング体位　208, 210, 219
頭痛　163
髄膜炎　146

せ
せん妄　411
セボフルラン　359
セリック手技　399
声帯損傷　284
声門開口度スコア　217
声門視野　220
　　——不良　325, 329
声門上器具　388
脊髄円錐損傷　177
脊髄ブロック　85
脊柱管　26
脊椎硬膜外併用　194
　　——鎮痛　199
　　——麻酔（脊硬麻）　102
脊椎骨折　39
脊椎長　127
脊椎麻酔　52, 96, 174, 182, 239
　　——計算機　134, 141
　　——の注入速度　100
　　——の変数　110
　　——針　48

遷延一過性徐脈 196
穿刺抵抗力 65
　——の時間的推移 66, 67
前酸素化 223, 253
全静脈麻酔 179, 429
全身麻酔薬 375

そ

挿管困難 211, 306
挿管補助具 267, 273
側臥位 78, 86, 94, 148, 187

た

体重 129
炭水化物飲料 15

ち

遅延導入気管挿管 408
　——の手順 410
知覚遮断レベル 113, 115, 182
中央アプローチ 337
注射器の構造 412
直視型喉頭鏡 267
　——の視点 310
直接的喉頭蓋挙上法 327

て

テーパー型カフ 294
デクスメデトミジン 409
帝王切開 104, 123, 131, 136
低酸素血症 23, 396, 405
低比重液 77
適応外使用 161
転帰予測 11

と

トラネキサム酸 169
　——のくも膜下誤投与 172

ドライタップ 281
頭低位 83, 88, 225
頭部左回転位 245
頭部左回転法 242
等比重液 77
等比重製剤 81

に

二重弯曲チューブ 337
乳児 389
妊娠週数と麻酔域 183
妊娠体重 137
妊婦 186

ね

ネオスチグミン 352
粘膜損傷 282

の

脳静脈(洞)血栓症 163, 167
脳脊髄液 52, 77
　——圧 149

は

バイスペクトラル・インデックス 346
バリシティ 77
パーカー気管チューブ 297
　——と標準チューブとの比較 299
　——の利点 302
パンクロニウム 37
歯磨きチューブ効果 101, 187
肺加圧操作 399
針キャップ 413

ひ

ヒドロキシエチルスターチ 159
ビデオ喉頭鏡 263, 267, 301, 307, 318, 399
　——の視点 310

肥満 133, 223, 388
　病的―― 210, 314
　――指数 3
　――分類 4
微小誤嚥 294
左利き用喉頭鏡 198
頻脈 409

ふ

ファイバー（ガイド下気管）挿管 260, 297
フェンタニル 201
ブジー 268, 273, 399
ブピバカイン 78, 85, 88, 201
　――必要量 140
ブレード 329, 336
プロポフォール 384
　――の残液 179
不良声門視野 329
腹腔鏡下手術後肩痛 364
　――に対する予防策 370
腹部手術 41
腹部大動脈手術 40
分割脊椎麻酔 153
　――の利点 157

へ

ベベルの向き 256, 264
ベベル針 69
ベクロニウム 371, 393
ベンゾジアゼピン 409
ペンシルポイント針 50, 55
　――のCSF流出速度 57
　――のPDPHの頻度 62
　――の側孔の向き 94
ペンタゾシン 179

ほ

ボルベン® 161
母体低血圧 125
紡錘型カフ 288

ま

マーカイン® 78, 201
マーフィー孔 324
マスク換気 235
マッキントッシュ直視型喉頭鏡 256
麻酔科術前診察 73
麻酔回復室 184, 354, 405
麻酔回路内のセボフルラン含有ガス 362
麻酔関連偶発症例調査 19, 406
麻酔関連死亡率 23
麻酔説明動画 73
麻酔単独死亡 21
麻酔針 70
　――の偏位 72
麻酔レベル 80
　患者の身長に応じた―― 122

む

無痛分娩 146, 189, 194, 201

も

モンペリエICU挿管アルゴリズム 396
モンペリエICU挿管プロトコル 398, 399

や

薬液分布 96

よ

腰椎穿刺 174
　――レベルの判定 175
四連反応比 354

ら

ラリンジアルマスク 240, 386

ランプ体位 210, 220
　修正—— 228, 231
乱用 384
れ
レミフェンタニル 295

レラキシン 246
ろ
ロクロニウム 354, 399, 410
ロピバカイン 91, 124

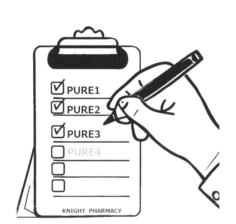

著者略歴

1960年 兵庫県生まれ。1986年 中国地方の国立大学医学部卒業。大学病院と市中病院を経験。再度大学病院を経由して、1990年 市中病院に赴任。2011年 ウェブリブログで「麻酔科勤務医のお勉強日記」ブログを開設。以後、13年以上にわたって、ほぼ毎日、ブログで麻酔関連の情報を発信。2025年現在も同病院に勤務。留学経験なし。

麻酔パワーアップ読本 インテリジェンス

定価（本体4,200円＋税）
2025年3月15日 第1版

著 者	SRHAD-KNIGHT
発行者	梅澤俊彦
発行所	日本医事新報社　www.jmedj.co.jp
	〒101-8718　東京都千代田区神田駿河台2-9
	電話（販売）03-3292-1555　（編集）03-3292-1557
	振替口座　00100-3-25171
印 刷	ラン印刷社

© SRHAD-KNIGHT 2025 Printed in Japan
ISBN978-4-7849-0118-0　C3047　¥4200E

本書の複製権・翻訳権・上映権・譲渡権・公衆送信権（送信可能化権を含む）は（株）日本医事新報社が保有します。

JCOPY 〈（社）出版者著作権管理機構 委託出版物〉
本書の無断複写は著作権法上での例外を除き禁じられています。複写される場合は、そのつど事前に、（社）出版者著作権管理機構（電話 03-5244-5088、FAX 03-5244-5089、e-mail:info@jcopy.or.jp）の許諾を得てください。

電子版のご利用方法

巻末袋とじに記載されたシリアルナンバーを下記手順にしたがい登録することで，本書の電子版を利用することができます。

1 日本医事新報社Webサイトより会員登録(無料)をお願いいたします。

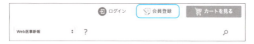

会員登録の手順は弊社WebサイトのWeb医事新報かんたん登録ガイドをご覧ください。
https://www.jmedj.co.jp/files/news/20191001_guide.pdf

(既に会員登録をしている方は**2**にお進みください)

2 ログインして「マイページ」に移動してください。

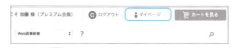

3 「未登録タイトル(SN登録)」をクリック。

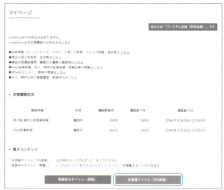

4 該当する書籍名を検索窓に入力し検索。

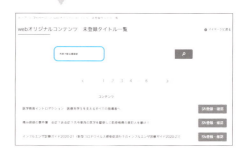

5. 該当書籍名の右横にある「SN登録・確認」ボタンをクリック。

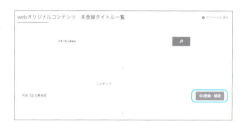

6. 袋とじに記載されたシリアルナンバーを入力の上，送信。

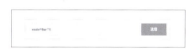

7. 「閉じる」ボタンをクリック。

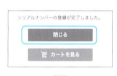

8. 登録作業が完了し，4.の検索画面に戻ります。

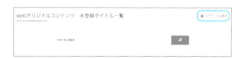

【該当書籍の閲覧画面への遷移方法】

① 上記画面右上の「マイページに戻る」をクリック
　➡ 3.の画面で「登録済みタイトル(閲覧)」を選択
　➡ 検索画面で書名検索➡該当書籍右横「閲覧する」ボタンをクリック
　または
② 「書籍連動電子版一覧・検索」*ページに移動して，書名検索で該当書籍を検索
　➡ 書影下の「電子版を読む」ボタンをクリック

　https://www.jmedj.co.jp/premium/page6606/

　*「電子コンテンツ」Topページの
　　「電子版付きの書籍を購入・利用される方はコチラ」からも遷移できます。

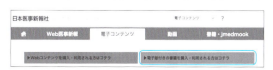